Mazen M. Sinjab / Arthur B. Cummings

Corneal Collagen Cross Linking

角膜胶原交联术的临床应用

主　编　〔叙利亚〕马赞·M.辛贾布

　　　　〔爱尔兰〕阿瑟·B.卡明斯

主　审　王勤美

主　译　陈世豪

副主译　张　佳

天津出版传媒集团

天津科技翻译出版有限公司

著作权合同登记号：图字：02-2017-345

图书在版编目(CIP)数据

角膜胶原交联术的临床应用 / (叙利亚)马赞·M.辛
贾布(Mazen M. Sinjab)，(爱尔兰)阿瑟·B.卡明斯
(Arthur B. Cummings)主编；陈世豪主译. —天津：
天津科技翻译出版有限公司,2022.12
　　书名原文:Corneal Collagen Cross Linking
　　ISBN 978-7-5433-4286-6

　　Ⅰ.①角… Ⅱ.①马… ②阿… ③陈… Ⅲ.①角膜-
眼外科手术 Ⅳ.①R779.6

　　中国版本图书馆CIP数据核字(2022)第190552号

Translation from the English language edition:
Corneal Collagen Cross Linking
edited by Mazen M. Sinjab and Arthur Cummings
Copyright © Springer International Publishing Switzerland 2017
This Springer imprint is published by Springer Nature
The registered company is Springer International Publishing AG
All Rights Reserved.

中文简体字版权属天津科技翻译出版有限公司。

授权单位：Springer Nature
出　　版：天津科技翻译出版有限公司
出 版 人：刘子媛
地　　址：天津市南开区白堤路244号
邮政编码：300192
电　　话：(022)87894896
传　　真：(022)87893237
网　　址：www.tsttpc.com
印　　刷：天津海顺印业包装有限公司
发　　行：全国新华书店
版本记录：787mm×1092mm　16开本　14.5印张　300千字
　　　　　2022年12月第1版　2022年12月第1次印刷
　　　　　定价：150.00元

(如发现印装问题,可与出版社调换)

译者名单

主　审　王勤美

主　译　陈世豪

副主译　张佳

译　者　(按姓氏汉语拼音排序)

包芳军　陈　雍　陈世豪　崔乐乐　巩倩文

胡　亮　黄锦海　李旖旎　汪　凌　王俊杰

王一博　许琛琛　张　佳　郑雅汝　朱　珺

中文版前言

角膜胶原交联术(CXL)自2003年首次见于临床报道以来,经过近20年的发展和验证,是目前唯一可以延缓和阻止膨隆性角膜病变进展的治疗方法。从经典Dresden方案到保留上皮法和快速交联法,从单纯交联到联合其他屈光手术方法,从成人患者交联到儿童患者交联,角膜胶原交联术的实施方式在逐渐增多,应用范围在日益扩大,我们如何更好地理解和应用该技术是临床上需要关注的问题。《角膜胶原交联术的临床应用》一书由两位在角膜交联领域有着丰富经验的专家马赞·M.辛贾布和阿瑟·B.卡明斯主编。这本书从膨隆性角膜病变的诊断入手,介绍了临床上筛选膨隆性角膜病变的多种工具,详细列举了膨隆性角膜病变的形态和分类。然后,从基础知识和临床应用两方面重点阐述了角膜胶原交联术,其中临床应用部分是本书的亮点和重点,内容全面而有层次,涵盖了角膜胶原交联术的方式、临床决策、术后效果和并发症等,最后展望了角膜胶原交联术的前景。

温州医科大学附属眼视光医院屈光手术团队于2009年在国内率先引进角膜胶原交联术,并一直致力于角膜胶原交联术的基础研究和临床应用拓展,取得了丰硕的研究成果和丰富的临床经验。团队成员为本书的翻译工作付出了辛勤的汗水,这本书的中文版终于将与各位读者见面。该书内容贴近临床,相信一定能够帮助正在或即将应用角膜胶原交联术治疗膨隆性角膜病变患者的医护工作者。由于中英语言和文化差异的存在,书中翻译可能有不到位的地方,还请各位眼科同仁指正。

陈世豪

2022年4月

序　言

　　圆锥角膜(KC)是一种膨隆性角膜病变,其诊断和治疗一直是一个难点。顿挫型圆锥角膜和早期圆锥角膜易漏诊,导致了圆锥角膜的患病率被低估。先进诊断技术的出现可以更早期地诊断圆锥角膜,提高诊断效率,从而进一步纠正了被低估的患病率。然而30年前,在将角膜地形图用于临床实践之前,几乎不可能早期诊断圆锥角膜。

　　"已经确诊了,现在该怎么办?"这个问题在圆锥角膜的治疗中尤为贴切。眼科医生通常会尝试使用框架眼镜、角膜接触镜,甚至最终通过某些手术方式来维持患者的功能性视力。"现在该怎么办?"这个问题,还反映了这种疾病的治疗观念也在不断更新。20年前,硬性透氧性角膜接触镜和穿透性角膜移植术是主流的治疗方法,而目前它们是最后才会考虑的方案。

　　角膜胶原交联术和角膜基质环植入术的出现更加明确地解决了早中期圆锥角膜"现在该怎么办"的问题。选择合适的患者和治疗方案,可以阻止圆锥角膜的进展,并保持患者的功能性视力。对于稳定的圆锥角膜,人工晶状体植入可以维持患者的视力。

　　角膜胶原交联术已逐渐成为早中期圆锥角膜常规治疗的一部分。目前,解决残余屈光不正和晚期圆锥角膜的治疗方案正在发展之中。这些方案包括将角膜胶原交联术与其他屈光手术相结合。然而,诸如准分子激光切削和角膜胶原交联术的一些联合手术仍存在争议。此外,个性化角膜切削联合角膜胶原交联术的适应证尚不明确。需要注意的是,角膜胶原交联术是一个相对较新的手术,仍然需要大量研究和长期随访来验证。角膜胶原交联术的未来可期,有研究旨在预测角膜胶原交联术后的屈光变化,从而可以选择更合适的联合手术方案。结合当前的诊断技术,"现在该何时"实施治疗,以及屈光手术和角膜胶原交联术联合还是分开进行,是需要考虑的问题。

　　这本有关角膜胶原交联术的著作及时地回答了以上诸多问题。世界上一些最权威的机构提出了圆锥角膜和角膜膨隆的诊断标准。资深术者介绍了角膜交联术的治疗方案和决策标准,以及适度使用联合手术的经验,解决了包括治疗儿童圆锥角膜在内的一些争议。编者们坚信,本书将长期成为角膜胶原交联术的参考书。

Alaa Eldanasoury, MD, FRCS

阿拉伯联合酋长国迪拜

马格拉比眼科医院/中心

角膜和屈光手术部

首席医疗官兼董事

美国眼科学会国际屈光手术协会前主席

前　言

角膜胶原交联术(CXL)是治疗圆锥角膜(KC)和其他膨隆性角膜病变的革命性技术。在 1998 年第一位患者接受 CXL 治疗之前,许多患者不得不面对疾病进展和角膜移植术的宿命。Theo Seiler 教授及其团队在进行初步研究后发明了这种治疗方法,并于 1999—2003 年在德国 Dresden 大学进行了首次临床研究。此后,在 2005 年 12 月,CXL 设备和核黄素溶液被引入市场,第一届国际角膜交联大会在瑞士苏黎世举行。

虽然事实已经证明,随着时间的推移,Dresden CXL 治疗方案最为有效,但在临床试验中仍在开发许多新方案,以减少治疗时间、提高患者舒适度并减少副作用。此外,CXL 也被应用于其他眼科疾病,例如,感染性角膜炎的强化治疗、大泡性角膜病变 CXL、巩膜 CXL、晶状体囊膜和羊膜的 CXL 等。不仅如此,CXL 还被应用于儿童圆锥角膜患者,并且作为屈光手术应用于成年人群中。可以肯定的是,这不是终点,而是起点,而且未来极具前景。

在本书中,我们将这些科学内容分享给读者。市场上还有其他关于 CXL 的书籍,但本书与众不同之处在于其兼顾了临床、科学经验和学术方法。20 多名高水准的国际专家笔耕不辍将近 3 年,编写了这部基于循证、最新的、分类清晰和插图丰富的著作。本书遵循系统的方法论,以一种无缝衔接、和谐且易于理解的方法呈现内容。

第 1 章讨论了膨隆性角膜病变的诊断工具,作为第 2 章的引言。第 2 章介绍了这些疾病的所有形态和分类。第 3 章重点介绍 CXL 的原理和基础,从 CXL 的历史、手术流程开始,强调了科学家在创建最佳治疗方案中的作用。第 4 章是本书的核心。它从影响 KC 治疗方案的参数开始,介绍了 CXL 的所有方式,以及 CXL 和其他手术的联合,包括 Epi-On、Epi-Off、快速和个性化 CXL 技术,还包括 CXL 联合激光屈光手术、热塑形术、人工晶状体植入术和角膜塑形镜。在对各种手术方式进行深入循证论述之后,第 5 章阐述了这些方式的临床实践,通过 9 个临床实例来建立决策方法。第 6 章详细介绍了

CXL 的临床效果，分析了 CXL 术中的情况，医源性角膜膨隆行 CXL 的效果，离子导入法辅助的 CXL 效果，以及年龄对 CXL 的影响。CXL 并非没有风险，因此第 7 章专门讨论了 CXL 的并发症。得益于先进的技术，儿科人群中 KC 的诊断效率更高，因此 CXL 在该人群中变得越来越普遍。然而，该人群的角膜处理方式不能照搬成年人的治疗方案，因此，第 8 章专门详细讨论了这个话题。正如每个科学领域一样，人类仍然站在海洋的边缘——沙滩上一样，对未来充满期待。第 9 章即是"打开未来大门"的一章，本章结合现在和过去，将 CXL 的范围拓展到新的应用、技术和设备。

本书中难免会有一些谬误，敬请各位同仁学者不吝斧正。

马赞·M.辛贾布

于叙利亚大马士革

阿瑟·B.卡明斯

于爱尔兰都柏林

拥有视力可能是人类最大的幸福之一。

谨以本书献给世界各地的圆锥角膜患者，他们梦想着一种更好的方法可以治愈疾病；也献给该领域的相关医生，他们为这些患者的诊疗付出了大量时间。

目 录

第 1 章

膨隆性角膜病变的诊断工具

Gustavo Guerra,Fernando Faria Correia,Daniel G. Dawson,Lia Florim Patrão,Ivan Dias Ferreira, Renato Ambrósio Junior

摘　要　屈光手术极大地推动了对膨隆性角膜病变病理生理方面的理解及其诊疗的发展。筛查出矫正视力正常、裂隙灯显微镜下极轻微甚至无任何临床表现的早期膨隆性角膜病变患者,是屈光手术医生在临床工作中所面临的挑战。事实上,从筛选激光视力矫正(LVC)术后有角膜膨隆风险的患者,到屈光手术技术对治疗的影响,都强调了早期膨隆性角膜病变筛查的重要性,同时,也是筛选从角膜交联术(CXL)中获益的病例的基础。诊断技术不仅有助于膨隆性角膜病变的分期、预后和随访,还可提高 LVC 的疗效。发生膨隆性角膜病变是由于角膜生物力学性能逐渐变弱导致角膜变薄,组织向前膨隆,而无急性炎症反应。圆锥角膜(KC)是该类角膜病变的最常见类型。本章阐述了膨隆性角膜病变(特别是 KC)的临床诊断、特征,以及各项有助于疾病诊断和处理的检查。

关键词:角膜膨隆;圆锥角膜;顿挫型圆锥角膜;角膜地形图;角膜断层地形图;角膜生物力学;增强筛选;角膜上皮层图

引言

对膨隆性角膜病变的研究已经超过 150 年[1,2],然而,屈光手术的出现极大地促进了对该病的病理生理变化机制的理解及其诊疗的发展。无论是激光视力矫正(LVC)术前筛查中的早期诊断,还是治疗这些病变与屈光手术相关的新技术,都显得非常重要[3,4]。在常规的眼科检查中,有些病例经常被诊断或怀疑为膨隆性角膜病变,补充检查在这些病例的诊断、分期和随访中起主要作用[1]。

膨隆性角膜病变

膨隆性角膜病变是由于角膜生物力学性能逐渐变弱导致角膜变薄、组织向前膨隆，而无急性炎症反应[5]。其变化是渐进性的，可引起与近视相关或不相关的散光和角膜形态不规则（如高阶像差）。根据角膜变薄形态，膨隆性角膜病变可分为3种基本类型：圆锥角膜（KC）、透明边缘性角膜变性（PMD）和球形角膜（KG）[2]。继发性圆锥角膜常见于原先的角膜外伤或角膜屈光手术后。

在希腊文里，kerato 意为"角膜"，konos 意为"锥体"，keratoconus（圆锥角膜）是指角膜向前膨隆呈锥体。它是最常见的膨隆性疾病，发病率为1/2000[1,2,6]。然而，有些研究表明该病有更高的发病率。例如，在要求屈光手术的患者中，圆锥角膜的发病率可高达1%~5%，这与圆锥角膜患者因视力下降更想寻求帮助有关[3,7]。该病变在任何时候都可能进展，但通常在青春期发生，有些患者会延至25岁后或30多岁发生。KC是典型的双眼病变，但临床表现会很不对称。KC可能与唐氏综合征、视网膜色素变性、Leber 先天性黑蒙、二尖瓣脱垂、Ehlers-Danlos 综合征和马方综合征等全身性疾病相关，与过敏性皮炎、春季角结膜炎等眼部过敏性疾病密切相关[1,2,6]。

透明边缘性角膜变性（PMD）和球状角膜（KG）是较少见的膨隆性角膜病变。PMD 特征是下方周边角膜近角巩缘处带状变薄，垂直子午线变平坦，产生逆规散光[1,2]。pellucid 意为"透明"，指无急性炎症或脂质沉着的无血管病变，与 Terrien 边缘性角膜变性和蚕蚀性角膜溃疡不同[1,2,8]，后两者病变是非膨隆性病变。KG 表现为角膜弥漫性变薄且严重凸出，

前房深度明显加深[1]。因此，只能通过角膜地形图上变薄区域的形态才可以辨别 KC、PMD和 KG[2,9]。

角膜外伤或手术后角膜基质生物力学性能逐渐变弱，可继发角膜进行性变薄膨隆。我们必须认识到，角膜膨隆可发生在不同的角膜屈光手术之后，如放射状角膜切开术（RK）、准分子激光原位角膜磨镶术（LASIK）或准分子激光角膜表面切削术（PRK）[10-12]。

这类病变中最常见的是圆锥角膜，我们将在本章中着重介绍。

圆锥角膜的临床表现和生物显微镜检查

膨隆性角膜病变患者的临床评估包括完整的眼科检查和必要的辅助检查。临床病史的采集是鉴别和体现随疾病发展而变化的视觉症状的重要步骤。KC 患者最常见的主诉是进行性视物模糊和变形，通常由近视和高散光引起[1,2,6]。一个需要注意的重要的临床症状是这些患者屈光状态的不稳定性，他们抱怨处方度数经常变化，其他症状还包括畏光、眩光和单眼复视[1,2,6]。寻找与眼部过敏有关的症状至关重要，如瘙痒不适和刺激感。揉眼对角膜的"生物力学应力"有很大的影响，并与 KC的发生和进展密切相关[13]。

在家族史方面，确定患病的直系亲属十分重要。尽管 KC 的病因是多因素的，但在双胞胎研究中，已经证实基因遗传与环境影响共同作用[14]。此外，不同的研究显示 KC 与家族史的相关性存在差异[15,16]。

视力是评估、记录和跟踪随访疾病影响的重要指标。在 KC 初期，虽然裸眼视力正常，但可能存在与视觉质量有关的轻微症状[6,17]。

在中度 KC 病例，通常存在不同程度的视力损害，可通过佩戴框架眼镜或角膜接触镜获得较好的最佳矫正视力[6,18]。对于不能耐受角膜接触镜的患者，视力评估被认为是选择最佳治疗方案的依据。可用针孔镜或潜视力检查仪检测视力来获知预后视力。波前像差分析也有助于 KC 患者的验光，可提高不能耐受角膜接触镜患者的最佳矫正视力。波前像差数据也可作为主觉验光的基础，为可矫正高阶像差的个性化软性角膜接触镜的验配提供参数[19]。

　　在眼科检查中，KC 的不同时期有着不同的临床表现。在检影中剪式反射是该病的早期表现[6]。裂隙灯显微镜检查中可见角膜中央区或旁中央区基质变薄，大多数位于下方或颞下方，有时，该区域因角膜变陡而表现为锥体前凸（图 1.1）[6]，一般的裂隙灯检查可见能见度增加的角膜神经（图 1.2）。1919 年，Vogt 推测这一现象是由角膜膨隆变薄引起角膜神经受压所致。Rizzutti 征（图 1.3）是 KC 在裂隙灯显微镜下的另一表现，当笔灯从颞侧照射时，鼻侧角膜可见圆锥形投影。围绕圆锥底部的上皮内通常存在铁质沉着[6]，被称为 Fleischer 环（图 1.4），环呈褐色，在较宽的斜裂隙光线下加钴蓝光滤片清晰可见[6]。Vogt 条纹（图 1.5）是角膜深层基质的垂直板层皱褶，裂隙灯下可见明显的大致平行的皱褶或压力纹，在某些病例中可能会随着凸出轴向而变化，当手指温和地压迫眼球时，条纹消失[6]。在严重 KC 病例中，眼睛下转时锥体压迫下睑缘可出现 Munson 征[6]，在裂隙灯检查中应用斜侧照在角膜后表面可见混浊的第二个 Purkinje 图像，我们认为是由于角膜基质层不规则而引

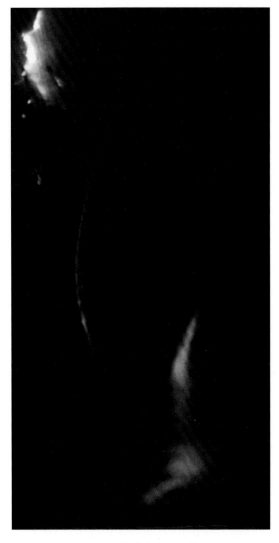

图 1.1　角膜旁中央变薄。

起的角膜光学改变。

　　KC 也可出现角膜积液和瘢痕形成。角膜后弹力层破裂引发的角膜积液可导致急性角膜水肿，一般 6~12 周消退，形成基质瘢痕。对某些病例来说，瘢痕化可能是有益的。积液消退后最终的最佳矫正视力很大程度上取决于角膜瘢痕的程度和位置[6]。

　　以下部分描述了评估 KC 的不同角膜成像方法。

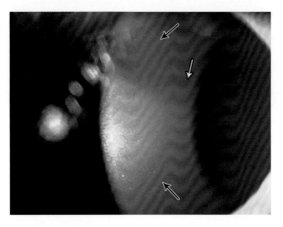

图1.2　Fleischer 环(白色箭头所示)和放大的角膜神经(黑色箭头所示)。

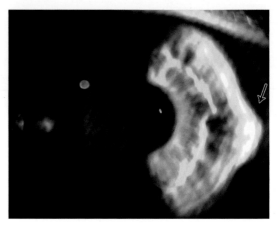

图1.3　Rizzutti 征。

角膜地形图

角膜地形图"Topography"源于希腊语"定位"(topo)和"记录"(graphein),意思是描述一个地方。该词一直以来用于角膜前表面的重建[20]。在20世纪80年代中期,Stephen D. Klyce博士是公认的第一位采用计算机对 Placido 盘的角膜映像进行定量分析,重建角膜表面,并用彩色编码图和定量数据表示[21]。角膜地形图是角膜病变诊断和治疗中的一次真正的里程碑式的变革[20]。在矫正远视力(CDVA)下降和出现裂隙灯显微镜下的典型表现之前,它就可以敏感地检测出圆锥角膜的亚临床改变[17]。毫无疑问,近视激光矫正(LVC)术前检查中,角膜地形图已成为筛查早期圆锥角膜的必要检查项目,避免了该类患者发生继发性角膜膨隆这一术后并发症[3]。

如前所述,在角膜地形图中,下方变陡是圆锥角膜的典型表现,也可表现为其他不同的图形[22,23](图1.6)。一般来说,角膜曲率超过47.2D 被怀疑为圆锥角膜[22-24]。此外,角膜半径3mm 内上、下区域(或鼻侧和颞侧区域)不对称,差值大于1.4D,也会被疑为圆锥角膜病例。这些参数被纳入了由 Rabinowitz 和 Rasheed 提出的 KISA 指数计算法[25]。

角膜断层地形图

角膜断层地形图(Tomography)一词也源于希腊语,即 "截面"(tomos) 和 "记录"(graphein)。它与角膜的三维(3D)重建有关,描述了角膜前后表面的高度和厚度。水平裂隙扫描、旋转 Scheimpflug、超高频超声和光学相干断层扫描(OCT)等不同技术被应用于许多商业仪器[20]。

高度图展示了被检查眼的角膜表面 (前表面或后表面) 与所选择的参考面之间的差异。通常,获取的参考面与被检查的角膜表面具有很多重合点(最佳拟合)[4,26]。为了筛查角膜膨隆,最佳拟合球面(BFS)的计算选取角膜中央8mm 直径区域,这是大部分的被检查眼可获取的范围。不同的几何体都可以作为高度图的参考面。临床医生应了解不同的几何体和直径区域对于计算最佳拟合面的影响[4]。例如,最佳拟合球面(BFS)可以识别散光,而

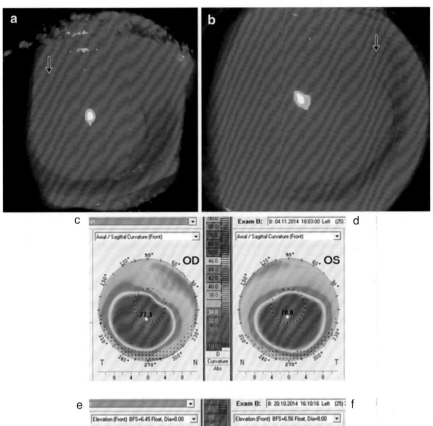

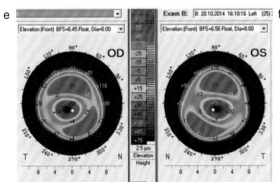

图 1.4　用钴蓝光 (a,b) 看到的 Fleischer 环(箭头所示)。角膜前表面轴向曲率图 (c,d) 和高度图(e,f)之间的关系。

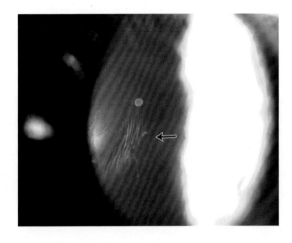

图 1.5　Vogt 条纹(箭头所示)。

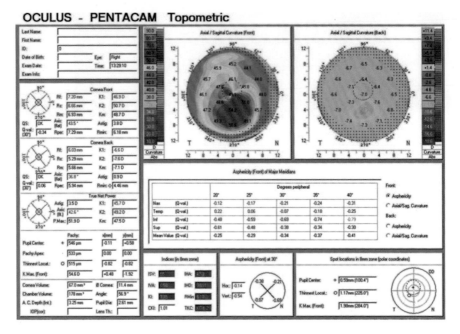

图 1.6　圆锥角膜曲率图。

最佳拟合椭圆曲面(BFTE)有助于评估不规则散光。有趣的是,有研究显示分别使用 BFS 和 BFTE(8mm 区域)计算角膜高度,在角膜后表面最薄点得到了相似的结果[4]。

角膜厚度分布图的评估有助于了解角膜结构的稳定性。角膜厚度从中央到周边逐渐增厚,增厚比率在一个正常的范围之内。膨隆角膜的角膜厚度空间分布发生改变,从最薄区域到周边急速增厚[27,28]。

Pentacam 眼前节综合分析仪 (Oculus Optikgeräte GmbH,Wetzlar,Germany)上的 Belin-Ambrósio 增强膨隆筛选图(BAD)可综合解析角膜断层结构。df、db、dp 和 dy 分别指角膜前表面高度变化、角膜后表面高度变化、角膜厚度变化和角膜最薄点与顶点间的垂直位移与正常均值的偏差,d 值为 0 代表正常人群的平均值,1 则代表一个标准偏差,向疾病(膨隆)值偏移。最终的"D"值是基于对每个参数的权重不同回归分析计算而来。当超过正常值 1.6 SD 时,用黄色表示(即可疑);当超过正常值 2.6 SD,用红色表示(即异常)(图 1.7)。低于 1.6 SD 则以白色表示,并被视为在正常范围之内[4,7,29,30]。

研究表明,断层分析指数比前表面参数对圆锥角膜的诊断具有更高的准确性[31]。角膜断层地形图也被证明对角膜轻度膨隆患者的诊断更有效。例如,在一些轻微的膨隆性角膜病变患者,因为角膜前表面未出现膨隆改变而使角膜地形图看起来是正常的[20,28,30],我们视其为高度可疑或有膨隆进展倾向,也可称其为顿挫型圆锥角膜(FFKC),这一概念由 Amsler 在 1961 年提出[32]。这类临床病例包括对侧眼角膜地形图正常的双眼不对称性圆锥角膜患者,和对侧眼早期角膜前表面曲率正常但处于自然进展中的圆锥角膜。需要注意的是,可疑圆锥角膜(KCS)是一种角膜地形图上的诊断,并不一定就是膨隆性病变(即特异性较低),而 FFKC(容易发生膨隆)是角膜地

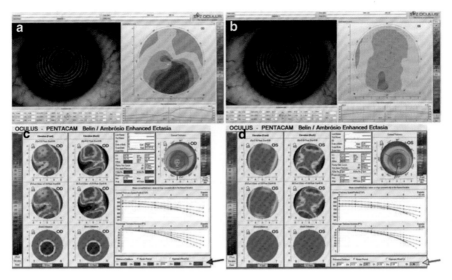

图 1.7　D 指数，红色代表膨隆(a–c)，黄色代表可疑(b–d)。

形图异常前的表现，可能有正常角膜地形图和中央角膜厚度(CCT)[4,24,29]。

波前像差分析

　　KC 患者角膜不规则散光可导致明显的视觉问题。角膜波前像差分析有助于描述角膜光学质量，全眼波前像差的测量为发现早期 KC 和后续的随访提供了可靠的方法[33,34]。需要注意的是，每种仪器都会将获取的数据通过平滑函数得出不同的 Zernike 多项式，因此，应基于每种仪器的研究而进行临床数据分析。

　　角膜前表面是人眼最重要的折射界面。KC 患者角膜高阶像差相比正常角膜显著增大(图 1.8)，然而，某些参数在辨别 KC 和正常角膜时存在一些差异。Gobbe 等认为，区分疑似 KC 和正常角膜的最佳参数是垂直彗差，其特异性为 71.9%，敏感性为 89.3%[35]。Alio 和 Shabayek 还提出了 KC 的改良 Amsler-Krumeich 分类法，该分类法结合了角膜像差，主要是彗差数值[36]。

　　全眼波前像差也可用于分析 KC 患眼。在一项前瞻性观察性病例对照研究中，Maeda 及其同事使用 Hartmann-Shack 传感器结合基于 Placido 盘的角膜地形图(KR-9000 PWc-Topcon Corporation, Tokyo, Japan) 检测正常人眼和圆锥角膜患者的角膜及全眼前波像差，发现圆锥角膜全眼高阶像差显著增大，彗差比球差高了 2.32 倍[37]。

　　如前所述，波前像差技术有助于 KC 患者验光，提高晚期 KC 患者的最佳视远矫正视力[19]。

角膜上皮层断层成像图

　　角膜上皮层厚度的研究已不再局限于超高频超声测量[38,39]，现可使用光谱或傅里叶 OCT[38,40]。角膜基质前凸可引起相应区域的角膜上皮发生变化，上皮层的厚度和形态对可疑 KC 和 FFKC 患者的评估十分重要[38]。Reinstein 分析了正常人眼中央直径 10mm 区域范围的角膜上皮厚度形态，指出角膜上皮下方厚于上方，鼻侧厚于颞侧[39]。角膜上皮厚度

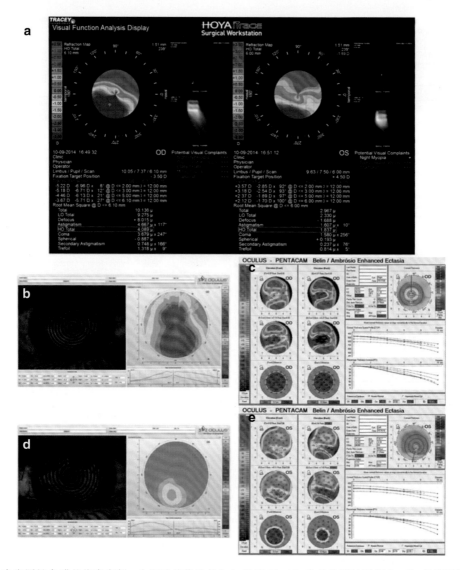

图 1.8　中度圆锥角膜的临床实例。全眼波前像差仪(a)，基于 Placido 盘的角膜地形图(b,d)，角膜断层地形图(c,e)。

的改变可以掩盖基质的不规则性。圆锥角膜上皮层形态与正常角膜不同(图 1.9)，角膜上皮锥体部分变薄而锥体周围变厚，这种角膜上皮补偿变化被称为"甜甜圈图形"，上皮似乎通过这样的重塑以减少基质前凸来保持角膜前表面平滑的形状。在轻度 KC 中，也可以看到类似的形态，角膜上皮最薄点与高度图上的最大凸出点重合。因此，对于正常前表面角膜

地形图，上皮层的"甜甜圈图形"往往提示存在十分轻微的 KC。当疾病变得更严重时，上皮最薄和最厚之间的厚度差异增加。因此，上皮厚度分布会随着膨隆进展而变化[38,41]。

角膜生物力学

为了提高角膜膨隆诊断的准确性和敏感性，对角膜的几何形状进行特征性描述是非

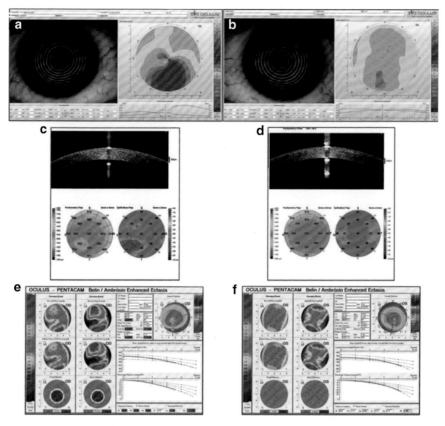

图 1.9　1 例双眼表现非常不对称的角膜膨隆性病变患者：基于 Placido 盘的角膜地形图 (a,b)；OCT 断层扫描 (c,d)；角膜断层地形图 (e,f)。

常重要的[42]。角膜生物力学分析利用非接触式眼压计的动态系统，通过红外反射（Ocular Response Analyzer；Reichert Inc，Depew，NY）或 Scheimpflug 成像（Corvis ST；Oculus Optikgerate GmbH，Wetzlar，Germany）的方法监测角膜形变[43,44]。

眼反应分析仪（Ocular Response Analyzer）通过压平压力测量角膜滞后量（CH）和角膜阻力因子（CRF）。CH 和 CRF 在正常人群和圆锥角膜患者之间的差异具有统计学意义。然而，CH 和 CRF 在这两组人群之间存在显著的重叠，限制了这两个参数对于诊断圆锥角膜的价值[45,46]。有意思的是，由非接触式眼压计（NCT）中角膜反射的波形信号得出的新

参数提供了进一步的生物力学特性，具有更高的诊断意义。

CorVis ST（Oculus Gmb，Wetzlar，Germany）使用超高速（UHS）Scheimpflug 相机监测角膜在 NCT 系统中对空气脉冲的反应。除了眼压之外，该装置还提供了角膜受压和还原阶段的形变幅度、最大凹陷处的曲率半径、压平长度及角膜形变速度[44,47]。研究比较了圆锥角膜和正常角膜，发现从该装置获得的大多数参数在这两组间的差异具有统计学意义，但是两组之间仍有相对较多的重叠，限制了这些参数的诊断应用[5]。巴西人工智能研究组一直在研究使用线性判别分析和其他人工智能技术得出的联合参数。例如，"Corvis

Factor 1"可有效地提高区分正常和膨隆角膜的能力,包括 FFKC 病例(*P*<0.001;Kruskall–Wallis test with Dunn's post hoc test;Ambrósio et al. unpublished data, 2011)。经过同行评审并发表的研究表明,角膜断层地形图评估联合角膜生物力学分析是一种具有更高敏感性和特异性的检测圆锥角膜的方法。

Brillouin 显微镜等其他检查表明,在体和离体健康角膜和圆锥角膜存在显著性差异[48]。有意思的是,Brillouin 成像显示生物力学弱化集中在凸出区域内,而与锥体相反区域的 Brillouin 变化和健康角膜相当[48]。这些发现与 Roberts 和 Dupps 的观点一致,他们认为生物力学减弱是局部而非全角膜的,因此弹性模量的局部减少会引发生物力学失代偿[5]。

角膜生物力学将在第 3 章详细讨论。

角膜共焦显微镜

角膜共焦显微镜是一种相对较新的角膜成像技术,可用于角膜细胞结构的研究。作为一种无创性操作,它提供了角膜各层的图像,为临床医生提供了在细胞水平上研究和发现许多角膜病变的可能性[49]。

这项技术有助于发现圆锥角膜细胞和(或)微观结构的早期变化,甚至早于轻微的角膜地形图改变。与正常角膜相比,膨隆性病变患者的角膜前后基质细胞密度较低,基质神经直径较大,差异有统计学意义[50-52]。

硬性角膜接触镜可帮助圆锥角膜患者中和角膜不规则散光,以获得满意的视力,但可能会因为角膜上皮的物理损伤而诱发炎性介质释放(如白细胞介素 1)。由于本病患者角膜基质细胞中白细胞介素 1 受体比正常角膜多 4 倍,因此,通过这项辅助检查可发现角膜前基质中呈细胞凋亡迹象的细胞数量增多[50,53]。

角膜内皮显微镜

这项成像技术用于研究角膜内皮细胞,其对保持角膜透明性极其重要。当角膜内皮细胞受损或丢失达到一定数量时,角膜内皮泵功能丧失引起角膜水肿,从而导致视力受损[54,55]。

在圆锥角膜患者中,即使在长期佩戴硬性角膜接触镜的情况下,角膜内皮细胞仍然是正常的。在早期圆锥角膜,内皮细胞具有正常的外观。随着疾病进展,角膜内皮显微镜检查可见细胞多形性率增加,小内皮细胞比例增高[56]。

角膜内皮显微镜也可用于记录或识别其他可能与圆锥角膜同时出现的疾病[57](图 1.10)。

屈光手术患者评估

筛选出术后角膜生物力学失代偿(即进展性角膜膨隆)风险较高的患者,确保激光视力矫正(LVC)手术安全,是屈光手术医生临床日常工作中面临的挑战。

事实上,由于角膜基质生物力学缓慢下降而发生的角膜膨隆,在 LASIK 术后更为常见,但也有报道其发生在表层切削术后。术前先天性角膜基质生物力学异常衰弱和由于 LVC 导致的生物力学进一步减弱,都被认为是 LVC 术后角膜生物力学失代偿和渐进性角膜膨隆的病理生理机制。

敏感性(检测疾病的能力)和特异性(确认疾病存在的能力)等有助于评估诊断性试验的有效性,有利于筛查特殊并发症(如 LASIK 术后角膜膨隆)或有发生并发症风险的个体。"高危"患者为亚临床或者膨隆程度非常轻微的圆锥角膜患者,是最需要被筛选

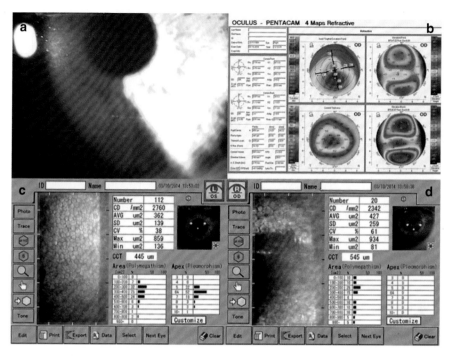

图 1.10　KC 和后部多形性角膜内皮营养不良（PPCD）。如图所示，该患者患有双眼圆锥角膜及不对称的PPCD：(a)裂隙灯下右眼角膜下方不规则边界的水平火车轨道征，合并 Fleischer 环；(b)同一患者右眼角膜地形图表现为下方角膜陡峭；(c)角膜内皮显微镜下显示左眼有界限清晰的囊泡状区域，内皮缺失，并伴有多形性和变异性的改变；(d)　角膜内皮显微镜下清晰显示典型的 PPCD 改变，内皮上的小黑点代表微型囊泡，并在 Descemet 膜上有大量条状暗带，通常为扇形，与边界大致平行。

出来的群体。众所周知，一眼已是临床期 KC的患者，虽然另一眼的角膜地形图相对正常，但容易发生进行性角膜膨隆，被 Klyce 等定义为"顿挫型圆锥角膜"（FFKC）[24]。其他高危病例包括 LVC 术后出现进行性角膜膨隆的患者，而术前并没有存在公认的风险因素[20]。

　　基于 Placido 盘的角膜地形图和 CCT 在屈光手术术前筛选中具有公认的历史地位[3]。普遍认为评估角膜前表面曲率地形图可在CDVA 和裂隙灯显微镜检查相对正常的人群中敏感地检测出轻度的角膜膨隆性病变。2008 年，角膜膨隆风险评分系统(ERSS)发布[58]，随后得到了验证[59]，其结合了矫正视力、剩余角膜基质床厚度和患者年龄等多个变量，提高了筛查角膜膨隆风险的有效性。角膜地形

图异常和年龄是角膜膨隆最重要的风险因素，然而，在最初研究人群中仍有 8%的假阴性率和 4%的假阳性率[58,59]，可能与角膜地形图分类标准不同有关[60]。

　　2008 年，里约热内卢角膜断层扫描和生物力学研究小组提出了新的基于三维断层角膜地形图和生物力学分析的增强筛查标准。角膜断层地形图已被公认为与角膜地形图不同的诊断方法，其提供角膜三维重建，同时给出角膜前后表面高度图和角膜厚度图。

　　随着角膜厚度分布的描述，引入了相关厚度的概念，它结合了角膜最薄点到周边的厚度递增指数和最薄点厚度值的相关性。断层成像厚度评估和角膜高度的结合是 BAD发展的基础，其已被证明显著增强了膨隆性

角膜病变及其易感人群筛查的能力。多个参数与其正常均值的标准偏差(趋向膨隆)结合逻辑回归分析和其他人工智能方法构成BAD-D。Faria-Correia 等在一项使用 Pentacam (Oculus,Wetzlar,Germay)的研究中报道了各种筛选 KC 的不同参数的特性,发现 BAD-D 是最准确的。研究包括了一眼临床期 KC 而对侧眼角膜地形图正常被 Klyce 定义为 FFKC 的患者,确认 BAD-D 是最精确的筛选参数。在研究临床期和亚临床期圆锥角膜 (FFKC)的筛选时,由于受试者工作特征曲线 (ROC)的存在,表现为不同的临界值和精确度。例如,当 ROC 曲线下面积(AUC)为 1.0 (100%灵敏性和100%特异性)时,BAD-D 确诊 KC 的临界值为 2.11,而 AUC 为 0.975(敏感性为 93.6%, 特异性为 94.5%)时, 诊断 FFKC 的临界值为 1.22。然而, 尽管 Saad、Buehren、Smadja 和 Sanctis 等很多研究者已用 FFKC 病例来证实筛查轻度角膜膨隆的能力有了显著提高,但这类病例可能存在不理想的情况,因为一些病例可能是由于过度的眼部损伤(如揉眼)导致真性单侧性角膜膨隆。

一项回顾性研究评估了 23 例 LASIK 术后角膜膨隆病例的术前临床资料和角膜断层地形图,BAD-D 是筛选角膜膨隆风险最准确的独立参数,临界值为 1.29,在 266 例 LASIK 术后角膜断层地形图至少稳定一年的患者中,其敏感性为 92.1%,特异性为 87%。在这类研究中,ERSS 认为敏感性为 52%,特异性为 82%(根据 2013 年 ARVO 上呈现的数据)。在角膜地形图相对正常且没有其他公认的风险因素的病例中,尽管 BAD-D 明显增强了筛查角膜膨隆风险的能力,但仍需要结论性的参数以提高筛查的准确性。

为了便于临床解释,现已研发了角膜形态指数,为 KC 和术后角膜膨隆病变的诊断、分期及 CXL 术后的随访提供客观参数[6,61-63]。角膜厚度图对于监测 CXL 术后的疗效来说也很重要。CXL 术后早期角膜变薄,在术后第一年内角膜厚度逐渐恢复到术前水平[64,65]。

进一步筛查角膜膨隆:断层扫描和生物力学的联合评估

断层扫描和生物力学的联合评估确实为进一步增强膨隆性角膜病变的筛查提供了方法[66]。然而,考虑到数据的复杂性和参数的多样性,人工智能更有利于临床应用。例如,基于 Oculus Corvis ST[68]的角膜形变参数和水平厚度分布[67]所创建的角膜生物力学指数可用来筛选圆锥角膜。另外,Corvis ST 还开发了一种新型软件,有力地整合了 Pentacam 提供的角膜断层成像数据和 Corvis ST 提供的生物力学数据。断层扫描生物力学指数(TBI)通过人工智能优化角膜膨隆的筛选。在一项纳入 478 位正常人和 180 位圆锥角膜患者(每位受试者随机选择其中一只眼)的试验中发现,TBI 具有 100%的敏感性和 99.79%的特异性。考虑到 117 只眼临床期膨隆性角膜病变眼的对侧眼具有正常地形图,优化临界值 (cut-off value) 后 TBI 的敏感性为 90.6%, 特异性为 95.2%。有意思的是,在 BAD-D 低于 1.6 的情况下,联合 Corvis ST 数据筛选角膜膨隆的优势就更明显了(图 1.11)。

进一步整合有上皮厚度数据的角膜断层地形图可以提高筛查角膜膨隆的能力(图 1.12)。最终, 基因筛查有望在角膜出现变化之前确定角膜膨隆易感性,当出现进展时,以便为患者提供建议和密切临床管理,早期干预。尽管

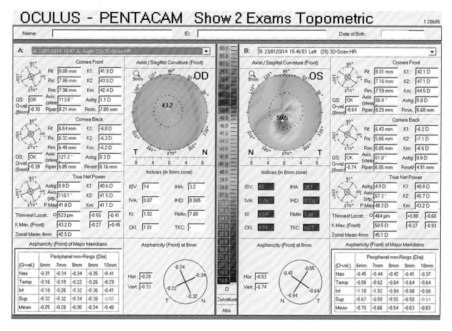

图 1.11　患者右眼最大 K 值为 43.2 D,角膜前表面主要的人工智能指数(ISV:14;IHD:0,005;TKC:阴性)均低于临界值;左眼 KC(最大 K 值:50.5;ISV:69;IHD:0,092;TKC:阳性)。

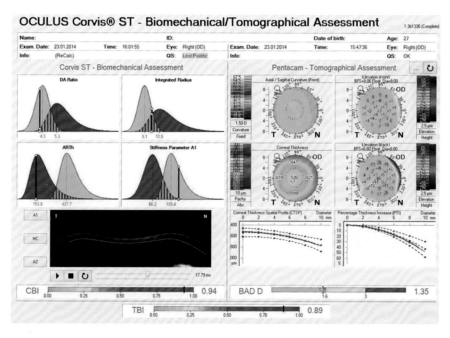

图 1.12　联合生物力学/断层扫描(Oculus Corvis ST)评估显示右眼 BAD-D 为 1.35,TBI 为 0.89,进一步提高了筛查角膜膨隆的敏感性和特异性(66,67,68)。

如此，角膜成像仍然是角膜膨隆性病变诊断的基础。

> **要点**
>
> ● 屈光手术的问世为膨隆性角膜病变的诊断和治疗带来了重大发展。
>
> ● 在屈光手术术前检查中，不仅要筛查远矫正视力正常、极少或没有裂隙灯显微镜下表现的轻微膨隆病变患者或术后发生角膜膨隆可能性大的患者，还要筛选出适合角膜交联术治疗的膨隆性角膜病变

> 患者。
>
> ● 膨隆性角膜病变的临床诊断和相应特征的检测包括一系列的评估，以眼部常规检查为基础，进一步考虑行角膜前表面地形图、角膜断层地形图(前后角膜表面高度和厚度分布的三维评估)、节段或分层断层扫描(上皮层厚度图)、全眼波前像差和角膜生物力学评估等检查。

(许琛琛 译)

参考文献

1. Krachmer JH, Feder RS, Belin MW. Keratoconus and related noninflammatory corneal thinning disorders. Surv Ophthalmol. 1984;28:293–322.
2. Belin MW, Asota IM, Ambrosio Jr R, Khachikian SS. What's in a name: keratoconus, pellucid marginal degeneration, and related thinning disorders. Am J Ophthalmol. 2011;152:157–162.e151.
3. Ambrosio Jr R, Klyce SD, Wilson SE. Corneal topographic and pachymetric screening of keratorefractive patients. J Refract Surg. 2003;19:24–9.
4. Ambrosio Jr R, et al. Evaluation of corneal shape and biomechanics before LASIK. Int Ophthalmol Clin. 2011;51:11–38.
5. Roberts CJ, Dupps Jr WJ. Biomechanics of corneal ectasia and biomechanical treatments. J Cataract Refract Surg. 2014;40:991–8.
6. Rabinowitz YS. Keratoconus. Surv Ophthalmol. 1998;42:297–319.
7. Ambrosio Jr R, Randleman JB. Screening for ectasia risk: what are we screening for and how should we screen for it? J Refract Surg. 2013;29:230–2.
8. Krachmer JH. Pellucid marginal corneal degeneration. Arch Ophthalmol. 1978;96:1217–21.
9. Belin MW, Ambrosio R. Scheimpflug imaging for keratoconus and ectatic disease. Indian J Ophthalmol. 2013;61:401–6.
10. Dawson DG, et al. Corneal ectasia after excimer laser keratorefractive surgery: histopathology, ultrastructure, and pathophysiology. Ophthalmology. 2008;115:2181–2191.e2181.
11. Randleman JB, Russell B, Ward MA, Thompson KP, Stulting RD. Risk factors and prognosis for corneal ectasia after LASIK. Ophthalmology. 2003;110:267–75.
12. Randleman JB, Caster AI, Banning CS, Stulting RD. Corneal ectasia after photorefractive keratectomy. J Cataract Refract Surg. 2006;32:1395–8.
13. McMonnies CW. The evidentiary significance of case reports: eye rubbing and keratoconus. Optom Vis Sci. 2008;85:262–9.
14. Tuft SJ, et al. Keratoconus in 18 pairs of twins. Acta Ophthalmol. 2012;90:e482–486.
15. Rabinowitz YS. The genetics of keratoconus. Ophthalmol Clin North Am. 2003;16:607–20, vii.
16. Wang Y, Rabinowitz YS, Rotter JI, Yang H. Genetic epidemiological study of keratoconus: evidence for major gene determination. Am J Med Genet. 2000;93:403–9.
17. Maeda N, Klyce SD, Tano Y. Detection and classification of mild irregular astigmatism in patients with good visual acuity. Surv Ophthalmol. 1998;43:53–8.
18. Szczotka LB, Rabinowitz YS, Yang H. Influence of contact lens wear on the corneal topography of keratoconus. CLAO J. 1996;22:270–3.
19. Ambrosio Jr R, Caldas DL, Silva RS, Pimentel LN, Valbon BF. Impacto da análise do "wavefront" na refractometria de pacientes com ceratocone. Rev Bras Oftalmol. 2010;29:294–300.
20. Ambrosio Jr R, et al. Corneal ectasia after LASIK despite low preoperative risk: tomographic

and biomechanical findings in the unoperated, stable, fellow eye. J Refract Surg. 2010;26:906–11.

21. Klyce SD. Computer-assisted corneal topography. High-resolution graphic presentation and analysis of keratoscopy. Investig Ophthalmol Vis Sci. 1984;25:1426–35.

22. Maeda N, Klyce SD, Smolek MK. Comparison of methods for detecting keratoconus using videokeratography. Arch Ophthalmol. 1995;113:870–4.

23. Wilson SE, Klyce SD. Advances in the analysis of corneal topography. Surv Ophthalmol. 1991;35:269–77.

24. Klyce SD. Chasing the suspect: keratoconus. Br J Ophthalmol. 2009;93:845–7.

25. Rabinowitz YS, Rasheed K. KISA% index: a quantitative videokeratography algorithm embodying minimal topographic criteria for diagnosing keratoconus. J Cataract Refract Surg. 1999;25:1327–35.

26. Gilani F, et al. Comprehensive anterior segment normal values generated by rotating Scheimpflug tomography. J Cataract Refract Surg. 2013;39:1707–12.

27. Ambrosio Jr R, Alonso RS, Luz A, Coca Velarde LG. Corneal-thickness spatial profile and corneal-volume distribution: tomographic indices to detect keratoconus. J Cataract Refract Surg. 2006;32:1851–9.

28. Ambrosio Jr R, et al. Novel pachymetric parameters based on corneal tomography for diagnosing keratoconus. J Refract Surg. 2011;27:753–8.

29. Ambrosio R Jr, Ramos I, Faria-Correia F, Belin MW. Tomographic screening for ectasia susceptibility – analysis must go beyond corneal curvature and central thickness. Cataract and Refractive Surgery Today Europe. April 20–25, 2012.

30. Ambrosio Jr R, Valbon BF, Faria-Correia F, Ramos I, Luz A. Scheimpflug imaging for laser refractive surgery. Curr Opin Ophthalmol. 2013;24:310–20.

31. Faria-Correia F, et al. Topometric and tomographic indices for the diagnosis of keratoconus. Int J Kerat Ect Cor Dis. 2012;1:92–9.

32. Amsler M. The "forme fruste" of keratoconus. Wien Klin Wochenschr. 1961;73:842–3.

33. Jafri B, Li X, Yang H, Rabinowitz YS. Higher order wavefront aberrations and topography in early and suspected keratoconus. J Refract Surg. 2007;23:774–81.

34. Buhren J, Kook D, Yoon G, Kohnen T. Detection of subclinical keratoconus by using corneal anterior and posterior surface aberrations and thickness spatial profiles. Invest Ophthalmol Vis Sci. 2010;51:3424–32.

35. Gobbe M, Guillon M. Corneal wavefront aberration measurements to detect keratoconus patients. Cont Lens Anterior Eye. 2005;28:57–66.

36. Alio JL, Shabayek MH. Corneal higher order aberrations: a method to grade keratoconus. J Refract Surg. 2006;22:539–45.

37. Maeda N, et al. Wavefront aberrations measured with Hartmann-Shack sensor in patients with keratoconus. Ophthalmology. 2002;109:1996–2003.

38. Reinstein DZ, Archer TJ, Gobbe M. Corneal epithelial thickness profile in the diagnosis of keratoconus. J Refract Surg. 2009;25:604–10.

39. Reinstein DZ, Archer TJ, Gobbe M, Silverman RH, Coleman DJ. Epithelial thickness in the normal cornea: three-dimensional display with Artemis very high-frequency digital ultrasound. J Refract Surg. 2008;24:571–81.

40. Li Y, Tan O, Brass R, Weiss JL, Huang D. Corneal epithelial thickness mapping by Fourier-domain optical coherence tomography in normal and keratoconic eyes. Ophthalmology. 2012;119:2425–33.

41. Reinstein DZ, Gobbe M, Archer TJ, Silverman RH, Coleman DJ. Epithelial, stromal, and total corneal thickness in keratoconus: three-dimensional display with artemis very-high frequency digital ultrasound. J Refract Surg. 2010;26:259–71.

42. Girard MJ, et al. Translating ocular biomechanics into clinical practice: current state and future prospects. Curr Eye Res. 2014;40:1–18.

43. Luce DA. Determining in vivo biomechanical properties of the cornea with an ocular response analyzer. J Cataract Refract Surg. 2005;31:156–62.

44. Ambrosio R Jr, et al. Dynamic ultra-high speed Scheimpflug imaging for assessing corneal biomechanical properties. Rev Bras Oftalmol. 2013;72(2).

45. Fontes BM, Ambrosio Junior R, Jardim D, Velarde GC, Nose W. Ability of corneal biomechanical metrics and anterior segment data in the differentiation of keratoconus and healthy corneas. Arq Bras Oftalmol. 2010;73:333–7.

46. Fontes BM, Ambrosio Jr R, Jardim D, Velarde GC, Nose W. Corneal biomechanical metrics and anterior segment parameters in mild keratoconus. Ophthalmology. 2010;117:673–9.

47. Correia FF, et al. Impact of chamber pressure and material properties on the deformation

response of corneal models measured by dynamic ultra-high-speed Scheimpflug imaging. Arq Bras Oftalmol. 2013;76:278–81.

48. Scarcelli G, Besner S, Pineda R, Yun SH. Biomechanical characterization of keratoconus corneas ex vivo with Brillouin microscopy. Invest Ophthalmol Vis Sci. 2014;55:4490–5.

49. Efron N, Hollingsworth JG. New perspectives on keratoconus as revealed by corneal confocal microscopy. Clin Exp Optom. 2008;91:34–55.

50. Erie JC, et al. Keratocyte density in keratoconus. A confocal microscopy study(a). Am J Ophthalmol. 2002;134:689–95.

51. Hollingsworth JG, Efron N, Tullo AB. In vivo corneal confocal microscopy in keratoconus. Ophthalmic Physiol Opt. 2005;25:254–60.

52. Ozgurhan EB, et al. Evaluation of corneal microstructure in keratoconus: a confocal microscopy study. Am J Ophthalmol. 2013;156:885–893.e882.

53. Kim WJ, Rabinowitz YS, Meisler DM, Wilson SE. Keratocyte apoptosis associated with keratoconus. Exp Eye Res. 1999;69:475–81.

54. Rodrigues MM, Krachmer JH, Hackett J, Gaskins R, Halkias A. Fuchs' corneal dystrophy. A clinicopathologic study of the variation in corneal edema. Ophthalmology. 1986;93:789–96.

55. Waring 3rd GO, Bourne WM, Edelhauser HF, Kenyon KR. The corneal endothelium. Normal and pathologic structure and function. Ophthalmology. 1982;89:531–90.

56. Sibug ME, Datiles 3rd MB, Kashima K, McCain L, Kracher G. Specular microscopy studies on the corneal endothelium after cessation of contact lens wear. Cornea. 1991;10:395–401.

57. Ramos I, et al. Keratoconus associated with corneal guttata. Int J Kerat Ect Cor Dis. 2012;1:173–8.

58. Randleman JB, Woodward M, Lynn MJ, Stulting RD. Risk assessment for ectasia after corneal refractive surgery. Ophthalmology. 2008;115:37–50.

59. Randleman JB, Trattler WB, Stulting RD. Validation of the Ectasia Risk Score System for preoperative laser in situ keratomileusis screening. Am J Ophthalmol. 2008;145:813–8.

60. Ramos IC, et al. Variability of subjective classifications of corneal topography maps from LASIK candidates. J Refract Surg. 2013;29:770–5.

61. Klyce SD, Smolek MK, Maeda N. Keratoconus detection with the KISA% method-another view. J Cataract Refract Surg. 2000;26:472–4.

62. Maeda N, Klyce SD, Smolek MK, Thompson HW. Automated keratoconus screening with corneal topography analysis. Invest Ophthalmol Vis Sci. 1994;35:2749–57.

63. Klyce SD, Karon MD, Smolek MK. Screening patients with the corneal navigator. J Refract Surg. 2005;21:S617–622.

64. Vinciguerra P, et al. Refractive, topographic, tomographic, and aberrometric analysis of keratoconic eyes undergoing corneal cross-linking. Ophthalmology. 2009;116:369–78.

65. Caporossi A, Mazzotta C, Baiocchi S, Caporossi T. Long-term results of riboflavin ultraviolet a corneal collagen cross-linking for keratoconus in Italy: the Siena eye cross study. Am J Ophthalmol. 2010;149:585–93.

66. Luz A, Lopes B, Hallahan KM, Valbon B, Ramos I, et al. Enhanced Combined Tomography and Biomechanics Data for Distinguishing Forme Fruste Keratoconus. J Refract Surg. 2016;32(7):479–94. doi: 10.3928/1081597X-20160502-02. PubMed PMID: 27400080.

67. Lopes BT, Ramos IdC, Salomão MQ, Canedo ALC, Ambrósio Jr. R. Perfil paquimétrico horizontal para a detecção do ceratocone. Revista Brasileira de Oftalmologia. 2015;74:382–5.

68. Vinciguerra R, Ambrósio Jr R, Elsheikh A, et al. Detection of keratoconus with a new corvis ST biomechanical index. J Refract Surg. in press

第 2 章

膨隆性角膜病变的形态和分类

Mazen M.Sinjab

摘　要　膨隆性角膜病变的分类无论对于疾病的诊断还是治疗方案的制订都很重要。其中主要有 3 种疾病需要从形态和断层结构方面加以鉴别诊断,分别是圆锥角膜(KC)、透明性边缘性角膜变性(PMD)和球状角膜(KG)。另外,圆锥角膜也包含多重概念,如有症状的、无症状的、进展的、非进展的、可疑圆锥角膜、顿挫形圆锥角膜(FFKC)、早期圆锥角膜、确诊圆锥角膜,以及类似透明性角膜变性的圆锥角膜(PLK)。每个概念都有其相应的定义和诊断标准。膨隆性角膜病变的分级有助于制订治疗方案,对圆锥角膜和透明性边缘性角膜变性这两种疾病尤为重要。临床上最常用的分级标准是 Amsler-Krumeich 及其修订体系, 以及 Belin 分级。本章将概述膨隆性角膜病变的新定义和特征,包括其分类和分级。

关键词:角膜地形图;角膜断层地形图;圆锥角膜;顿挫型圆锥角膜;透明性边缘性角膜变性类似透明性角膜变性的圆锥角膜;球形角膜;可疑圆锥;Amsler-Krumeich;Alio-Shabayek

膨隆性角膜病变的定义是一种角膜变薄的疾病,根据变薄的部位和类型,可分为圆锥角膜(KC)、透明性边缘性角膜变性(PMD)和球形角膜(KG)[1,2]。

本章将分别从形态、分类和分级几个方面阐述膨隆性角膜病变。

膨隆性角膜病变的形态分类

形态分类

切线曲率图是最适合评价锥体的, 因为它能突出角膜的不规则性[1-3]。膨隆性角膜病变有 3 种不同的锥体形态[4-7]:

乳头样锥体

乳头样锥体的特点是范围较小(≤5mm)和曲率陡峭。锥顶位于中央角膜或旁中央角膜,常见于鼻下方(图2.1)。这种情况下,接触镜适配相对容易。

椭圆锥体

椭圆锥体范围较大(5~6mm),呈椭圆形,通常位于颞下方(图2.2)。接触镜适配相对困难。

球形锥体

球形锥体范围最大(>6mm),可能覆盖75%的角膜面积(图2.3)。接触镜适配更难实现。

注意:在程度较轻的病例中,锥体形态可能难以确定。

断层地形图分类

断层地形图可基于曲率或高度分类。

基于曲率的分类

通过曲率图来进行分类和定义是主观的,且容易因研究者的差异而带来一定程度的误差[8]。

不同研究者(组间变异)之间的不同判读,以及同一研究者(组内变异)对同一图像重复判读时的不一致结果(组间差异)有可

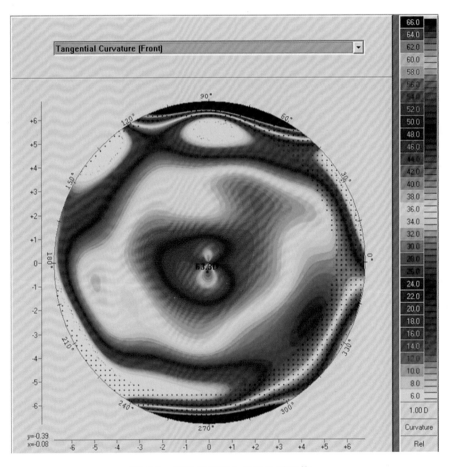

图2.1　切线曲率图上的乳头样锥体。

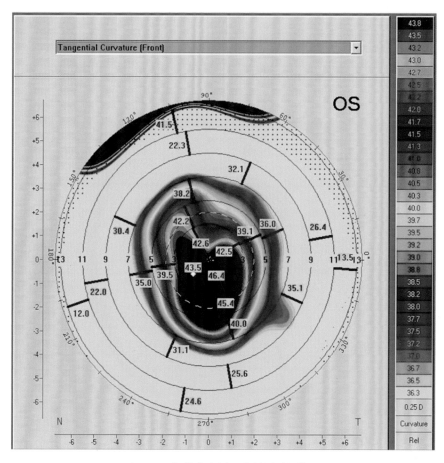

图 2.2 切线曲率图上的椭圆形锥体。

能造成更多的误差[9,10]。

另外，曲率图不同的色阶设置在组间差异和组内差异中也有着重要影响[11]。

色阶设置

通常有两种色阶设置，即标化标尺和绝对标尺。在标化标尺中，计算机提供的是基于每个角膜的平均屈光力的颜色等高线图。它的缺点在于两幅图中的颜色不能直接比较，而需要通过不同色阶所对应的角膜曲率值来比较。在绝对标尺中，计算机在所有的角膜中呈现同一种颜色梯度，使得各角膜之间可以比较。另外，每种颜色等级的屈光力差值可以设定为 0.5D、1.0D 或 1.5D。研究结果表明，使用 1.5D 的级差能够更好地避免由于高估角

膜不规则性而造成的假阳性结果[12,13]。

在 Klyce/Wilson 色阶中，屈光度范围为 28.0D~65.5D，每级的屈光力差值为 1.5D[12]。而在全球标准色阶中，屈光度范围为 30.0D~67.5D，每级的屈光力差值也是 1.5D[13]。这两种色阶都覆盖了较大的屈光力范围，并且都保持了发现临床显著特征的敏感性。

然而，在一些特殊的设备中推荐使用特殊的色阶设置。Belin 和 Ambrosio 建议 Oculus Pentacam (OCULUS Optikgeräte GmbH, Wetzlar, Germany) 的用户使用以下设置[14]：

- 前后表面高度图：Belin 直观色阶。
- 厚度分布图：Ambrosio 2。
- 曲率图：Belin 直观色阶或 Ambrosio 2。

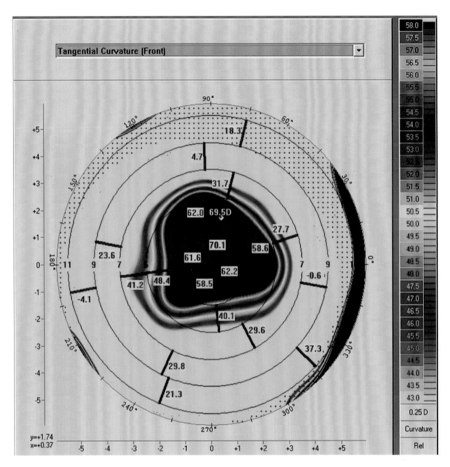

图 2.3 切线曲率图上的球形锥体。

- 厚度分布图和曲率图：绝对标尺。
- 高度图：相对最小刻度(标尺范围为±75μm时，相对最小刻度为2.5μm)。
- 所有图：61色。

Arce建议Galilei(Ziemer Ophthalmic Systems AG,Switzerland)的用户使用如下设置进行筛查[15]：

- 前后表面高度图：CGA 5μm ANSI格式。
- 厚度分布图：GCA 20μm German格式。
- 前表面轴向(弧矢)曲率图：CGA 1.0D默认格式；前表面瞬时(切线)曲率图：CGA 1.5D默认格式。
- 后表面轴向(弧矢)和瞬时(切线)曲率

图：CGA 0.25D默认格式。

正常角膜

正常角膜从中央到周边逐渐变平2D~4D，同时鼻侧较颞侧更平坦，表现在曲率图中即为鼻侧更快地呈现蓝色(平坦)。人的双眼角膜地形图常呈现镜像对称，被称为镜像性，且形态的微小变异对于个体来说具有唯一性。正常人眼的角膜地形图类型大致分类如下：圆形(23%)、椭圆形(20%)、对称领结形(SB)(18%)、非对称领结形(AB)(32%，其中20%为陡峭)和不规则形(7%)[16-18]。

在规则散光中，角膜地形图呈对称领结形(SB)，由两个对称的部分组成："a"和"b"。

垂直对称、水平对称或斜向对称领结分别代表顺规(图 2.4)、逆规(图 2.5)或斜轴散光(图 2.6)。图 2.7 为双眼角膜形态呈镜像性对称。

地形图类型提示不规则性[16,18–20]

角膜曲率存在几种类型,根据某些因素,这些类型可分为正常、可疑或异常。

图 2.8 为主要的角膜曲率类型。

圆形:角膜的最陡峭部分(暖色调区域)是圆形的且常常偏心。

椭圆形:角膜的最陡峭部分(暖色调区域)是椭圆形的,可能居中或偏心。

上方陡峭(SS):角膜的最陡峭部分位于上方角膜。

下方陡峭(IS):角膜的最陡峭部分位于下方角膜。

不规则:角膜表面无特定形态,陡峭部分与平坦部分相混合。

对称领结形(SB):这种类型可能提示正常散光,或偶尔见于对称型的圆锥角膜。

对称领结形合并最陡径向轴偏斜度(SB/SRAX):对称领结的"a"和"b"两部分是成角度的。这时,角膜散光被称为"非正交散光"或"懒惰 8"型。成角大于 22° 有临床意义。

非对称领结/下方陡峭(AB/IS):"a"部分的曲率高于"b"部分。在角膜中央 3mm 差值大于 1.4D 有临床意义。

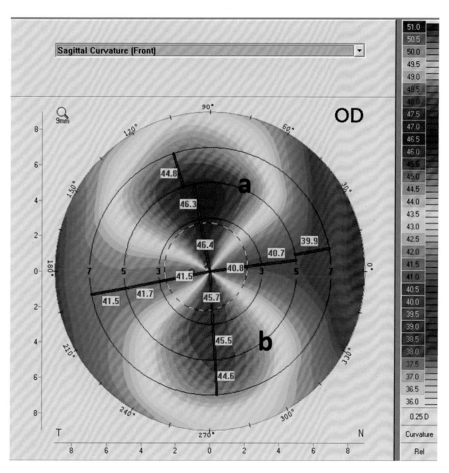

图 2.4　在规则散光中,对称领结形(SB)由两个部分(a)和(b)组成。如果是顺规散光,对称领结是垂直方向的。

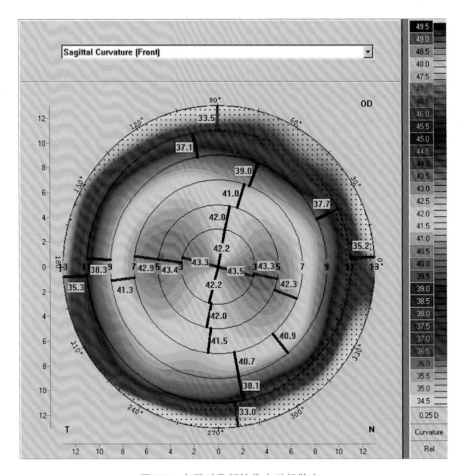

图 2.5　水平对称领结代表逆规散光。

非对称领结/上方陡峭(AB/SS)："b"部分的曲率高于"a"部分。在角膜中央 3mm 差值大于 2.5D 有临床意义。

非对称领结形合并最陡径向轴偏斜度(AB/SRAX)：非对称领结的两部分是成角度的。成角大于 22°有临床意义。

垂直 D：表现为环形两部分横向连接。

笑脸形：形似小丑的脸(图 2.9)。

漩涡形：平坦和陡峭部分类似漩涡,提示角膜变形(图 2.10)。

基于高度的分类

正常角膜

角膜高度图描述的是被测角膜表面与参考面(RS)比较后的相对高度信息。在参考面之上的高度信息被认为是抬高且定义为正值,参考面之下的被认为是压低且定义为负值,如图 2.11 所示。在散光的角膜表面,一条陡峭子午线在参考面之下(负值),另一条平坦子午线在参考面之上(正值)(图 2.12)。

Belin 在 1990 年提出了 3 种主要的参考

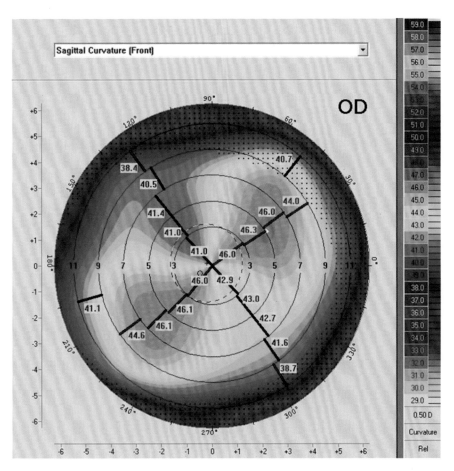

图 2.6　斜向对称领结代表斜轴散光。

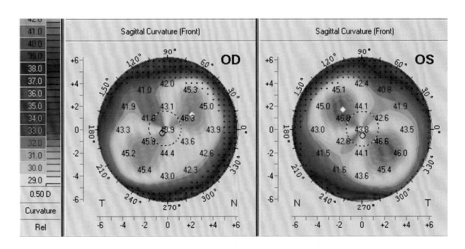

图 2.7　镜像性。右眼与左眼呈现镜像性对称。

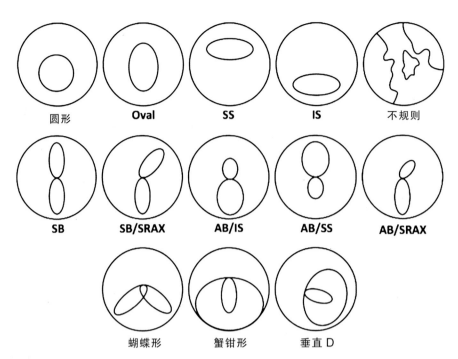

图 2.8　前表面曲率图的类型。SS:上方陡峭;IS:下方陡峭;SB:对称领结形;SB/SRAX:对称领结形合并最陡径向轴偏斜度;AB/IS:非对称领结/下方陡峭;AB/SS:非对称领结/上方陡峭;AB/SRAX:非对称领结形合并最陡径向轴偏斜度。

平面,分别是最佳拟合球面(BFS)、最佳拟合椭圆和最佳拟合环曲面(BFTE)[21,22]。

　　BFS 仅体现(描述)的是被测角膜的整体形态[23],而 BFTE 估算(量化)了形态的数值[3]。

　　正常角膜是非球面的椭圆或环曲面的椭球体[3,24]。最好的筛查参考面是最佳拟合球面(BFS)[25]。在 BFS 漂移模式中,规则散光的角膜表面呈现一个对称的沙漏形。垂直、水平或斜向沙漏形分别代表顺规、逆规或斜轴散光。图 2.13 为垂直沙漏形代表了顺规散光[26]。

　　在屈光手术的术前常规筛查时,理想的参考面直径设定为 8mm,并选择漂移模式。当显示状态设置为中央 9mm 范围时,有效的高度图中不含或只包含有限的推算数据。推算数据在地形图中显示为黑点或白色区域。如果存在大量的推算数据,需要重复检查[23]。

异常角膜

形态(BFS 漂移模式)

　　如前所述,正常顺规散光的角膜形态为对称的沙漏形。

　　异常的角膜形态包括如下几类[26]:

　　(1)扭曲的沙漏形和舌样延伸形(分别如图 2.14 和图 2.15)。在采图时通常能看到大 Kappa 角和错位,提示异常的角膜变形。

　　(2)不规则形(图 2.16)。通常见于异常的角膜变形。

　　(3)孤岛形(图 2.17,白色箭头所示)。在具有轻微散光的正常角膜,或者中央或旁中央隆起的异常变形的角膜中都可看到。

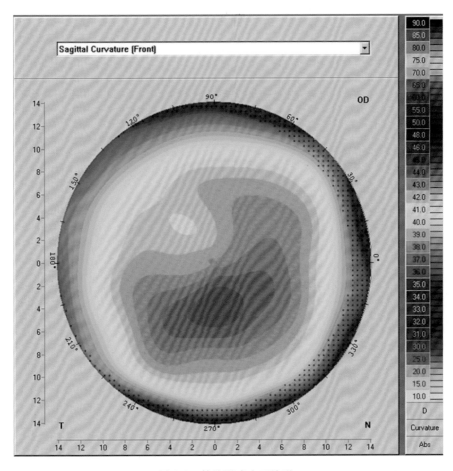

图 2.9　笑脸形或小丑脸形。

参数(BFTE 漂移模式)

　　一般来说，前、后表面高度图中央 5mm 范围数值分别>+12μm 和>+15μm 被视为异常[26]。

　　根据 Holladay 的经验，切线曲率图中的陡峭部分(暖色调区域)对应于相对厚度图中的最薄点,且后表面高度图数值>+15μm 可诊断为顿挫型圆锥角膜(FFKC)[3]。

参数(BFS 漂移模式)

　　另一种定量的方法是在 BFS 漂移模式下关注对应于最薄点位置(TL)的高度值。表 2.1 是使用该方法显示近视和远视人群的正常角膜高度值。通常认为均值加减 3 个标准差为上下限[23]。

锥体位置(BFS 漂移模式)

　　在膨隆性角膜病变中，最佳拟合球面(BFS)漂移模式可将锥体定位[25],最佳拟合环曲面(BFTE)漂移模式可将其定量[3]。在 BFS 中,锥体可位于中央(顶点在中央 3mm 范围内)、旁中央(顶点在中央 3~5mm 范围内)或周边(顶点在中央 5mm 范围以外)(图 2.18)[26]。当锥体位于周边，高度图会呈现"接吻鸟"(kissing birds)征(图 2.18 右下方)[26]。

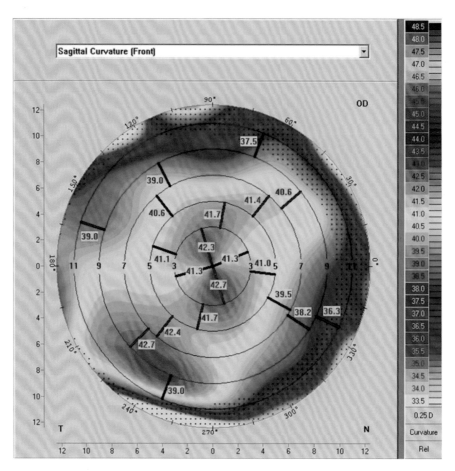

图 2.10　漩涡形。

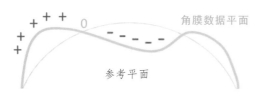

图 2.11　高度图的基本原则。

明确锥体位置对于确定治疗方案非常重要,尤其在应行角膜基质环植入术的情况下。

基于厚度的分类

1.正常角膜:正常的角膜厚度图呈现同心圆形,如图 2.19 所示。

2.异常形态如下[20]:

(1)最薄点水平移位(图 2.20)。

(2)穹隆形。最薄点垂直移位(图 2.21)。

(3)钟形。下方角膜带状区域变薄(图 2.22)。这是 PMD 的特征表现。

(4)球形。直达角膜缘的全角膜变薄(图 2.23)。

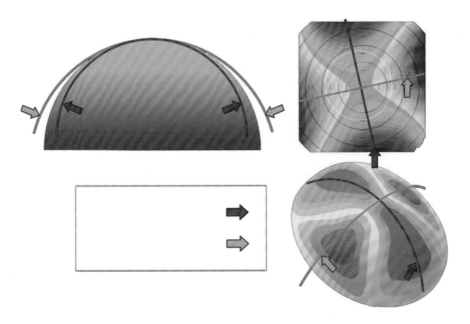

图 2.12 高度图上显示角膜散光的基本原则。

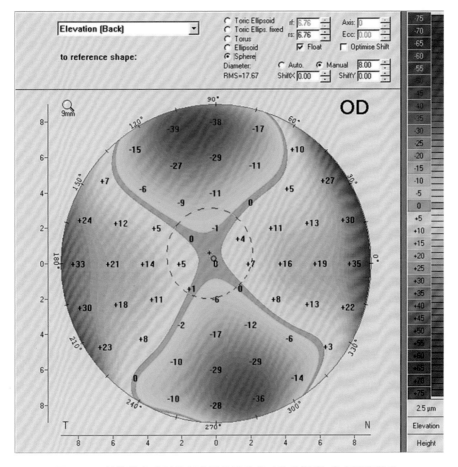

图 2.13 最佳拟合球面的高度图显示垂直对称沙漏形,代表顺规散光。

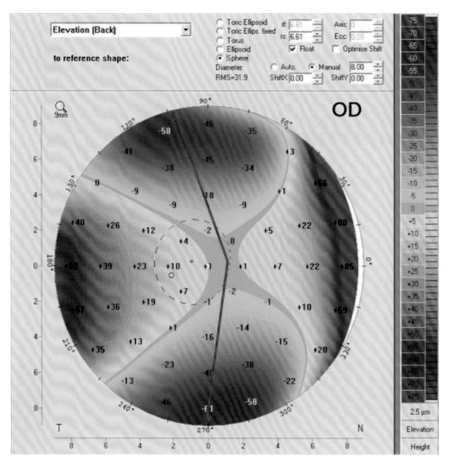

图 2.14　扭曲的沙漏形。

要点

- 从形态学上，可以根据大小和形状将锥体分为乳头样、椭圆和球形。
- 明确形态学分型很重要，对于接触镜适配来说尤其重要。
- 明确曲率图类型有助于区分正常角膜、可疑或异常角膜。
- 曲率图中应该使用绝对标尺来进行标准化。
- 规则角膜散光的正常形态是对称领结形；除此之外，还有其他形态可见于正常或异常角膜。
- 提示异常的最重要的曲率图类型是 (AB/SRAX)。
- 高度图中，BFS 最适合用于定性，而

BFS 和 BFTE 都能定量描述被测角膜形态。

- 在 BFS 中，锥体可位于中央、旁中央或周边。这对于治疗方式的选择很重要。
- 正常的角膜厚度图呈现同心圆形；异常的角膜厚度图可见水平移位、穹隆形、钟形或球形。

膨隆性角膜病变的分类和分级

根据角膜变薄的部位和形态，膨隆性角膜病变分为圆锥角膜（KC）、透明性边缘性角膜变性（PMD）和球形角膜（KG）[1,2]。

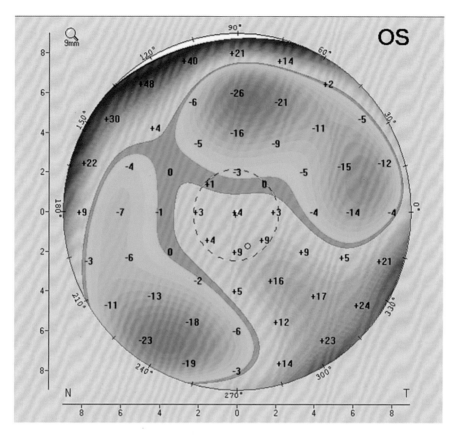

图 2.15　舌样延伸形。

圆锥角膜

定义

圆锥角膜(KC)是一种双眼发病的慢性角膜变性,并伴有角膜非炎症性变薄,其特征为进行性的角膜膨隆、变薄及角膜顶点瘢痕形成[4,27,28]。

近年来,圆锥角膜的定义又增加了断层地形图的特征表现,即后表面高度异常、角膜厚度分布异常和临床可见的、非炎症性的角膜变薄[29]。

虽然 KC 为双眼发病,不存在单眼 KC[29],但是通常双眼发病的情况是不对称的,可能仅有一眼有临床表现[29-31]。

分级

目前,临床上尚无一个公认、完善的圆锥角膜分级方法[29]。

Amsler–Krumeich 分级

Amsler 基于疾病进展首次提出了 KC 的分级[32,33]。之后,Krumeich 等[34]在 Amsler 分级的基础上做了一些修正,从而形成了 KC 的 Amsler–Krumeich 分级(表 2.2)。这个分级以模拟角膜曲率读数(Sim-K)、中央角膜厚度和其他一些临床检查的结果为基础,根据严重程度将 KC 分为 0 级(最轻)到 4 级(最严重)。但是,Amsler–Krumeich 分级从提出到现在已经超过 20 年[29],随着越来越多的现代化诊断方法的出现,已经远远不能满足临床的需要[35]。

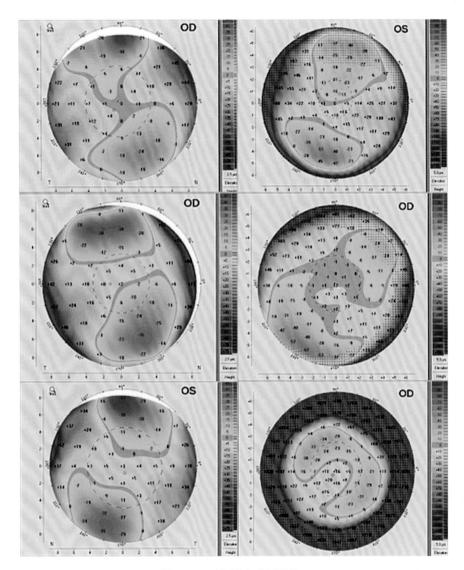

图 2.16 不规则高度图形状。

Alio–Shabayek修正

Alio 和 Shabayek 对 Amsler–Krumeich 分级做了修正,增加了角膜高阶像差,尤其是彗差(表 2.3)[36]。

Ishii 等的修正

Ishii 等[37]在 Amsler–Krumeich 分级的基础上提出了一种新的分级方法。他们综合了视力、前表面的最小曲率半径和 6 个参数作为分级的指标,这 6 个参数分别为表面变异指数(ISV),反映角膜表面的不规则性;垂直非对称性指数(IVA),反映曲率的对称性;圆锥角膜指数(KI),也反映曲率的对称性;中央圆锥角膜指数(CKI),反映中央型圆锥角膜的严重程度;高度非对称性指数(IHA),与 IVA 类似,但由于它是以角膜高度为基础的,因而更灵敏;高度偏心指数(IHD),反映垂直方向高度数据的偏心程度。表 2.4 的分级改编自 Wavelight® Allegro Oculyzer™ 使用手册[38]。

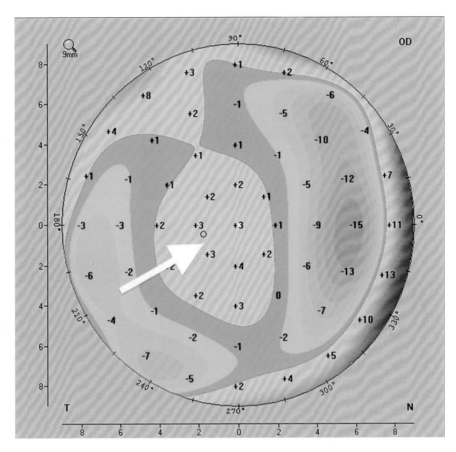

图 2.17　孤岛形。

表 2.1　对应于最薄点位置的高度值的正常值

人群	高度值+SD	前表面(μm)	后表面(μm)
近视	1 SD	3.7	8.3
	2 SD	5.7	13
	3 SD	7.7	17.7
远视	1 SD	2.1	16.3
	2 SD	4.3	22.1
	3 SD	6.5	27.8

由于 ISV 和 IHA 的数据均来源于 Scheimpflug 照相机拍摄的角膜图像,因此在圆锥角膜 (KC)和膨隆性角膜病变的早期诊断和疾病进展预测中具有更高的灵敏性和特异性[39]。

Belin 等的分类

Belin 等[35]根据圆锥角膜的病情进展和症状将圆锥角膜(KC)分为 5 类,即进展性有症状 KC,非进展性有症状 KC,进展性无症状

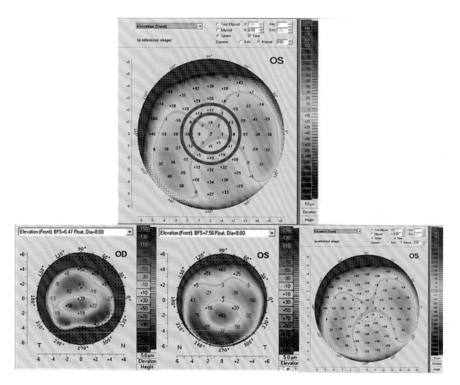

图 2.18　最佳拟合球面漂移模式的高度图中锥体的位置。上图:定位区域为中央 3mm 和 5mm 范围;左下图:锥体位于中央;中下图:锥体位于旁中央;右下图:锥体位于周边,呈现"接吻鸟"征。

KC,非进展性无症状 KC 和疑似圆锥角膜(KCS)。

- 有症状 KC 指的是由于角膜前表面形态改变(即不规则散光)引起视功能下降[35]。

- 无症状 KC 指的是角膜后表面发生膨隆和(或)伴有前表面规则散光的角膜进行性变薄。虽然表现为前表面的规则散光,但是角膜前表面(K-max)会变陡。视力的丧失可能非常轻微(如对比敏感度、高阶像差),甚至没有任何明显的临床症状[35]。

- 目前对于进展的定义仍有争论,但一般认为应有视功能的逐渐下降、持续的角膜膨隆或是进行性角膜变薄,且需要长期的连续性评估[35]。近年来[29],确定膨隆进展被认为应至少表现为下列指标中两个指标的一致性变化,且这些指标的变化幅度应大于测量系统的正常背景噪声。

- 角膜前表面进行性变陡。

- 角膜后表面进行性变陡。

- 角膜进行性变薄和(或)从周边到最薄点的角膜厚度的改变率逐渐增加。

以上指标在随访中的变化相符且大于测量系统的正常变异(如噪声,不同的测量仪器噪声不同)。尽管病情进展中往往伴有矫正远视力(CDVA)的下降,但是裸眼远视力(UDVA)和 CDVA 的改变并不能作为进展的评估指标。

- 疑似圆锥角膜(KCS)详见下一段。

顿挫型圆锥角膜和其他一些相关术语

临床上有些病例在角膜断层地形图检查中已发现有异常,但并不足以诊断为膨隆性

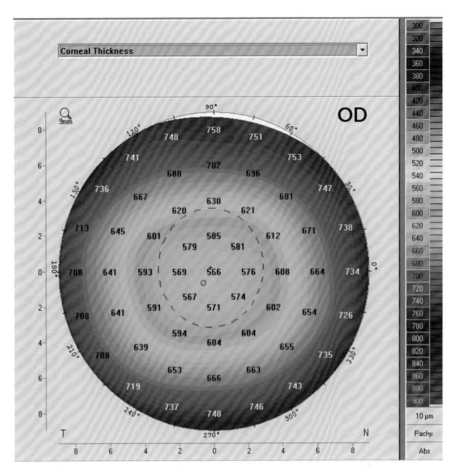

图 2.19 正常角膜厚度图的同心圆形。

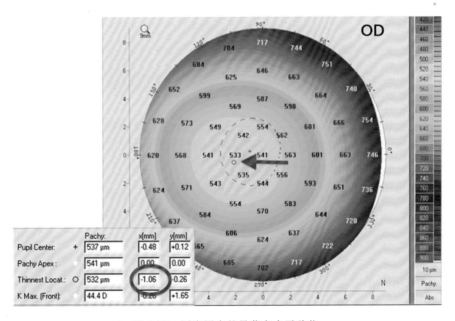

图 2.20 厚度图中的最薄点水平移位。

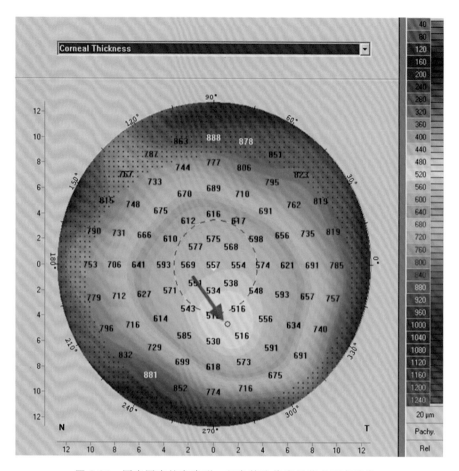

图 2.21　厚度图中的穹隆形。红色箭头代表最薄点垂直移位。

角膜病变。针对这些异常的病例,有一些特定的术语, 如 FFKC、KCS、早期 KC 和亚临床期KC。到目前为止,对这些专业术语的定义还不一致,尚无广泛接受的定义 KCS 的标准[40-42]。

1938 年,Amsler 首先提出了"顿挫型圆锥角膜"这一概念[32,43],并将此概念定义为无进展性的、轻微的角膜膨隆和非对称性散光,多见于单眼 KC 患者的对侧眼,或 KC 患者的家族成员[35]。

Klyce 等[42]对这一概念做了修正,并将FFKC 和 KCS 区别开来。他们认为单眼 KC 患者的对侧眼, 没有临床表现而仅有角膜地形图的异常,应被诊断为 FFKC,而 KCS 则是双

眼均不是 KC,但是有明显的角膜地形图的异常[42]。KCS 的明显角膜地形图异常表现为数值在疑似范围, 并伴有以下一点或更多的形态改变[42,44-49]:

(1)出现局部异常陡峭的区域,多见于下方,也有在中央区,上方少见。

(2)用来描述角膜非对称性的 I-S 指数轻度异常,I-S 指数反映的是角膜 6mm 直径范围内垂直子午线上的屈光力变化。正常角膜<1.4D,KCS 为 1.4~1.9D,KC>1.9D。

(3)斜轴散光>1.5D。

(4)陡峭子午线的曲率>47D。

Holladay 也根据角膜地形图的形态改变

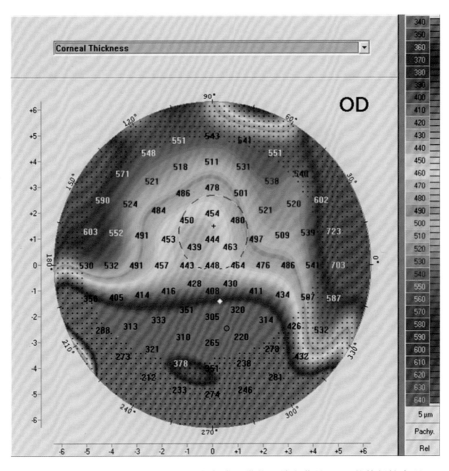

图 2.22 厚度图中的"钟形"征。下方角膜的带状区域变薄是 PMD 的特征性表现。

定义了 FFKC[3]。他认为,前表面的切线曲率图、相对角膜厚度图和后表面高度图是关键指标。在对角膜的几何学测量中切线图是最灵敏的。和轴向图不同,切线图的曲率与表面形态相关,而不是与表面的轴向中心相关。因此,它能准确地反映锥顶的位置。而相对角膜厚度图反映的是某一点的角膜厚度与该点正常角膜厚度的百分比。例如,+5 和+8 这两个点的厚度分别比零点厚 5% 和 8%,反之亦然,即当数据为负的时候则比零点薄。根据 Holladay 的理论,采用最佳拟合环曲面(BFTE)参考面的后表面高度图比采用 BFS 的更精确。值得注意的是,由于锥顶的角膜上皮厚度

变薄, 会降低根据前表面形态来诊断的灵敏度。当前表面切线图曲率最高值、相对角膜厚度的最大值、采用 BFTE 的后表面高度图的最高值三点都在同一个位置, 就可以确诊为 FFKC[3]。

Rabinowitz 及其团队根据以下主观分级方案定义了"早期 KC"和"KCS 或亚临床期 KC"[4,50,51]。

• FFKC:角膜地形图呈现 AB 形态伴有或不伴有 SRAX, 裂隙灯下可见角膜基质变薄,同时有以下一个或多个临床表现:角膜顶点圆锥形膨隆、Vogt 条纹、Fleisher 环、Munson 征、"剪刀状"检影影动和前表面基质瘢痕。

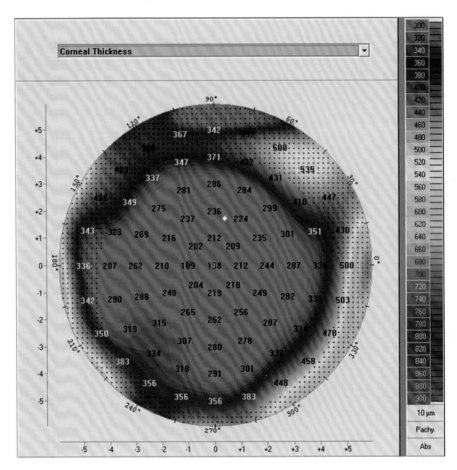

图 2.23　厚度图中的球形。变薄区域从一侧角膜缘延伸至对侧角膜缘。这是球形角膜的特征性表现。

表 2.2　圆锥角膜的 Amsler-Krumeich 分级

严重程度分级	平均中央角膜曲率(D)	角膜厚度(μm)	等效球镜(D)	角膜
4	>55	<200	测不出	中央瘢痕
3	53~55	300~400	>-8	无中央瘢痕
			近视,散光或两者皆有	
2	<53	401~500	(-5,-8)	无中央瘢痕
			近视,散光或两者皆有	
1	<48	>500	<-5	无中央瘢痕
	异常变陡		近视,散光或两者皆有	

表 2.3　圆锥角膜的 Alio-Shabayek 分级

分级	平均中央角膜曲率(D)	角膜厚度(μm)	等效球镜(D)	彗差均方根值(μm)	角膜
4	>55	<200	测不出	>4.5	中央瘢痕
3	>53 至 ≤55	300~400	>−8 近视,散光或两者皆有	>3.5 至 ≤4.5	无中央瘢痕
2	>48 至 ≤53	401−500	(−5,−8) 近视,散光或两者皆有	>2.5 至 ≤3.5	无中央瘢痕
1	≤48 异常变陡	>500	<−5 近视,散光或两者皆有	1.5~2.5	无中央瘢痕

表 2.4　基于经典的 Amsler-Krumeich 标准修订的圆锥角膜分级

	CDVA	ISV	KI	其他参数	Rmin, mm	检影表现	角膜的裂隙灯所见
临床前期 (早期 表现)	20/20~ 20/15	<30	1.04~1.07	4 个参数都不清,"正常"	7.8~6.7	光带或影动不清,"剪刀状"影动	角膜清,无明显异常。直接检眼镜下可见水平位椭圆形或圆形的中央阴影或轻度偏心的阴影
1 级	20/15~ 20/15	30~55	1.07~1.15	有时某一个值"异常"	7.5~6.5	检影反光扭曲,"剪刀状"影动	角膜清,Fleisher 环在角膜顶点的底部。直接检眼镜下圆锥和锥底清晰可见。角膜顶点的厚度变薄尚不可见,但测量可发现
2 级	20/60~ 20/20	55~90	1.10~1.25	常有某一个值"异常"	6.9~5.3	清晰的"剪刀状"影动,检影困难	常见角膜清,顶点角膜轻度变薄并最终导致偏心。局部或是圆形的 Fleischer 环,可见 Vogt 条纹
3 级	20/125~ 20/30	90~150	1.15~1.45	至少一个值"异常"	6.6~4.8	明显的"剪刀状"影动,几乎无法检影	顶点角膜变薄、偏心并常伴有轻度角膜混浊。通常可明显见到圆形的 Fleisher 环和 Vogt 条纹。最终可能出现 Munson 征
4 级	<20/400 至 20/100	>150	>1.50	至少一个值"异常"	<5.00	无法检影	常见顶点处角膜瘢痕和混浊,明显的 Munson 征

• 早期 KC：裂隙灯下无 KC 表现，但是有"剪刀状"检影影动和 AB/SRAX 形态。

• KCS 或亚临床期 FFKC：裂隙灯下无 KC 表现，也无"剪刀状"检影影动，仅有 AB/SRAX 形态。

• 正常：裂隙灯下无 KC 表现、无"剪刀状"检影影动，并且无 AB/SRAX 形态。

此外，由于 20% 的正常角膜中也可存在下方较陡的情况，因此需要长期随访来确定是否为 KCS，以及是否存在将来进展为 KC 的风险[52]。下方较陡的一种情况是 AB/SRAX，在正常角膜中有 0.5% 的发生率，在"早期"KC 则是 100%[18]。一些研究表明，有 50% 的 AB/SRAX 眼在 8 年后会进展为 KC，因此可以确定这一类型是 FFKC 的表型[50,51]。Lim 等也发现超过 1/3 的单眼 KC 在 8 年后会进展为双眼 KC[53]。Belin 等将无明显临床表现的患者，但是有严重的膨隆性疾病家族史，或有一个或一个以上相关指标异常但尚未达到临床确诊 KC 标准（如角膜厚度、前表面和后表面高度、生物力学的改变）定义为 KCS。

此外，对于 Placido 环原理的角膜地形图上发现有局部变陡或是后表面轻度膨隆是否能成为确诊 KCS 的依据，目前还存在争论[42,46,54-56]。但近年来得到公认的是，诊断早期或亚临床期 KC 必须存在后表面高度异常[29]。

虽然膨隆性角膜病变被定义为角膜厚度异常变薄，但由于角膜厚度测量的变异性较大，因此中央角膜厚度是区分 KC 与正常角膜最不可靠的指标。即使角膜厚度正常，也有很大一部分会发生病变[60]，KC 也可能表现为角膜厚度正常[29]。

需要明确的是，以上的这些定义中，大部分都是主观性描述，因此可能会出现表述上的偏差；另外，在专业术语上也没有达成一致。所以，必须尽可能多地获取角膜地形图、断层地形图、像差、眼前节 OCT（AS-OCT）和生物力学方面的数据，旨在发现客观指标或组合指标，以尽早发现并确诊 KC，同时提高检测 KCS 和 FFKC 的灵敏性和特异性[44,45,50,51,56,57,61-71]。最近，一些研究者提出了新的用来确诊 FFKC 和 KCS 的客观方法，它以人工智能技术为基础，结合了 Placido 环原理的地形图和断层地形图的结果，被认为具有更高的诊断灵敏度。迄今为止，很多检测软件都在检查参数上做了改进，如 Orbscan II 系统（Bausch & Lomb, Rochester, NewYork, USA）、Sirius 系统（CSO, Firenze, Italy）[72] 和 GALILEI Dual Scheimpflug 分析系统（Ziemer Ophthalmic Systems AG, Port, Switzerland）[73]。

要点

• 迄今为止，尚无最佳的 KC 分级法。

• Amsler-Krunmeich 分级是非常基础但也是最简单的 KC 分级系统。

• Alio-Shabayek 系统在 Amsler-Krunmeich 分级的基础上增加了彗差。

• Ishii 等的系统在 Amsler-Krunmeich 分级法的基础上增加了视力、最小曲率半径和 6 个参数。

• 视觉灵敏度并不是分级的可靠指标。

• Belin 等根据病情的进展和临床表现将 KC 分为 5 类。

• FFKC 和 KCS 的特征性表现是角膜断层地形图检查结果异常（处于"灰色地带"，既不是正常角膜，也不是 KC），目前尚无定论。

• FFKC 和 KCS 的区别是前者一般出现在一眼已有 KC 的患者的另一眼，而后者一般出现在没有 KC 的患者的一眼或双眼。
- "亚临床期圆锥角膜"这一术语是术语"疑似圆锥角膜"的同义词。
- "疑似圆锥角膜"和"早期圆锥角膜"的区别是前者没有检影时的"剪刀状"影动，而后者有，但是两者都有 AB/SRAX。

透明性边缘性角膜变性

定义

透明性边缘性角膜变性(PMD)和 KC 是具有不同临床表现的同一疾病[29]，然而区分两者对于制订正确的诊疗计划至关重要[74]。

PMD 是一种罕见的双眼非对称性、非炎症性的膨隆性角膜病变，主要表现为下方距离角巩膜缘 1mm 的区域弧形的窄带状变薄[27,75-77]。

临床表现

下方角膜的带状变薄通常位于 4~8 点钟位置的区域，严重者可变薄至仅有正常角膜厚度的 20%，从而导致角膜膨隆[77]。PMD 角膜最膨隆的位置一般位于变薄区的上方，在裂隙灯下可见如"啤酒肚"一样的形态[27,75-77]，如图 2.24[20]。这与 KC 的表现正好相反，KC 的最膨隆处(圆锥顶点)位于变薄区的中央或旁中央[78]。研究已证实 PMD 会随着时间进展[27,75-77]。

PMD 并不常见，但是较 KG 多见，比 KC 少见[27,76,77,79]。多发生于男性，无种族差异。

PMD、KC 和 KG 三者的区别将在之后的 KG 部分再讨论。

分级

尽管对 PMD 严重程度的分级尚不明确，

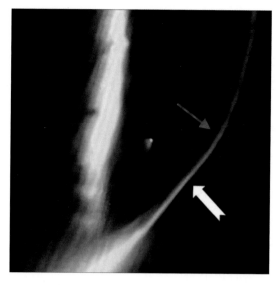

图 2.24　PMD 的裂隙灯侧面图。白色箭头所示为下方的带状变薄区。红色箭头所示为变薄区上方的膨隆区域，形如"啤酒肚"。

但目前较为公认的是以疾病的进展程度作为分级指标，分为早期、中期和晚期。虽然 PMD 的膨隆多发生在角膜下方，但也可见发生在上方的 PMD 病例报道[83]。

角膜断层地形图的特征性表现

通过辨别 PMD 在角膜断层地形图中的特征性表现，以避免误诊为有类似形态的 KC 是至关重要的。区分两者的重要性尤其体现在预后、角膜接触镜的验配和手术方案的设计方面[84,85]。

在过去，由于没有角膜厚度图和高度图，仅是角膜曲率图上的蟹钳形(龙虾形或 lazy-c 形)常被误认为是 PMD 的特征性表现，其实有一些类型的 KC 也会有同样的形态表现[86-88]。这种错误的判断和检查仪器有关，所采用的以 Placido 环为原理的角膜地形图是以角膜反射为基础设计的，它仅能采集并记录角膜前表面有限的数据信息[4]。

此外,以 Placido 环为原理的角膜地形图仅能采集角膜中央 9mm 直径范围内的角膜数据,而 PMD 的最大病变区域可能超出了这个范围[87-89]。因此,Belin 等提出必须具有详尽的前表面和后表面高度图、包含完整参数的前表面曲率图、覆盖角膜 12mm 直径范围的全角膜厚度图,并且获得的厚度数据是准确的才能确诊 PMD,尤其是作为研究的纳入标准时[90]。

为了便于区别,我们将锥顶位置在下方且伴有蟹钳形角膜地形图表现,但没有下方角膜变薄的 PMD 特征性改变的 KC 定义为 "类似透明性角膜变性的圆锥角膜(PLK)"[20,91]。

PMD 的特征性角膜断层地形图应同时具备角膜曲率图、高度图和厚度图的改变。

• 角膜曲率图:前表面轴向图表现为蟹钳形,在垂直子午线上屈光力较小,下方屈光力逐渐增大,在下方的斜轴子午线上屈光力

较大,一直延伸到病变的位置[92]。如前所述,这些表现并不一定是 PMD 的特征[87],也可能是 PLK[20,91]。

• 高度图:在 BFS 漂移模式的高度图中有两个相关的重要特征,即锥顶的位置和"接吻鸟"征。当锥顶位于角膜周边的时候,会出现"接吻鸟"征,当锥顶位于中央或旁中央区域的时候,就不会出现"接吻鸟"征。此外,锥顶的位置既不是 PMD 的特征也不是 PLK 的特征,也就是说,PMD 和 PLK 的锥顶均可能位于角膜中央、旁中央或周边。因此,"接吻鸟"征和位于周边的锥顶均不是 PMD 的特征性标志。图 2.25 显示的是 1 例 PMD,没有"接吻鸟"征,而图 2.26 为具有"接吻鸟"征的 PLK[20,91]。

• 厚度图:根据之前对 PMD 的定义,PMD 的特征是下方角膜的带状变薄,范围在 4~8 点钟位置。在角膜厚度图上表现为明显

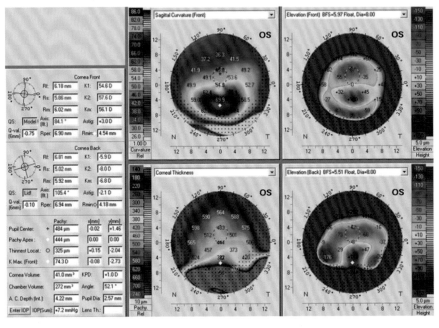

图 2.25　PMD 病例。其前表面曲率图呈"蟹钳"形,而前后表面高度图均无"接吻鸟"征。角膜厚度图呈"钟形"征。

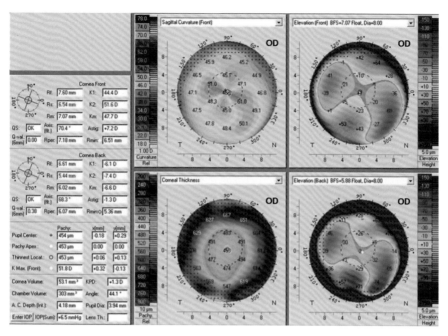

图 2.26　1 例下方的类似透明性角膜变性的圆锥角膜(PLK)。前表面曲率图呈蟹钳形,前后表面高度图呈"接吻鸟"征,但角膜厚度图无"钟形"征。

的类似钟形的形态,即称为"钟形"征(见图 2.22 和图 2.25)。这是 PMD 的特征,但 PLK 并不具有这样的特征,因为 PLK 是不伴有角膜带状变薄的一种下方型 KC(见图 2.26)。另一方面,虽然对于 PMD 和 KC 来说,角膜最薄点会向下移位,但是 PMD 在 y 坐标轴位移量较大,尤其是晚期的病例[93](见图 2.25 和图 2.26[20])。也有例外的情况。在极晚期的病例,角膜严重扭曲,导致角膜地形图下方角膜数据缺失,表现为推算的黑点区域,说明该区域的重要数据是缺失的[90]。图 2.27 是 1 例 PMD 的裂隙灯所见和 Scheimpflug 图像;注意下方角膜变薄的区域和上方凸出的区域。图 2.28 是该病例的角膜断层地形图,出乎意料的是,其最薄点位置并没有移位(在 y 坐标轴上),然而事实并非如此,形成这样的结果是由于下方角膜的数据是推算所得的[20]。由于检查设备及眼眶解剖条件的限制,无法获得

直至角膜缘的全角膜数据[90]。这些数据在考虑行角膜基质环(ISCR)植入术或角膜移植术时尤为重要。表 2.5 总结了 PLK 和 PMD 两者的区别[20,91]。

球形角膜

定义

　　球形角膜(KG)是一种罕见的双眼特发性、非炎症性的伴有角膜变薄的病变,其特点是广泛的角膜变薄和角膜球形膨隆。Verry 在 1947 年首先报道并描述了该病[94]。

　　该病被认为主要是一种出生时就存在的先天异常,但也有后天发生的报道[98,99]。

鉴别诊断

　　主要的鉴别诊断有 KC、PMD、大角膜(megalocornea)和先天性青光眼[4,27,100]。表 2.6 总结了 KG、KC 和 PMD 的差异[20,27,78,79,101]。

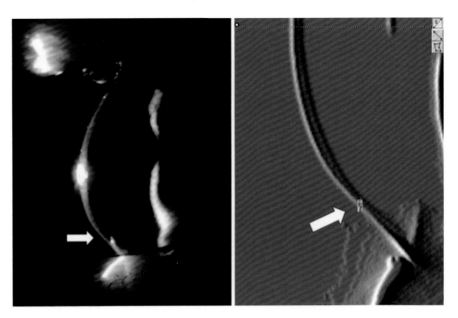

图 2.27 PMD 病例。左图：裂隙灯所见；右图：Scheimpflug 图像，白色箭头所示为角膜下方变薄区域。

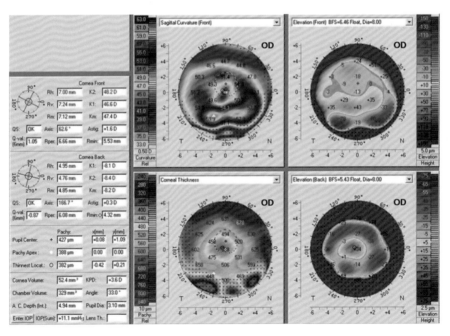

图 2.28 图 2.27 病例的角膜断层地形图。最薄点位置没有发生垂直方向即 y 轴的移位。但这是由于数据推算所致。

表 2.5　比较下方型圆锥角膜 / 类似透明性角膜变性的圆锥角膜(PLK)和透明性边缘性角膜变性(PMD)的差异

参数		PLK	PMD
性质		中央或旁中央膨隆	周边膨隆
发病年龄		青少年	20~40 岁
裂隙灯可见和 Scheimpflug 图像		中央或旁中央变薄	下方周边变薄
曲率图		蟹钳形	蟹钳形
高度图	圆锥	中央或旁中央圆锥	中央、旁中央或下方周边部圆锥
	"接吻鸟"征	偶有	早期和中期可有
厚度图	钟形	无	中期和晚期可有
	最薄点	可能会有移位	通常大部分有移位

临床表现[98,100,102]

- 出生时即存在。

- 患者表现为由于近视、不规则散光引起的视力下降。该表现继发于角膜后弹力层破裂、轻度外伤或自发的角膜急性水肿。

- 全角膜膨隆并伴有从一侧角膜缘至另一侧角膜缘的广泛角膜变薄。

- 角膜缘处变薄最严重，最薄可到正常角膜厚度的 1/5。

- 角膜 360° 全周变薄。

- 与 KC 的局部变薄和 PMD 的下方与角膜缘平行的变薄相对比，表现为全角膜变薄。

- Vogt 条纹和 Fleischer 环与 KG 无关。

- 根据角膜直径是否正常，可与大角膜和先天性青光眼相鉴别。

表 2.6　圆锥角膜(KC)、透明性边缘性角膜变性(PMD)和球性角膜(KG)的区别

临床参数	KC	PMD	KG
病因	未知	未知	未知
发病年龄	青春期	20~50 岁	出生时
角膜变薄的区域	中央、旁中央	角膜下方 1~2mm 的弧形变薄带	全角膜
角膜膨隆的区域	角膜变薄区顶点	角膜变薄区上方	全角膜，球性
角膜瘢痕	可能有	无	无
临床表现	近视、散光引起的视力下降，或急性角膜水肿	散光引起的视力下降，罕见急性角膜水肿	轻度外伤引起的角膜破裂，急性角膜水肿极为罕见
征象	圆锥形膨隆，VS、MS、RS、FR，油滴状反射，剪刀状影动	"啤酒肚"形的外观，缓慢进展的弧形变薄带	全角膜膨隆
角膜厚度图	穹顶形	钟形	全角膜变薄

数据来自 Sinjab[20]，Krachmer[27]，Romero-Jimenez[78]，Jinabhai[79]和 Moshirfar[99]

VS：Vogt 条纹；MS：Munson 征；RS：Rizutti 征；FR：Fleischer 环

角膜断层地形图特征

除了全角膜的膨隆和变薄之外，在角膜厚度图和 Scheimpflug 图像上也能看到同样的表现，但 KG 并没有其特有的特征性角膜断层地形图，详见图 2.29。但由于角膜极度扭曲，因而地形图有些区域的数据是推算出来的。

> **要点**
>
> • PMD 和 KC 是具有不同临床表现的同一疾病。
>
> • PMD 的特征性表现是裂隙灯下可见位于下方的角膜带状变薄和"啤酒肚"形态，角膜厚度图上可见"钟形"征。

• 尚无明确的 PMD 分级系统。

• 蟹钳形和"接吻鸟"征均不是 PMD 的典型特征，它们在下方型圆锥角膜的地形图中也可出现。

• 晚期 PMD 在角膜断层地形图上，当分析范围有限时会出现推算的数据，从而导致在一些治疗方法上的决策困难。

• PMD 和下方型 KC 的鉴别诊断，对于预后和治疗方法来说至关重要。

• 发生于上方角膜的 PMD 也有报道。

• KG 大多是先天性的，后天性的极少见。

• KG 除了有起止于角膜缘的全角膜变薄之外，没有特定的角膜断层地形图

• KG 中期需要与 KC 和 PMD 相鉴别。

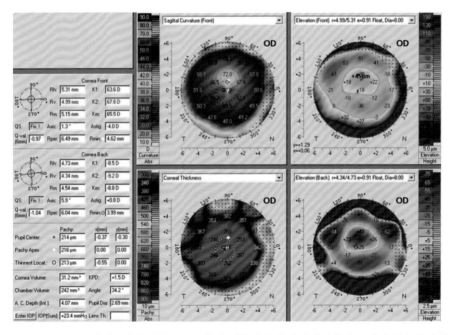

图 2.29 球形角膜。注意从一侧角膜缘至另一侧角膜缘的全角膜变薄和前表面曲率图上的球形形态。

（崔乐乐 汪凌 译）

参考文献

1. Chan JS, Mandell RB, Burger DS, Fusaro RE. Accuracy of videokeratography for instantaneous radius in keratoconus. Optom Vis Sci. 1995;72:793–9.
2. Szczotka LB, Thomas J. Comparison of axial and instantaneous videokeratographic data in keratoconus and utility in contact lens curvature prediction. CLAO J. 1998;24:22–8.
3. Holladay JT. Detecting Forme Fruste Keratoconus with the Pentacam. Suppl Cataract Refract Surg Today. 2008;11:12.
4. Rabinowitz YS. Keratoconus. Surv Ophthalmol. 1998;42:297–319.
5. Perry HD, Buxton JN, Fine BS. Round and oval cones in keratoconus. Ophthalmology. 1998;87(9):905–9.
6. Armitage JA, Bruce AS, Philips AJ, Lindsay RG. Morphological variants in keratoconus: anatomical observation or etiologically significant? Aust N Z J Ophthalmol. 1998;26 Suppl 1:S68–70.
7. Sorbara L, Dalton K. The use of videokeratoscopy in predicting contact lens parameters for keratoconic fitting. Cont Lens Anterior Eye. 2010;33(3):112–8.
8. Rasheed K, Rabinowitz YS, Remba D, Remba MJ. Inter-observer and intra-observer reliability of a classification scheme for corneal topographic patterns. Br J Ophthalmol. 1998;82:1401–6.
9. Hall JN. Inter-rater reliability of ward rating scales. Br J Psychiatry. 1974;125:248–55.
10. Sparrow JM, Ayliffe W, Bron A, et al. Inter-observer and intra-observer variability of the Oxford clinical cataract classification and grading system. Int Ophthalmol. 1988;11:151–7.
11. Ramos IC, Correa R, Guerra F, et al. Variability of subjective classifications of corneal maps from LASIK candidates. J Refract Surg. 2013;29(11):770–5.
12. Wilson SE, Klyce SD, Husseini ZM. Standardized color-coded maps for corneal topography. Ophthalmology. 1993;100:1723–7.
13. Smolek MK, Klyce SD, Hovis JK. The universal standard scale: proposed improvements to the American National Standard Institute (ANSI) scale for corneal topography. Ophthalmology. 2002;109:361–9.
14. Belin MW, Khachikian SS, Ambrosio R Jr. Suggested set-up and screening guidelines. In: Belin MW, Khachikian SS, Ambrosio R Jr, editors. Elevation based corneal tomography. 2nd ed. Jaypee-Highlights Medical Publisher, Inc. New Delhi, India; 2012. p. 57–69.
15. Ziemer Ophthalmic Systems AG. ZIEMER® GALILEI™ Software Version 5.2 Upgrade Information Package. Ziemer Ophthalmic Systems AG; 2010.
16. Bogan SJ, Waring III GO, Ibrahim O, et al. Classification of normal corneal topography based on computer-assisted videokeratography. Arch Ophthalmol. 1990;108(7):945–9.
17. Dingeldein SA, Klyce SD. The topography of normal corneas. Arch Ophthalmol. 1989;107:512–8.
18. Rabinowitz YS, Yang H, Brickman Y, et al. Videokeratography database of normal human corneas. Br J Ophthalmol. 1996;80(7):610–6.
19. Abad JC, Rubinfeld RS, Valle MD, et al. Vertical D – A novel topographic in some keratoconus suspects. Ophthalmology. 2007;114(5):1020–6.
20. Sinjab MM. Classifications and patterns of keratoconus and keratectasia. In: Quick guide to the management of keratoconus. Heidelberg: Springer; 2012. p. 13–57.
21. Litoff D, Belin MW, Winn SS, et al. PAR Technology Corneal Topography System. Investig Ophthalmol Vis Sci. 1991;32:922.
22. Belin MW, Litoff D, Strods SJ, et al. The PAR Technology Corneal Topography System. Refract Corneal Surg. 1992;8:88–96.
23. Khachikian SS, Belin MW, Ambrosio R Jr. Normative data for the Oculus Pentacam. In: Belin MW, Khachikian SS, Ambrosio R Jr, editors. Elevation based corneal tomography. 2nd ed. Jaypee-Highlights Medical Publisher, Inc. New Delhi, India; 2012. p. 71–9.
24. Benes P, Synek S, Petrova S. Corneal shape and eccentricity in population. Coll Antropol. 2013;Suppl 1:117–20.
25. Belin MW, Khachikian SS, Ambrosio R Jr. Understanding elevation based topography: how elevation data is displayed. In: Belin MW, Khachikian SS, Ambrosio R Jr, editors. Elevation based corneal tomography. 2nd ed. Jaypee-Highlights Medical Publisher, Inc. New Delhi, India; 2012. p. 25–45.
26. Sinjab MM. Elevation maps. In: Corneal topography in clinical practice (Pentacam System): basics and clinical interpretation. 2nd ed. Jaypee-Highlights Medical Publisher, Inc. New Delhi, India; 2012. p. 39–50.

27. Krachmer JH, Feder RS, Belin MW. Keratoconus and related non-inflammatory corneal thinning disorders. Surv Ophthalmol. 1984;28:293–322.

28. Kennedy RH, Bourne WM, Dyer JA. A 48-year clinical and epidemiologic study of keratoconus. Am J Ophthalmol. 1986;101:267–73.

29. Gomes JAP, Tan D, Rapuano CJ, et al. Global consensus on keratoconus and ectatic disease. Cornea. 2015;34(4):359–69.

30. Zadnik K, Steger-May K, Fink BA, CLEK Study Group, et al. Between-eye asymmetry in keratoconus. Cornea. 2002;21(7):671–9.

31. Jones-Jordan LA, Walline JJ, Sinnott LT, et al. Asymmetry in keratoconus and vision-related quality of life. Cornea. 2013;32(3):267–72.

32. Amsler M. Le keratocone fruste au javal. Ophthalmologica. 1938;96:77–83.

33. Amsler M. Keratocone classique et keratocone fruste, arguments unitaires. Ophthalmologica. 1946;111:96–101.

34. Krumeich JH, Daniel J, Knull A. Live-epikeratophakia for keratoconus. J Cataract Refract Surg. 1998;24:456–63.

35. Belin MW, Kim JT, Zloty P, Ambrosio Jr R. Simplified nomenclature for describing keratoconus. Int J Kerat Ect Cor Dis. 2012;1(1):31–5.

36. Alio JL, Shabayek MH. Corneal high order aberrations: a method to grade keratoconus. J Refract Surg. 2006;22:539–45.

37. Ishii R, Kamiya K, Igarashi A, et al. Correlation of corneal elevation with severity of keratoconus by means of anterior and posterior topographic analysis. Cornea. 2012;31(3):253–8.

38. WaveLight GmbH. WaveLight® Allegro Oculyzer™ 1074 User Manual (English). Erlangen: WaveLight GmbH; 2001.

39. Kanellopoulos AJ, Asimellis G. Revisiting keratoconus diagnosis and progression classification based on evaluation of corneal asymmetry indices, derived from Scheimpflug imaging in keratoconic and suspect cases. Clin Ophthalmol. 2013;7:1539–48.

40. Seiler T, Quurke AW. Iatrogenic keratectasia after LASIK in a case of forme fruste keratoconus. J Cataract Refract Surg. 1998;24:1007–9.

41. Schlegel Z, Hoang-xuan T, Gatinel D. Comparison of and correlation between anterior and posterior corneal elevation maps in normal eyes and keratoconus-suspect eyes. J Cataract Refract Surg. 2008;34:789–95.

42. Klyce SD. Chasing the suspect: keratoconus. Br J Ophthalmol. 2009;93:845–7.

43. Amsler M. The "forme fruste" of keratoconus (in German). Wien Klin Wochenschr. 1961;73:842–3.

44. Saad A, Lteif Y, Azan E, Gatinel D. Biomechanical properties of keratoconus suspect eyes. Invest Ophthalmol Vis Sci. 2010;51(6):2912–6.

45. Shirayama-Suzuki M, Amano S, Honda N, et al. Longitudinal analysis of corneal topography in suspect keratoconus. Br J Ophthalmol. 2009;93:815–9.

46. Rabinowitz YS, McDonnell PJ. Computer-assisted corneal topography in keratoconus. Refract Corneal Surg. 1989;5:400–8.

47. Szczotka LB, Rabinowitz YS, Yang H. Influence of contact lens wear on the corneal topography of keratoconus. CLAO J. 1996;22:270–3.

48. Muftuoglu O, Ayar O, Hurmeric V, et al. Comparison of multimetric D index with keratometric, pachymetric, and posterior elevation parameters in diagnosing subclinical keratoconus in fellow eyes of asymmetric keratoconus patients. J Cataract Refract Surg. 2015;41:557–65.

49. Saad A, Gatinel D. Topographic and tomographic properties of forme fruste keratoconus corneas. Invest Ophthalmol Vis Sci. 2010;51:5546–55.

50. Li X, Yang H, Rabinowitz YS. Keratoconus: classification scheme based on Videokeratography and clinical signs. J Cataract Refract Surg. 2009;35(9):1597–603.

51. Li X, Rabinowitz YS, Rasheed K, Yang H. Longitudinal study of the normal eyes in unilateral keratoconus patients. Ophthalmology. 2004;111(3):440–6.

52. Waring GO, Rabinowitz YS, Sugar J, Damiano R. Nomenclature for keratoconus suspects. Refract Corneal Surg. 1993;9(3):219–22.

53. Lim L, Wei RH, Chan WK, Tan DT. Evaluations of keratoconus in Asians: role of Orbscan II and Tomey TMS-2 corneal topography. Am J Ophthalmol. 2007;143:390–400.

54. Klyce SD, Smolek MK, Maeda N. Keratoconus detection with the KISA% method-another view. J Cataract Refract Surg. 2000;26:472–4.

55. Rabinowitz YS, Nesburn AB, McDonnell PJ. Videokeratography of the fellow eye in unilateral keratoconus. Ophthalmology. 1993;100:181–6.

56. Rabinowitz YS, Rasheed K. KISA% index: a quantitative videokeratography algorithm

embodying minimal topographic criteria for diagnosing keratoconus. J Cataract Refract Surg. 1999;25:1327–35.

57. Rao SN, Raviv T, Majmudar PA, Epstein RJ. Role of Orbscan II in screening keratoconus suspects before refractive corneal surgery. Ophthalmology. 2002;109:1642–6.

58. Mahon L, Kent D. Can true monocular keratoconus occur? Clin Exp Optom. 2004;87:126; author reply 126.

59. Muftuoglo O, Ayar O, Ozulken K, et al. Posterior corneal elevation and back difference corneal elevation in diagnosing forme fruste keratoconus in the fellow eyes of unilateral keratoconus patients. J Cataract Refract Surg. 2013;39:1348–57.

60. Rabinowitz YS, Rasheed K, Yang H, Elashoff J. Accuracy of ultrasonic pachymetry and videokeratography in detecting keratoconus. J Cataract Refract Surg. 1998;24(2):196–201.

61. Nilforoushan MR, Speaker M, Marmor M. Comparative evaluation of refractive surgery candidates with Placido topography, Orbscan II, Pentacam, and wavefront analysis. J Cataract Refract Surg. 2008;34:623–31.

62. Schweitzer C, Roberts CJ, Mahmoud AM, et al. Screening of forme fruste keratoconus with the ocular response analyzer. Invest Ophthalmol Vis Sci. 2010;51:2403–10.

63. Buhren J, Kuhne C, Kohnen T. Wavefront analysis for the diagnosis of subclinical keratoconus (in German). Ophthalmologe. 2006;103:783–90.

64. Buhren J, Kuhne C, Kohnen T. Defining subclinical keratoconus using corneal first-surface higher-order aberrations. Am J Ophthalmol. 2007;143:381–9.

65. Rabinowitz YS. Videokeratographic indices to aid in screening for keratoconus. J Refract Surg. 1995;11(5):371–9.

66. Rabinowitz YS, Li X, Canedo ALC, et al. Optical coherence tomography (OCT) combined with videokeratography to differentiate mild keratoconus subtypes. J Refract Surg. 2014;30(2):80–7.

67. Li Y, Shekhar R, Huang D. Corneal pachymetry mapping with high-speed optical coherence tomography. Ophthalmology. 2006;113(5):792–9.

68. Li Y, Tang M, Zhang X, et al. Pachymetric mapping with Fourier domain optical coherence tomography. J Cataract Refract Surg. 2010;36(5):826–31.

69. Buhren J, Kook D, Yoon G, Kohnen T. Detection of subclinical keratoconus by using corneal anterior and posterior surface aberrations and thickness spatial profiles. Invest Ophthalmol Vis Sci. 2010;51:3424–32.

70. Saad A, Gatinel D. Evaluation of total and corneal wavefront high order aberrations for the detection of forme fruste keratoconus. Invest Ophthalmol Vis Sci. 2012;53:2978–92.

71. Maeda N, Klyce SD, Smolek MK, Thompson HW. Automated keratoconus screening with corneal topography analysis. Invest Ophthalmol Vis Sci. 1994;35:2749–57.

72. Arbelaez MC, Versaci F, Vestri G, et al. Use of a support vector machine for keratoconus and subclinical keratoconus detection by topographic and tomographic data. Ophthalmology. 2012;119(11):2231–8.

73. Smadja D, Touboul D, Cohen A, et al. Detection of subclinical keratoconus using an automated decision tree classification. Am J Ophthalmol. 2013;156:237–46.

74. Belin MW, Khachikian SS. Keratoconus: it's hard to define but…. Am J Ophthalmol. 2007;43(3):500–3.

75. Sridhar MS, Mahesh S, Bansal AK, et al. Pellucid marginal corneal degeneration. Ophthalmology. 2004;111:1102–7.

76. Krachmer JH. Pellucid marginal corneal degeneration. Arch Ophthalmol. 1978;96:1217–21.

77. Robin JB, Schanzlin DJ, Verity SM, et al. Peripheral corneal disorders. Surv Ophthalmol. 1986;31:1–36.

78. Romero-Jimenez M, Santodomingo-Rubido J, Wolffsohn JS. Keratoconus: a review. Contact Lens Ant Eye. 2010;33:157–66.

79. Jinabhai A, Radhakrishnan H, O'Donnell C. Pellucid corneal marginal degeneration: a review. Contact Lens Ant Eye. 2011;34:56–63.

80. Tzelikis PF, Cohen EJ, Rapuano CJ, et al. Management of pellucid marginal corneal degeneration. Cornea. 2005;24:555–60.

81. Kompella VB, Aasuri MK, Rao GN. Management of pellucid marginal corneal degeneration with rigid gas permeable contact lenses. CLAO J. 2002;28:140–5.

82. Mularoni A, Torreggiani A, di Biase A, et al. Conservative treatment of early and moderate pellucid marginal degeneration: a new refractive approach with intracorneal rings. Ophthalmology. 2005;112:660–6.

83. Taglia DP, Sugar J. Superior pellucid marginal corneal degeneration with hydrops. Arch Ophthalmol. 1997;115:274–5.

84. Gruenauer-Kloevekorn C, Fischer U, Kloevekorn-Norgall K, Duncker GIW. Pellucid marginal corneal degeneration: evaluation of the corneal surface and contact lens fitting. Br J Ophthalmol. 2006;90:318–23.

85. Rasheed K, Rabinowitz YS. Surgical treatment of advanced pellucid marginal degeneration. Ophthalmology. 2000;107:1836–40.

86. Karabatsas CH, Cook SD. Topographic analysis in pellucid marginal corneal degeneration and keratoglobus. Eye. 1996;10(Pt 4):451–5.

87. Lee BW, Jurkunas UV, Harissi-Dagner M, et al. Ectatic disorders associated with a claw-shaped pattern on corneal topography. Am J Ophthalmol. 2007;144(1):154–6.

88. Walker RN, Khachikian SS, Belin MW. Scheimpflug imaging of pellucid marginal degeneration. Cornea. 2008;27(8):963–6.

89. Belin MW, Khachikian SS. An introduction to understanding elevation based topography: how elevation data are displayed – a review. Clin Experiment Ophthalmol. 2009;37(1):14–29.

90. Belin MW, Asota IM, Ambrosio Jr R, Khachikian SS. What's in a name of: keratoconus, pellucid marginal degeneration, and related thinning disorders. Am J Ophthalmol. 2011;152:157–62.

91. Sinjab MM, Youssef LN. Pellucid-like keratoconus. Available on: www.ncbi.nlm.nih.gov/pmc/articles/PMC3752625.

92. Maguire LJ, Klyce SD, McDonald MB, Kaufman HE. Corneal topography of pellucid marginal degeneration. Ophthalmology. 1987;94:519–24.

93. Tummanapalli SS, Maseedupally V, Mandathara P, et al. Evaluation of corneal elevation and thickness indices in pellucid marginal degeneration and keratoconus. J Cataract Refract Surg. 2013;39:56–65.

94. Verrey K. Keratoglobe aigu. Ophthalmologica. 1947;114:284–8.

95. Cavara V. Keratoglobus and keratoconus: a contribution to the nosological interpretation of keratoglobus. Br J Ophthalmol. 1950;34:621–6.

96. Pouliquen Y, Dhermy P, Espinasse MA, Savoldelli M. Keratoglobus. J Fr Ophthalmol. 1985;8(1):43–5.

97. Gregoratos ND, Bartsocas CS, Papas K. Blue sclerae with keratoglobus and brittle cornea. Br J Ophthalmol. 1971;55(6):424–6.

98. Cameron JA. Keratoglobus. Cornea. 1993;12(2):124–30.

99. Cameron JA, Al-Rajhi AA, Badr IA. Corneal ectasia in vernal keratoconjunctivitis. Ophthalmology. 1989;96(11):1615–23.

100. Wallang BS, Das S. Keratoglobus. Eye. 2013;27(9):1004–12.

101. Moshirfar M, Edmonds JN, Behunin NL, Christiansen SM. Current options in the management of pellucid marginal degeneration. J Refract Surg. 2014;30(7):474–85.

102. Baillif S, Garweg JG, Grange JD, et al. Keratoglobus: review of the literature. J Fr Ophthalmol. 2005;28:1145–9.

第 3 章

角膜胶原交联术原理和基础

Rebecca McQuaid,Michael Mrochen,Brian Vohnsen,Eberhard Spoerl,Sabine Kling, Cynthia J. Roberts

摘 要 影响角膜胶原交联术(CXL)有效性的重要因素有 3 个:紫外线(UV)的能量、核黄素(维生素 B_2)溶液的浓度或成分组成、氧气。紫外线和核黄素的化合反应可触发 CXL 这一聚合反应,反应过程中还需要足量的有效氧气供应。除此之外,角膜水肿、维生素 C 等微粒成分、交联过程中产生的温度等其他因素都会影响这一反应进程。优化 CXL 的最终目的是提高对 CXL 结果的可预测性,从而为临床患者提供更好的治疗效果。本章主要介绍 CXL 的基础知识,从 CXL 的发展史开始,介绍 CXL 的步骤,重点介绍研究者们是如何发明这种可控制圆锥角膜进展的最佳治疗方案的。角膜生物力学是 CXL 的关键,在圆锥角膜的诊断及计算分析方面,通过后续在体及离体应用中观察圆锥角膜形态变化来讨论其生物力学的变化。最后讲述 CXL 未来有可能成为屈光矫正的潜在选择。

关键词:角膜;圆锥角膜;角膜膨隆;核黄素;扩散;生物力学;轴向拉伸实验;布里渊显微镜;滞后量;眼反应分析仪;Corvis ST;应力-应变;屈光矫正

角膜胶原交联术(CXL)的发展史

20 世纪 80 年代初期,圆锥角膜(KC)被认为是一种角膜生物力学性能减弱的角膜疾病。Edmund[1]、Andreassen[2]和 Nash[3]对角膜生物力学性能进行了测量,他们认为这种疾病具有较低的杨式模量和黏弹性。有人认为这一结果与胶原蛋白及蛋白聚糖有关。

1993 年,Theo Seiler 教授成为 Dresden 眼科医院的新院长,他的一项重要任务是重新组织临床研究。其中一项是研究激光和组织的相互作用 (Michael Mrochen 医生负责),另一项是发明一种可以测量眼高阶像差的像差仪(Mierdel 医生负责),还有一项是研究眼纤维膜的生物力学性能(Eberhard Spoerl 医生负责)。

研究者们通过回顾文献,对圆锥角膜力学性能减弱的现象进行解释。在生理条件下,依靠赖氨酰氧化酶使得胶原纤维产生交联,从而增强其力学性能。我们搜集了所有可以产生 CXL 作用的方法,例如,糖类(核糖、葡萄糖、甲基乙二醛、甘油醛)可形成糖基化产物(AGE)、醛类(如甲醛和戊二醛),以及光化学反应。在临床上,低浓度戊二醛已应用于组织工程,尤其是对心脏瓣膜的交联[5]。前述的 3 种主要交联试剂被用于离体猪眼角膜进行测试,并且通过生物力学性能测量(应力–应变测量)来评估其硬化效应[6]。糖类介导的CXL需要较长的时间,因此不适用于此类情况。不过,这也解释了为什么糖尿病患者中圆锥角膜的发病率较低[7,8]。因此,紫外线或蓝光照射被列入可选择方案。在口腔领域,利用蓝光可以使聚合物变硬。然而,对于透明的角膜组织,蓝光或紫外线并没有这么强的作用,并且太强会有一定的风险。因此,利用光敏剂增强交联效果的想法孕育而生,在文献中我们发现很多光敏剂可以增强胶原蛋白溶液的黏度[9]。但其中很多光敏剂都是有毒的(如吖啶橙)。核黄素是一种维生素且没有毒性,也是一种光敏剂,Seiler 教授决定用它。从那以后,我们测试了几种不同浓度的核黄素,并且评价了它们在角膜中的吸收率。为了提高角膜对照射能量的吸收率,必须确定能够激发核黄素的最合适波长。我们测量了含核黄素角膜的吸收光谱,发现了 365~370nm 和 460nm 两个峰值[10],比较这两种波长对生物力学性能的影响后,最终决定采用波长为 365~370nm

的紫外线。在 1995 年还没有可以发出紫外线的发光二极管,因此,波长 370nm 的紫外线由汞灯和 365±20nm 的干涉滤光片产生。利用石英光电缆对角膜进行照射(图 3.1)。在这台设备可以达到的紫外线强度为 2mW/cm² [11]之后,我们评价了角膜对不同浓度核黄素的吸收率[12],并同 Seiler 教授讨论了这种方法的安全性,尤其是在使用大量紫外线穿透进入角膜深层确保足够的角膜基质发生交联的这一点上。最终决定选用浓度为 0.1% 的核黄素。当然,必须先要去除角膜上皮,因为核黄素不能穿透完整的上皮。角膜上皮去除的方法很常见,与角膜屈光手术中常见术式 PRK 相似。

当时核黄素的浸泡时间为 5 分钟。我们试着通过一系列的实验来确定辐照时间,最开始把辐照时间定为 7 分钟,后又加至 15 分钟。当辐照时间加至 20 分钟时,我们发现产生了明显的生物力学性能强化作用,Seiler 教授希望有两倍或者更强的效果,因此将之后的辐照时间定为 40 分钟。

为了测试这些参数 (0.1% 的核黄素、2mW/cm²,照射 45 分钟),我们选取活兔作为实验对象,监测 CXL 的副作用并评价其长期

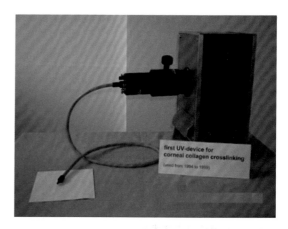

图 3.1　第一台因 CXL 诞生的实验和临床用途的紫外线设备。

效果(15 周)[12]。

在 2000 年，人们研发出了可以产生 365nm 波长紫外线的发光二极管 (Roithner Lasertechnik)，两个 LED 可以产生 3mW/cm² 的辐照度，治疗时间可缩减至 30 分钟 (所谓的"双二极管"见图 3.2)。比较 3mW/cm² 照射 30 分钟和 2mW/cm² 照射 45 分钟，发现可产生同样的生物力学性能强化作用，因此辐照度的标准值定为 3mW/cm²。

由于交联术的应用对象是人眼角膜，加上副作用尚未明确，所以没有测试更高的辐照度。

角膜生物力学性能变强 (角膜变硬) 是 CXL 术式的作用之一。CXL 的其他作用还包括：强化胶原纤维对消化酶的抵抗，减少其生物降解作用[13]；减轻角膜水肿[14]，提高收缩温度[15]；增大胶原纤维的直径[16]等。为了确定 CXL 的作用，所有的这些参数都通过不同的

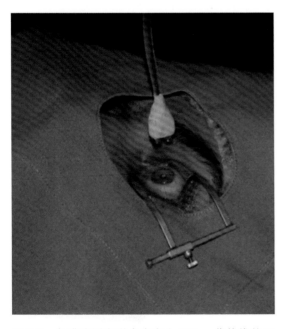

图 3.2　角膜胶原交联术中产生 370nm 紫外线的双二极管 (2000—2006 年)。

方法进行了研究。

在 1999—2004 年，出现了很多关于内皮细胞的研究报道[17-19]。通过研究内皮细胞的安全性，确定了内皮细胞和角膜基质细胞的阈值。除此之外，为了确定 CXL 这种术式及参数有无副作用，以及对于角膜内皮细胞的安全性，在人眼角膜上进行了 CXL 测试[20]。

1998 年，第一个 KC 患者接受了 CXL 治疗，同时被监测是否有什么副作用。在 1999—2003 年，完成了第一个临床研究[21,22]。除此之外，CXL 也被应用于其他方面，如治疗溃疡[23]、羊膜交联[24]、巩膜交联[25]、晶状体囊交联[26,27]，以及对组织工程的胶原蛋白基质进行交联[28,29]。

2005 年 12 月，第一台商用的 CXL 设备和核黄素由 Peschke 和 IROC 推出，第一届国际角膜交联大会在苏黎世召开。这是 CXL 广泛应用的开始，也是很多国家在这方面研究的开始。

2004 年，意大利的一个研究小组进行了一项临床研究[30]。最初他们用的是双二极管，之后他们发明了 CBM Vega X Link 交联系统 (Caparossi，Baiochi，Mazzotta)。去除角膜上皮会引起疼痛，因此很多团队致力于研究跨上皮 CXL，即现在我们所熟知的保留上皮 (Epi-On) CXL。但直到现在还没有找到满意的保留上皮的角膜交联方式。应用离子导入法使核黄素透过上皮细胞是目前看起来最好的方法。30 分钟的辐照是很费时的，Avedro 提出用更强的辐照度来获得更短的治疗时间 (KXLTM 系统)，还设计出相应的 CXL 系统，第二代 CXL 设备因此应运而生。考虑到内皮细胞的安全性，CXL 仅限应用于厚度超过 400μm 的角膜，因此很多角膜无法接受治疗。Hafezi 和 Seiler 找到了一个薄角膜增厚的方

法，即使用低渗核黄素溶液使角膜水肿[31]。CXL 只能阻止圆锥角膜的进展而不能明显改善视力，因此，大家开始研究将 CXL 联合能够改善视力的手术，如角膜基质环(ISCR)植入术和角膜地形图引导的 PRK (TG-PRK)。与 CXL 手术的发展相比，在患者身上评价 CXL 作用是一个长期探索的过程；交联线的发现[32]就是其中之一。其他检查方法，如超声、超声弹性成像技术、光学相干断层扫描和布里渊显微镜可用于观察 CXL 术后的生物力学性能变化。对于氧气依赖性 CXL 的效果和几种核黄素溶液进入基质的扩散率也做了大量的基础研究[33]。此外，也出现了一些其他的 CXL 方法，如应用孟加拉红和绿光[34]、甲醛释放物质[35]或者京尼平。通过光活化生色团治疗感染性角膜炎[36]是 CXL 的一种新的、有前景的应用。

> **要点**
> * CXL 治疗方法是很多研究者经过大量系统性的基础研究得出的总结和成果。
> * CXL 是一种通用的效应，不但可以应用于其他领域的治疗，还可以解释一些病理状态。
> * CXL 促进了其他研究领域的发展，尤其是在生物力学方面。

角膜胶原交联术的基本原理

决定 CXL 的有效性有 3 个关键因素：紫外线能量、核黄素(维生素 B_2)浓度和成分，以及氧气。紫外线和核黄素的化合反应可以触发 CXL 这一聚合反应，过程中还需要有足够的氧气供应。除此之外，角膜水肿、其他微粒

(如维生素 C)、交联过程中产生的温度等其他因素都会影响反应过程。优化 CXL 的最终目的是提高对 CXL 结果的可预测性，从而为临床患者提供更好的治疗结果。

基本反应原理

光敏剂核黄素是一种亲水分子，因其可有效地吸收紫外线光子，所以在 CXL 过程中有重要作用，激发态核黄素分子还可以向周围其他反应物如氧气或其他分子传递能量。核黄素吸收紫外线可达 95% 基质厚度[33]，首选的光引发剂是活化状态的 O_2：单线态 O_2 和超氧阴离子，这可以触发交联过程并在 CXL 过程中加固角膜[37]。

这样的光化学反应一般都有多个反应途径。总的来说，有两个主要途径：

* Ⅰ型反应：在紫外线照射的最初 10~15 秒内的有氧状态下发生，随后 O_2 耗尽。
* Ⅱ型反应：光敏剂(核黄素)通过氢转移与周围的分子相互作用形成交联，并产生 O_2 和过氧化氢。光敏剂核黄素与紫外线相互作用，单线态氧转化为过氧化氢导致 O_2 的消耗，与此同时，过氧化氢效应引发交联反应。

在 CXL 过程中，核黄素会随着紫外线光子的吸收而还原，并且会和周围的反应物发生反应。还原的核黄素即为获得了电子的核黄素，其氧化数降低。还原核黄素的另一个特征是不吸收 370nm 的紫外线[38]，因此，如果大多数的核黄素处于还原状态，即使增加更多的紫外线光子也不能产生更多激活态的核黄素。

在这两种反应机制(Ⅰ型和Ⅱ型)中，激活态的核黄素和还原态的核黄素都需要反应伴侣使其回到原始状态，这种反应伴侣就是氧气。

因此，我们有两种机制去竞争角膜内的活性氧成分。所以，核黄素的分布、氧气和角膜内的紫外线都与 CXL 的疗效和安全性有关。

核黄素的扩散

为了临床应用，最初的 Dresden 方案是根据核黄素在基质组织内的扩散规律制订。核黄素滴在去上皮后的角膜表面。点眼超过 30 分钟对核黄素的有效扩散很重要。如果临床上点眼的核黄素总量是受限的，则点眼时角膜表面的核黄素浓度就会降低。这验证了核黄素可扩散至角膜基质，并在中央角膜直径 8mm 范围内均匀分布的假设。

尤其需要注意的是，核黄素的扩散是一个与时间相关的过程，如图 3.3 和图 3.4 所示，核黄素扩散到基质组织往往需要数分钟的时间。

实验研究了核黄素的紫外线吸收系数，发现浓度在 0~0.5% 时呈线性相关，并且影响其在角膜基质内的扩散率，在前 400μm 的角膜组织内效果最好[10,39]。这个结果提示了核黄素在角膜表面的点药方式，影响了不同浓度核黄素的效力及角膜表面残余的可利用核黄素（如角膜表面核黄素溶液的厚度、用药频次）[40]。因此，为了避免临床结果的多变性，将核黄素点药方案实行标准化很重要，以达到稳定的治疗结果，同时也能优化方案本身。

核黄素渗透方式

核黄素使用受限的原因之一是其通过上皮细胞层扩散的能力差。因此，最初的 Dresden 方案需要去除上皮，以便能让足够的核黄素分子渗透（去上皮法）。与此同时，其他一些可以提高核黄素通过上皮屏障扩散的技术也被开发出来（保留上皮法）。

引入新型核黄素溶液，尝试不同的核黄

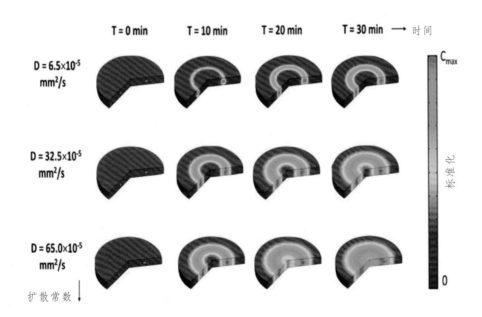

图 3.3　基质模型显示，在 3 种不同扩散率（纵向值）即 D_0、5 D_0 和 10 D_0 的情况下，核黄素分布作为时间（水平值）的函数。模型中 T=0 时，假设基质隧道中核黄素的量是限定的。为了方便观察随时间不断增加时核黄素的分布情况，所有的子图片分别进行了标准化处理。

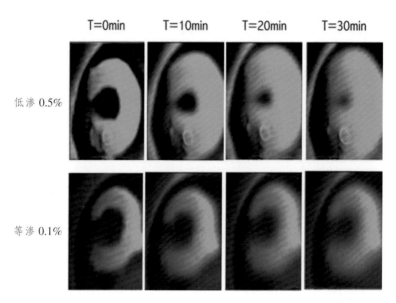

图 3.4　使用两种不同浓度(低渗和等渗)的核黄素溶液作用于猪眼,随时间增加核黄素在角膜基质隧道中扩散的实验结果。

素在角膜基质层的渗透方式,如保留上皮法(Epi-On)[41]、离子导入法[42,43]、飞秒激光制作的隧道[44]和快速交联[45]等。0.01%的苯扎氯铵(BAC)是一种化学促渗剂,常用于保留上皮CXL[46,47],它可松解上皮细胞间的紧密连接,在保留角膜上皮的情况下使核黄素分子快速进入角膜基质,最终达到减轻患者不适感的目的[47,48]。离子导入法涉及了电化学对角膜的影响,使核黄素的扩散与去上皮CXL类似,并在UVA光照射后达到和标准CXL同样的使生物力学性能变强的结果[41]。虽然这种方法看起来前景良好,但还需要更多更久的在体研究结果来支持。也有研究使用飞秒[44]或者机械方法制作隧道[49]使核黄素扩散。新的核黄素渗透技术可以减少浸泡时间,或者成为一种可以避免去除上皮的替代方法,减轻患者不适。至今,还没有任何一种保留上皮技术被证实可以达到和去上皮一样的效果,原因是多方面的,但如下因素是所有保留上皮技术需要考虑的:

• 角膜上皮细胞层是氧气扩散到基质层的路径和屏障。在CXL过程中氧气的扩散至关重要,因扩散时间限制,可以抵达基质层的氧气相对较少。因此可用于光化学反应的氧气也相对较少。

• 如果上皮细胞已经核黄素浸泡,一部分紫外线光子被上皮细胞吸收,光化学反应可利用的光子也相应减少。

紫外线的重要性

有效地将紫外线传递给基质中的核黄素,以及氧气的获得对于CXL是至关重要的。缺少了上述的3个要素,CXL无法实现强化角膜生物力学性能的目的。在早期的实验室测试中,CXL的发展中包括"自制"的UV-A仪(详见CXL的发展史)。因此,CXL应用于实验室研究时,都是基于低辐照度的紫外线。最初选择的辐照度是在一个安全剂量范围内,以避免紫外线对晶状体、视网膜等组织结构的潜在伤害。初始的Dresden方案使用

的能量为 $5.6J/cm^2$，辐照度为 $3mW/cm^2$，照射时间为 30 分钟。

为使 CXL 过程中的 3 个要素发挥作用，推荐如下参数设置：

(1)点核黄素眼药水 20~30 分钟后，角膜内含有足够数量的核黄素分子。

(2)在相对低辐照度照射(单位时间的光子数)的条件下，可以反应得到激活态的核黄素和氧自由基，同时也可以得到还原态的核黄素和过氧化氢。

(3)在 CXL 的过程中，有足够的时间可使氧气从角膜前表面扩散至较深的角膜基质层，提供足够的活性氧。氧气供应对 CXL 过程的有效性非常重要，从而直接影响着临床疗效。

根据标准的 Dresden 方案，整个治疗过程大概需要 1 小时，这对全世界的许多手术医生来说都是一个问题，大家都在试图减少整个治疗时间或者至少是照射所需的时间。无论对患者还是手术医生来说，缩短手术时间都是有益的。如果照射时间减短，患者的不适感就会减轻。Schumacher 等[50]在猪眼上进行了生物力学性能的稳定性研究，他们把猪眼暴露在辐照度为 $3~90mW/cm^2$ 范围的紫外线中，并与 Dresden 方案保持相同的能量，发现较强的辐照度($30mW/cm^2$ 照射 3 分钟)和标准照射($3mW/cm^2$ 照射 30 分钟)的治疗结果是相同的。然而，辐照度为 $45~90mW/cm^2$ 范围内并伴随更短照射时间的方案，术后生物力学性能增强相比术前并没有统计学差异。这表明在能量保持不变的情况下，CXL 的治疗效果是与时间直接相关的。这是由于耗氧的光化学反应在角膜基质层形成缺氧环境会影响手术效果。

氧气的重要性

过去氧气(O_2)在 CXL 中的作用被低估，其重要性必须在 CXL 过程中加以考虑，特别是在发展新的治疗方案时。在向角膜表面滴核黄素时，在 UV 照射过程中，空气中的氧气会减少并与核黄素发生反应[33]。Krueger 等[51]发现，CXL 过程中氧气的消耗很快，他们认为活性氧和单线态氧可能是聚合反应的主要驱动因素。这与单线态氧的特定化学行为有关，单线态氧由光敏剂核黄素反应生成，可与胶原蛋白产生化学键[52]。Richoz 等[33]通过测定治疗前后房间内空气中的氧气浓度发现，CXL 的生物力学性能强化作用是氧气依赖性的。

研究者们发现[33]，在紫外线照射的最初 18 秒内，$100~150\mu m$ 的角膜基质中的氧气会全部被消耗。在一个缺氧的环境中，激活态的核黄素与氧气发生反应并转为基态，从而 CXL 反应减少或者干脆不发生 CXL 反应。如果在核黄素减少后加入更多的氧气，核黄素将转为激活态，从而产生有效的 CXL。大多数的 CXL 都发生在 I 型光化学反应中[52]。在紫外线照射时，单线态氧转化为过氧化氢，这一过程会消耗氧气。研究显示，在 CXL 过程中，脉冲 UV 照射形式(打开和关闭紫外线 1 分钟交替进行)更合适，因为它可在氧气转化为过氧化氢前补充氧气。

临床结论

- CXL 反应需要紫外线、核黄素和氧气。
- 研究发展新的治疗方案时要考虑到因核黄素浓度分布引导的紫外线作用范围，也要考虑到氧气扩散到基质的能力。
- 有效的 CXL 只能在组织中有氧环境下进行。

• 减少氧气的扩散或者增加单位时间内的光子数,可使环境变成厌氧状态,这会导致核黄素的作用下降,进而影响胶原纤维的交联。

要点

• 影响 CXL 有效性的 3 个重要因素:核黄素的扩散、紫外线能量和氧气。

• 核黄素的配方(浓度和添加物)影响核黄素分子在基质中的分布。

• 减少治疗时间不仅需要增加辐照度,也需要增加能量。

• 只有在具备氧气、紫外线和可利用核黄素的组织中,CXL 才能有效地进行。

• 任何新的治疗方案都需要考虑氧气、核黄素和紫外线扩散到基质的能力。

角膜的生物力学特征

生物力学性能参数可以定量描述 CXL 的加固效果。但因为大多数测量力学性能的标准方法都具有破坏性,只能用于测量离体角膜组织,这些方法可以用于一些比较性研究。相比而言,能够在临床中测量特殊患者的在体生物力学性能参数显得更为重要,以便对圆锥角膜患者进行更好地诊断和随访。本节将对评价 CXL 效果的各种离体和在体生物力学性能测量技术进行概述。

轴向拉伸实验

轴向拉伸实验是测量组织力学性能特征的金标准。通常是在角膜中央切出一个角膜样条[53],然后进行单向拉伸。在通常情况下,在正式实验前会进行预加载,反复进行几次加载和去加载,目的是使得纤维排列方向和加载方向保持一致,从而提高测量的可重复性。根据研究材料(弹性或黏弹性材料)的不同,有许多不同的测试方法。对于弹性材料,用的力(应力)越大,同时记录到的延伸(应变)也相应增大;而黏弹性材料,当应变恒定时,记录到的应力随时间的延迟而呈现减小的趋势。轴向拉伸实验的优点是测量结果明确且可以在不同的时间段进行测量,但其缺点也是显而易见的,在样本准备时负载纤维会被切断,同时角膜曲率也会变平,这就导致角膜后表面产生拉张应力和角膜前表面产生抗压应力[54],并且整体的一维负载不能反映自然应力的分布。轴向拉伸实验结果表明,在 CXL 后,人角膜弹性模量增加到 4.5 倍,猪角膜弹性模量则增加到 1.8 倍[53]。

改进后的轴向拉伸实验

为了改善标准的轴向拉伸实验,人们提出了一些改进方法。双轴拉伸平台对角膜进行双向拉伸和负载,并在实验过程中考虑到了所有承重的胶原纤维。在通常情况下,备用组织是呈圆形的,通过 4~12 个对称位置的夹具和制动器固定,并在不同的方向进行施力[55]。还有一些其他的方法,如角膜膨胀实验[56,57]可以在垂直方向施加应力,类似于眼内压(IOP),因此可以保持与完整眼球相似的应力分布,通过特定的角膜固定装置来固定角膜样本。还有一种可以在更符合生理环境条件下测量角膜生物力学性能的技术——全眼球膨胀。在这种方法中,通过向眼球注入液体而使其膨胀,检测 IOP 增加导致的角膜曲率变化[58],这两项指标都可以用来评估角膜刚度。由于这种方法在一定的压力范围内是非破坏性的,因此它可以用于测量在体角膜[59]。改进后的角膜轴向拉伸实验结果显示,CXL 后的猪角膜弹性模量增加到 1.58 倍[58]，而兔角膜弹性模量则增加到 2.54 倍[57]。

布里渊显微镜

布里渊显微镜是一种有望用于测量在体角膜刚度的技术。激光电磁波与材料晶格相互作用并产生非线性散射，激光聚焦于材料时可以观察到布里渊散射。这些相互作用包括质量振荡、电荷位移和磁自旋振荡，从中可以得到关于弹性材料性质的信息。布里渊显微镜可用于评价 CXL 效果，并且可以发现圆锥角膜患者的角膜力学性能减弱区。目前，这项技术仅限于在实验室使用，可对离体和在体角膜进行测量。非接触性是布里渊显微镜的优点，并且布里渊模量和弹性模量之间存在明显的对数线性关系。然而，它有一个很大的缺点，就是检查时间长。布里渊显微镜显示，CXL 后的猪角膜布里渊频移是未处理对照组的 1.05 倍[60]，健康角膜的布里渊频移是圆锥角膜锥顶的 1.02 倍[61]。

喷气形变

喷气形变是目前唯一在临床上使用的可评估角膜生物力学性能的在体测量技术。喷气形变起初是应用于眼压测量的，后来发现角膜形变量不仅取决于眼压，也受角膜厚度及其生物力学性能的影响。目前市场上有两种通过喷气形变来评估角膜生物力学性能的仪器：①眼反应分析仪（Reichert Inc，Depew，NY）[62]，它通过探测反射激光束记录角膜顶点的形态变化。两次压平角膜（向内压平和回弹压平）时对应的压力与角膜刚度有关。②Corvis ST（Oculus Optikgerate GmbH，Wetzlar，Germany）[63]，它使用高速的 Scheimpflug 成像记录喷气形变期间中央角膜的形态变化，通过这些图像计算得到最大凹陷深度、压平时间、压陷时曲率等一些形变参数，角膜的形变量越大代表角膜刚度越弱。快速且非接触性是喷气系统的优点。

缺点在于，它仅能记录角膜在力作用下的形态变化，并没有直接测量生物力学性能。已经有研究者尝试通过数值模型，将得到的形变参数转化为生物力学性能参数[64]。喷气形变显示，未进行 CXL 的角膜最大凹陷深度是 CXL 后角膜的 1.41 倍，猪角膜时间对称性（内向和外向凹陷形变的差值）在 CXL 后增加到 1.65 倍[65]。

角膜胶原交联术后角膜生物力学性能和形态的变化：模型分析和临床观察

圆锥角膜（KC）表现为角膜变薄，逐渐膨隆成锥状。在临床上，角膜地形图是诊断 KC 最重要的检查方法，在计算建模生物力学性能中同样重要。本节讨论了 KC 几何形态和生物力学性能变化之间的相互作用，以及 CXL 治疗后它们的变化。

角膜生物力学性能被用来描述角膜抵抗外力的能力：弹性特征描述角膜静态行为，黏弹性特征描述的是角膜动态行为，各向异性特征描述的是胶原纤维显微结构的改变。即使某个参数发生了微小的变化，沿角膜组织的应力也会发生改变并引起几何形态的改变，如 KC 锥顶的锥状形变。虽然一个精确的模型可考虑所有的力学性能参数，但是往往计算成本太高，因此大多数模型仅保留最少的必要参数，突出感兴趣的部分。

临床上，根据 Amsler-Krumeich 分级法，结合角膜地形图测量所得的角膜曲率和角膜厚度，对 KC 进行分级。这些参数是计算模型所需的重要输入数据，以定义患者个性化的几何结构模型。以往的研究仅局部改变了生物力学性能[66]，或结合角膜几何参数[67]，将理想的角膜形态替换成在 KC 患者角膜地形图中发现的圆锥形状。定义正确的角膜形状并不简单，因为在体测量的角膜已受眼内压的影响，而几何模型是在无应力条件下建立的。逆向建模可以很好地解决这个问题。在这种方法里，对生物力学性能进行连续改变，直到 IOP 应用程序中模型的几何形状与患者所测得的形状相同。Roy 等[67]表示，平均局部弹性模量减少 45% 可以模拟圆锥角膜锥顶的形成。这与单轴应力–应变实验结果一致，这个实验显示圆锥角膜比正常角膜减弱 51%[2]。

关于如何在临床数据中使用计算模拟，存在两种可能性：第一种，如果有 CXL 术后的角膜地形图，可根据 CXL 术后的生物力学性能参数的变化进行第二次逆向建模；第二种，如果生物力学性能参数的变化先前已经根据大量其他患者的数据或实验值被量化，那就可以预测 CXL 术后的角膜地形图和厚度图。Roy 等[68]对此进行了模拟，发现 CXL 术后预计杨氏模量是术前的 1.73~2.45 倍。有研究用一个类似的加固效应预测角膜地形图[66]，采用大光斑和局部锥体的紫外线照射，假设基质中的有效 CXL 深度为 200μm 时，最大曲率 Kmax 的模拟减少量分别为 4.36D 和 5.62D，假设基质中的有效 CXL 深度为 300μm 时，最大曲率 Kmax 的模拟减少量分别为 5.37D 和 6.78D[66]。在没有圆锥角膜表现但存在散光的角膜中，模拟进行地形图引导的 CXL，散光的减少量（1.08D）不是很显著[69]。将模拟数据与实验数据相比较，可以看出人眼角膜离体测量的弹性模量增加略多（4.5

倍），临床上观察到的圆锥角膜 CXL 术后减少的平均等效球镜度数(2.5D)比模拟实验中的预计值要小[30]。模拟实验可能高估了 CXL 对生物力学性能的影响，可能与没有考虑角膜伤口愈合的生物学效应等因素有关。

屈光性角膜胶原交联术的未来潜力

屈光手术都是侵入性的，无论是角膜组织切削还是人工晶状体植入术。角膜屈光手术的开展更为普遍，但同时也会削弱角膜力学性能，增加术后角膜膨隆的风险。在这样的背景下，为了降低角膜膨隆的风险，可以在进行 PRK、准分子激光原位角膜磨镶术(LASIK)、小切口角膜基质透镜取出术(SMILE)的同时进行预防性 CXL，或者 CXL 单独用于屈光矫正。本节将讨论 CXL 在这两个领域中的应用。

激光切削联合角膜胶原交联术

由于认为 CXL 对角膜的加固作用可以补偿激光切削产生的削弱作用，所以将这两种技术结合在一起使用。LASIK 手术指南建议至少保留 250μm 的剩余基质床厚度[70]。还有研究表明，后部 60% 的角膜强度约为前部 40% 角膜强度的一半[71]。这就意味着 LASIK 对角膜的削弱倍数高达 3.08。另一方面，标准 CXL 有使人眼角膜弹性模量增加至术前的 4.5 倍的可能[53]。但是考虑到术后角膜的力学性能仅由剩余的角膜基质床提供，CXL 的实际效果会降低。由此引出的一个问题是，CXL 应该在角膜组织切削之前还是之后进行。在切削前行 CXL 会改变激光–组织的相互作用，并使切削深度减小[72]。同样，CXL 有效深度最大达 300μm，因此，切削前 CXL 的效果

(前部角膜基质)可能会因为屈光手术中的激光切削而全部被去除了。但是如果 CXL 在切削后进行,剩余的基质床可能达不到 CXL 所需的最小厚度(400μm)。这就需要找到一个合适的治疗方案,如用低渗溶液使角膜水肿[31],或者行角膜接触镜辅助的 CXL[73]。

单独使用角膜胶原交联术矫正屈光不正

科学证据表明,重度 KC 患者经 CXL 治疗后,彗差和球差明显改善,角膜屈光力平均减小 2.5D[30,74],CXL 可以改善角膜的屈光状态,因此,它是目前角膜屈光手术的潜在替代方式。角膜激光切削过程的缺点是削弱角膜生物力学性能和引入高阶像差,相反,CXL 可以强化角膜结构并且保留完整的 Bowman 层,手术创伤更小,术后并发症的风险低。角膜地形图引导的 CXL[75]是一种新兴技术,它作为一种屈光矫正的方法,目前正在进行Ⅲ期临床试验。计算模型显示,在角膜上进行不同图案的 CXL,如领结形,可以使散光减少约 1.08D[69]。因此,目的就是根据角膜高度图或屈光力图来交联角膜最薄弱区域,以改变应力分布,减少屈光不正。

要点

● 迄今为止,测量角膜生物力学性能的最准确方法仍是具有破坏性的。然而,未来进行在体测量仍是有可能的。

● 应用计算模型研究 CXL 对角膜组织的生物力学作用是复杂的,并且其结果依赖于输入的生物力学性能数据,但生物力学性能数据还不能在体精确测量,目前,只能对平均的非个性化角膜生物力学性能进行测量。

● CXL 与角膜屈光手术联合可能是有

益的,但是最好的方式仍有待确定。

● CXL 矫正低度屈光不正是一个新兴的主题,但它仍然有待进一步的科学证实。

关于角膜胶原交联术生物力学效应的进一步研究

CXL 已被证实可使离体角膜变硬[53,76,77],在临床上可以阻止圆锥角膜患者的膨隆进展,以及使角膜上最陡峭处(Kmax)变平[22,78-80]。用于测量离体角膜硬化程度的技术有角膜轴向拉伸试验[53,76,77]、横波弹性测量技术[81]、超声横波弹性成像技术[82]、超声波和超声波斑点追迹技术[83,84]及布里渊显微镜(Scarcelli)[60]。但是,由于角膜的黏弹性特征,无法对圆锥角膜的区域差异性生物力学性能进行在体评估,临床上对于 CXL 术后的角膜生物力学变化难以进行准确评估。

临床上有两种仪器可以通过角膜的形变反应对生物力学性能进行简单评估,并且这两种仪器都用来评估角膜对 CXL 的生物力学反应。眼反应分析仪(ORA)是第一种可用的仪器[62],它利用类似于非接触式眼压计(NCT)的喷气方式使角膜发生形变。ORA 的喷气强度根据角膜而不同,如对眼内压高的眼球的喷气强度比眼内压低的要大。它不同于 NCT,可同时测量角膜滞后量(CH)和角膜阻力因子(CRF)两个生物力学参数,以及角膜厚度矫正后的 IOPcc 和对应 Goldmann 眼压计矫正后的 IOPg 这两种眼内压数值。CH 为向内和向外压平压力之间的差异,反映角膜的黏弹性。如果角膜是完全弹性材料,CH 为零。CH 不能反映角膜的刚度。CH 同时受角膜弹性和黏性的影响,不同的角膜弹性和黏性组合,可以得到相同的 CH 值[85]。因此,黏弹性使 CH 的作用解释发生了混淆。多项临床研究报道,虽然 CH 最初可能发生暂时性的变化,但在 CXL 术后 6 个月、1 年和 2 年时,CH 和术前的差异没有统计学意义[86-89]。这并不意味着角膜没有变硬,很可能是 CXL 的生物力学效应不限于弹性变化,同时也会引起黏性变化。弹性反映的是角膜刚度,黏性的改变可能掩盖 CXL 术后的弹性性质的改变。ORA 波形的变化可以为这种现象提供依据。在光电探测器进行数据采集、气压信号和红外线(IR)信号的过程中,产生了两个信号,它们决定了向内和向外压平角膜的时间。红外发射器和探测器在水平子午线几何上精确地对准,当角膜变平时,镜面反射在红外信号中产生最大值。研究人员报道了 CXL 术后 ORA 波形发生了显著的变化,而 CH 没有改变,信号峰值振幅增大[88],第二峰值下的面积更大[90]。图 3.5 显示了一个受试者的术前(红色)及CXL 术后 1 年(蓝色)的压力值和红外线信号[88]。记录到信号中的显著差异,但 CH 没有明显的变化。与压平相关的第一和第二峰值在幅度上显著增大,表明较硬的角膜具有更大的压平面积,能使更多数量的光子与检测器对准。因此,相对于单独分析 CH,分析 ORA 产生的信号或波形可以得到更多关于 CXL 术后生物力学性能变化的信息。

CorVis ST 也是一种非接触性眼压计,最近才开始商业化使用[63,91,92]。和 ORA 类似,它也是通过喷气将角膜压平,然后测量水平方向角膜横断面的形变。不同的是,它采用高速摄像机捕捉 Scheimpflug 图像,每秒大约 4300帧,使角膜变形直接可视化。除此之外,它的喷气量对所有的角膜都是一致的,可以在同样的外界加载力下比较生物力学性能的差异。CorVis ST 可以测量整个形变周期中描述角膜形态的多个几何参数。其中压平长度、最大凹陷处曲率半径和峰-峰距离等参数与角膜刚度有关[93]。增长的压平长度和增高的ORA 第一峰振幅表示角膜变得更硬。较大的曲率半径(曲率小)和较小的峰-峰距离也表示角膜变得更硬(图 3.6)。离体 CXL 生物力学效应研究显示,在恒定 IOP 下,CXL 术后的最大形变深度和峰-峰距离显著减小,符合角膜变硬的结果[65]。因为 CorVis ST 最近才被应用于临床,所以用其评估 CXL 作用的临床研究很少。在俄亥俄州立大学基于 Dresden 原理对 CXL 进行了一项前瞻性研究,他们随机选取 11 只圆锥角膜眼进行 CXL 治疗,并随机选择 8 只圆锥角膜眼作为对照组,使用CorVis ST 评估受试眼的形变效应。治疗组在CXL 术后 1 个月,最大凹陷处曲率半径变化有显著的统计学差异($P<0.0014$),这个参数与角膜刚度有关。与此同时,对照组无明显统

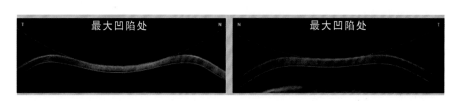

图 3.5　两幅由 CorVis ST 检测获得的 Scheimpflug 图像。左图表示一个相对较软的角膜,在最大凹陷处曲率更大(曲率半径较短),角膜弯曲点之间的距离更长;右图表示的角膜相对较硬,在最大凹陷处曲率更小(曲率半径较长),角膜弯曲点之间的距离更短。

计学差异($P=0.6981$)。预计今后还会有更多的研究报道。

最后，必须认识到的是，KC 的曲率和厚度呈现区域不对称性，并且两眼之间也不对称。布里渊显微镜进行的在体[94]和离体[61]实验证实，生物力学性能也存在这种不对称性。表现为局部减弱，而不是整体力学性能的减弱。远离锥体位置的角膜区域其力学性能接近于正常角膜。这也解释了一些报道中的正常角膜和圆锥角膜在生物力学性能分布有一定重叠的事实[62]。圆锥角膜不能通过单一的角膜刚度值描述其特征，需要进行区域差异性分析。此外，目前有两种设备可以通过气体压平水平方向的角膜横断面形变量来评估角膜生物力学性能。该测量区域无法有效地对偏下方的圆锥锥顶进行评估。尽管存在这种局限

性，但 ORA 提供的波形分析使得 KC 匹配指数效能得以提高，目的在于利用生物力学性能参数对圆锥角膜和正常角膜进行区分[95,96]。另外，通过 CorVis ST 测量的 IOPcc 值，可以发现正常角膜和圆锥角膜在形变参数上有显著差异[93]。仍需更多的研究来评估 CXL 的生物力学效应。

> **要点**
> - 圆锥角膜(KC)在曲率、厚度、生物力学性能方面表现出区域差异性。
> - 目前临床上有两种仪器可以对眼生物力学进行评估，即眼反应分析仪(ORA)和 CorVis ST。
> - 角膜滞后量(CH)不代表角膜刚度，它受角膜弹性和黏性的影响。
> - 黏性改变可能会掩盖角膜胶原交联

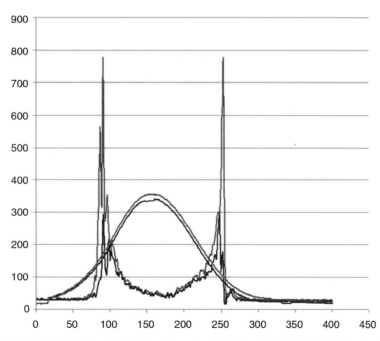

图 3.6　眼反应分析仪在术前(红色)以及 CXL 术后 1 年(蓝色)的压力值和红外线信号(参考文献[88]中一个受试者的结果)。CXL 术前衰减的红色压平峰值符合 KC 的表现。CXL 术后相应压平峰值的振幅显著增加符合角膜变硬后的属性。

术（CXL）后的弹性改变，这与角膜硬化有关。

- 与单独分析 CH 相比，对 ORA 数据进行波形分析可以得到更多的 CXL 术后生物力学性能变化的信息。

- CorVis ST 可以测量很多几何参数，其中很多都和角膜刚度有关。

（包芳军　译）

参考文献

1. Edmund C. Corneal elasticity and ocular rigidity in normal and keratoconic eyes. Acta Ophthalmol (Copenh). 1988;66:134–40.
2. Andreassen TT, Simonsen AH, Oxlund H. Biomechanical properties of keratoconus and normal corneas. Exp Eye Res. 1980;31:435–41.
3. Nash IS, Greene PR, Foster CS. Comparison of mechanical properties of keratoconus and normal corneas. Exp Eye Res. 1982;35:413–24.
4. Wollensak J, Buddecke E. Biochemical studies on human corneal proteoglycans – a comparison of normal and keratoconic eyes. Graefes Arch Clin Exp Ophthalmol. 1990;228:517–23.
5. Nimni ME. The cross-linking and structure modification of the collagen matrix in the design of cardiovascular prosthesis. J Card Surg. 1988;3:523–33.
6. Spoerl E, Seiler T. Techniques for stiffening the cornea. J Refract Surg. 1999;15:711–3.
7. Seiler T, Huhle S, Spoerl E, Kunath H. Manifest diabetes and keratoconus: a retrospective case–control study. Graefes Arch Clin Exp Ophthalmol. 2000;238:822–5.
8. Kuo IC, Broman A, Pirouzmanesh A, Melia M. Is there an association between diabetes and keratoconus? Ophthalmology. 2006;113:184–90.
9. Milne PJ, Zika RG. Crosslinking of collagen gels: photochemical measurements. SPIE. 1644;1992:115–24.
10. Spoerl E, Mrochen M, Sliney D, Trokel S, Seiler T. Safety of UVA-riboflavin cross-linking of the cornea. Cornea. 2007;26:385–9.
11. Sporl E, Huhle M, Kasper M, Seiler T. Increased rigidity of the cornea caused by intrastromal cross-linking. Ophthalmologe. 1997;94:902–6.
12. Sporl E, Schreiber J, Hellmund K, Seiler T, Knuschke P. Studies on the stabilization of the cornea in rabbits. Ophthalmologe. 2000;97:203–6.
13. Spoerl E, Wollensak G, Seiler T. Increased resistance of crosslinked cornea against enzymatic digestion. Curr Eye Res. 2004;29:35–40.
14. Wollensak G, Aurich H, Pham DT, Wirbelauer C. Hydration behavior of porcine cornea crosslinked with riboflavin and ultraviolet A. J Cataract Refract Surg. 2007;33:516–21.
15. Spoerl E, Wollensak G, Dittert DD, Seiler T. Thermomechanical behavior of collagen-cross-linked porcine cornea. Ophthalmologica. 2004;218:136–40.
16. Wollensak G, Wilsch M, Spoerl E, Seiler T. Collagen fiber diameter in the rabbit cornea after collagen crosslinking by riboflavin/UVA. Cornea. 2004;23:503–7.
17. Wollensak G, Spoerl E, Reber F, Seiler T. Keratocyte cytotoxicity of riboflavin/UVA-treatment in vitro. Eye (Lond). 2004;18:718–22.
18. Wollensak G, Spoerl E, Wilsch M, Seiler T. Endothelial cell damage after riboflavin-ultraviolet-A treatment in the rabbit. J Cataract Refract Surg. 2003;29:1786–90.
19. Wollensak G, Sporl E, Reber F, Pillunat L, Funk R. Corneal endothelial cytotoxicity of riboflavin/UVA treatment in vitro. Ophthalmic Res. 2003;35:324–8.
20. Wollensak G. Histological changes in human cornea after cross-linking with riboflavin and ultraviolet A. Acta Ophthalmol. 2010;88:e17–8.
21. Wollensak G, Sporl E, Seiler T. Treatment of keratoconus by collagen cross linking. Ophthalmologe. 2003;100:44–9.
22. Wollensak G, Spoerl E, Seiler T. Riboflavin/ultraviolet-a-induced collagen crosslinking for the treatment of keratoconus. Am J Ophthalmol. 2003;135:620–7.
23. Schnitzler E, Sporl E, Seiler T. Irradiation of cornea with ultraviolet light and riboflavin administration as a new treatment for erosive corneal processes, preliminary results in four

patients. Klin Monbl Augenheilkd. 2000;217:190–3.

24. Spoerl E, Wollensak G, Reber F, Pillunat L. Cross-linking of human amniotic membrane by glutaraldehyde. Ophthalmic Res. 2004;36:71–7.

25. Wollensak G, Spoerl E. Collagen crosslinking of human and porcine sclera. J Cataract Refract Surg. 2004;30:689–95.

26. Wollensak G, Sporl E, Pham DT. Biomechanical changes in the anterior lens capsule after trypan blue staining. J Cataract Refract Surg. 2004;30:1526–30.

27. Wollensak G, Spoerl E. Influence of indocyanine green staining on the biomechanical properties of porcine anterior lens capsule. Curr Eye Res. 2004;29:413–7.

28. Ulbrich S, Friedrichs J, Valtink M, et al. Retinal pigment epithelium cell alignment on nanostructured collagen matrices. Cells Tissues Organs. 2011;194:443–56.

29. Gruschwitz R, Friedrichs J, Valtink M, et al. Alignment and cell-matrix interactions of human corneal endothelial cells on nanostructured collagen type I matrices. Invest Ophthalmol Vis Sci. 2010;51:6303–10.

30. Caporossi A, Baiocchi S, Mazzotta C, Traversi C, Caporossi T. Parasurgical therapy for keratoconus by riboflavin-ultraviolet type A rays induced cross-linking of corneal collagen: preliminary refractive results in an Italian study. J Cataract Refract Surg. 2006;32:837–45.

31. Hafezi F, Mrochen M, Iseli HP, Seiler T. Collagen crosslinking with ultraviolet-A and hypoosmolar riboflavin solution in thin corneas. J Cataract Refract Surg. 2009;35:621–4.

32. Seiler T, Hafezi F. Corneal cross-linking-induced stromal demarcation line. Cornea. 2006;25:1057–9.

33. Richoz O, Hammer A, Tabibian D, Gatzioufas Z, Hafezi F. The biomechanical effect of corneal collagen cross-linking (CXL) with riboflavin and UV-A is oxygen dependent. Transl Vis Sci Technol. 2013;2(7):6.

34. Cherfan D, Verter EE, Melki S, et al. Collagen cross-linking using rose bengal and green light to increase corneal stiffness. Invest Ophthalmol Vis Sci. 2013;54:3426–33.

35. Paik DC, Solomon MR, Wen Q, Turro NJ, Trokel SL. Aliphatic beta-nitroalcohols for therapeutic corneoscleral cross-linking: chemical mechanisms and higher order nitroalcohols. Invest Ophthalmol Vis Sci. 2010;51:836–43.

36. Hafezi F, Randleman JB. PACK-CXL: defining CXL for infectious keratitis. J Refract Surg. 2014;30:438–9.

37. Semchishen A, Mrochen M, Semchishen V. Model for optimization of the UV-A/riboflavin strengthening (cross-linking) of the cornea: percolation threshold. Photochem Photobiol. 2015;91:1403–11.

38. Changyuan L, Zhenhui H, Guanshu L, Xichen C, Yuling C, Side Y. Photophysical and photochemical processes of riboflavin (vitamin B 2) by means of the transient absorption spectra in aqueous solution. Sci China B. 2001;44(1):39–48.

39. Wollensak G, Aurich H, Wirbelauer C, et al. Significance of the riboflavin film in corneal collagen crosslinking. J Cataract Refract Surg. 2010;36:114–20.

40. Schumacher S, Mrochen M, Wernli J, Bueeler M, Seiler T. Optimization model for UV-riboflavin corneal cross-linking. Cornea. 2012;53:762–9.

41. Caporossi A, Mazzotta C, Paradiso AL, Baiocchi S, Marigliani D, Caporossi T. Transepithelial corneal collagen cross-linking for progressive keratoconus: 24-months clinical results. J Cataract Refract Surg. 2013;8:1157–63.

42. Cassagne M, Laurent C, Rodrigues M, Galinier A, Spörl E, Galiacy SD, Malecaze F. Iontaphoresis transcorneal delivery technique for transepithial corneal collagen cross-linking with riboflavin in a rabbit model. Invest Ophthalmol Vis Sci. 2014;13–12595.

43. Mencucci R, Ambrosini S, Paladini I, et al. Early effects of corneal collagen cross-linking by iontophoresis in ex vivo human corneas. Graefes Arch Clin Exp Ophthalmol. 2015;253:277–86.

44. Seiler TG, Fischinger I, Senfft T, Schmidinger G, Seiler T. Intrastromal application of riboflavin for corneal crosslinking. Invest Ophthalmol Vis Sci. 2014;55:4261–5.

45. McQuaid R, Li J, Cummings A, Mrochen M, Vohnsen B. Second-harmonic reflection imaging of normal and accelerated corneal cross-linking using porcine corneas and the role of intraocular pressure. Cornea. 2014;33:125–30.

46. Kissner A, Spoerl E, Jung R, Spekl K, Pillunat L, Raiskup F. Pharmacological modification of the epithelial permeability by benzalkonium chloride in UVA/riboflavin corneal collagen cross-linking. Curr Eye Res. 2010;35:715–21.

47. Raiskup F, Pinelli R, Spoerl E. Riboflavin osmolar modification for transepithelial corneal cross-linking. Curr Eye Res. 2012;37:234–8.

48. Spadea L, Mencucci R. Transepithelial corneal collagen crosslinking in ultrathin keratoconic corneas. Clin Ophthalmol. 2012;6:1785–92.

49. McQuaid R, Mrochen M, Vohnsen B. Rate of riboflavin diffusion from intra-stromal channels prior to corneal cross-linking (CXL). J Cataract Refract Surg. 2016;42(3):462–468.

50. Wernli J, Schumacher S, Spoerl E, Mrochen M. The efficacy of corneal cross-linking shows a sudden decrease with very high intensity UV light and short treatment time. Invest Ophthalmol Vis Sci. 2013;54(2):1176–80. doi:10.1167/iovs.12-11409.

51. Krueger RR, Spoerl E, Herekar S. Rapid vs standard collagen CXL with equivalent energy dosing. In: Proceedings of the third international congress of corneal collagen cross-linking; Dec 8–10, 2007; Zurich. Available at: www.slideshare.net/Iogen/krueger-herekar-rapid-cross-linking. Accessed 10 Aug 2011.

52. Kamaev P, Friedman MD, Sherr E, Muller D. Photochemical kinetics of corneal cross-linking with riboflavin. Investig Ophthalmol Vis Sci. 2012;53. doi:10.1167/iovs.11-9385.

53. Wollensak G, Spoerl E, Seiler T. Stress–strain measurements of human and porcine corneas after riboflavin – ultraviolet-A-induced cross-linking. 2003;3350(03). doi:10.1016/S0886-3350(03)00407-3.

54. Elsheikh A, Anderson K. Comparative study of corneal strip extensometry and inflation tests. J R Soc Interface. 2005;2(3):177–85.

55. Reihsner R, Balogh B, Menzel EJ. Two-dimensional elastic properties of human skin in terms of an incremental model at the in vivo configuration. Med Eng Phys. 1995;17(4):304–13.

56. Boyce BL, Grazier JM, Jones RE, Nguyen TD. Full-field deformation of bovine cornea under constrained inflation conditions. Biomaterials. 2008;29(28):3896–904.

57. Kling S, Ginis H, Marcos S. Corneal biomechanical properties from two-dimensional corneal flap extensiometry: application to UV-riboflavin cross-linking. Invest Ophthalmol Vis Sci. 2012;53:5010–5.

58. Kling S, Remon L, Pérez-Escudero A, Merayo-Lloves J, Marcos S. Corneal biomechanical changes after collagen cross-linking from porcine eye inflation experiments. Invest Ophthalmol Vis Sci. 2010;51(8):3961–8.

59. Pallikaris IG, Kymionis GD, Ginis HS, Kounis GA, Tsilimbaris MK. Ocular rigidity in living human eyes. Invest Ophthalmol Vis Sci. 2005;46(2):409–14.

60. Scarcelli G, Kling S, Quijano E, Pineda R, Marcos S, Yun SH. Brillouin microscopy of collagen crosslinking: noncontact depth-dependent analysis of corneal elastic modulus. Invest Ophthalmol Vis Sci. 2013;54(2):1418–25. doi:10.1167/iovs.12-11387.

61. Scarcelli G, Besner S, Pineda R, Yun SH. Biomechanical characterization of keratoconus corneas ex vivo with brillouin microscopy. Invest Ophthalmol Vis Sci. 2014;55(7):4490–5. doi:10.1167/iovs.14-14450.

62. Luce DA. Determining in vivo biomechanical properties of the cornea with an ocular response analyzer. J Cataract Refract Surg. 2005;31(1):156–62.

63. Hon Y, Lam AK. Corneal deformation measurement using Scheimpflug noncontact tonometry. Optometry Vis Sci. 2013;90(1):e1–8.

64. Kling S, Bekesi N, Dorronsoro C, Pascual D, Marcos S. Corneal viscoelastic properties from finite-element analysis of in vivo air-puff deformation. 2014.

65. Kling S, Marcos S. Contributing factors to corneal deformation in air puff measurements. Invest Ophthalmol Vis Sci. 2013. doi:10.1167/iovs.13-12509.

66. Kling S, Marcos S. Finite-element modeling of intrastromal ring segment implantation into a hyperelastic cornea. Invest Ophthalmol Vis Sci. 2013;54(1):881–9. doi:10.1167/iovs.12-10852.

67. Roy AS, Dupps WJ. Patient-specific computational modeling of keratoconus progression and differential responses to collagen cross-linking. Invest Ophthalmol Vis Sci. 2011;52(12):9174–87. doi:10.1167/iovs.11-7395.

68. Roy AS, Rocha KM, Randleman JB, Stulting RD, Dupps WJ. Inverse computational analysis of in vivo corneal elastic modulus change after collagen crosslinking for keratoconus. Exp Eye Res. 2013;113C:92–104. doi:10.1016/j.exer.2013.04.010.

69. Seven I, Sinha Roy A, Dupps WJ. Patterned corneal collagen crosslinking for astigmatism: computational modeling study. J Cataract Refract Surg. 2014;40(6):943–53. doi:10.1016/j.jcrs.2014.03.019.

70. Probst LE, Machat JJ. Mathematics of laser in situ keratomilleusis for high myopia. J Cataract Refract Surg. 1998;24(2):190–5.

71. Dawson DG, Grossniklaus HE. Depth-dependent cohesive tensile strength in human donor corneas: implications for refractive surgery. J Refract Surg. 2008;24(1):S85.

72. Richoz O, Mosquera SA, Kling S, Hammer A, Magnago T, Bosch MM, Hafezi F. Determination

of the excimer laser ablation rate in previously cross-linked corneas. J Refract Surg. 2014;30(9):628–32.

73. Jacob S, Kumar DA, Agarwal A, Basu S, Sinha P, Agarwal A. Contact lens-assisted collagen cross-linking (CACXL): a new technique for cross-linking thin corneas. J Refract Surg. 2014;30(6):366–72.

74. Vinciguerra P, Albè E, Trazza S, Rosetta P, Vinciguerra R, Seiler T, Epstein D. Refractive, topographic, tomographic, and aberrometric analysis of keratoconic eyes undergoing corneal cross-linking. Ophthalmology. 2009;116(3):369–78.

75. Usher D, Pertaub R, Friedman M, Scharf R, Muller D. Topographically guided corneal cross-linking. Invest Ophthalmol Vis Sci. 2013;54(15):529.

76. Spoerl E, Huhle M, Seiler T. Induction of cross-links in corneal tissue. Exp Eye Res. 1998;66:97–103.

77. Kohlhaas M, Spoerl E, Schilde T, Unger G, Wittig C, Pullunat LE. Biomechanical evidence of the distribution of cross-links in corneas treated with riboflavin and ultraviolet A light. J Cataract Refract Surg. 2006;32:279–83.

78. Caporossi A, Mazzotta C, Baiocchi S, Caporossi T. Long-term results of riboflavin ultraviolet a corneal collagen cross-linking for keratoconus in Italy: the Siena eye cross study. Am J Ophthalmol. 2010;149:585–93.

79. Chan E, Snibson GR. Current status of corneal collagen cross-linking for keratoconus: a review. Clin Exp Optom. 2013;96:155–64.

80. Hashemi H, Seyedian MA, Miraftab M, Fotouhi A, Asgari S. Corneal collagen cross-linking with riboflavin and ultraviolent A irradiation for keratoconus: long-term results. Ophthalmology. 2013;120:1515–20.

81. Dupps Jr WJ, Netto MV, Herekar S, Krueger RR. Surface wave elastometry of the cornea in porcine and human donor eyes. J Refract Surg. 2007;23:66–75.

82. Touboul D, Gennisson JL, Nguyen TM, Robinet A, Roberts CJ, Tanter M, Grenier N. Supersonic shear wave elastography for the in vivo evaluation of transepithelial corneal collagen cross-linking. Invest Ophthalmol Vis Sci. 2014;55:1976–84.

83. He X, Spoerl E, Tang J, Liu J. Measurement of corneal changes after collagen crosslinking using a noninvasive ultrasound system. J Cataract Refract Surg. 2010;36:1207–12.

84. Palko JR. Spatially heterogeneous corneal mechanical responses before and after riboflavin-ultraviolet-A crosslinking. J Cataract Refract Surg. 2014;40:1021.

85. Glass DH, Roberts CJ, Litsky AS, Weber PA. A viscoelastic biomechanical model of the cornea describing the effect of viscosity and elasticity on hysteresis. Invest Ophthalmol Vis Sci. 2008;49(9):3919–26.

86. Sedaghat M, Naderi M, Zarei-Ghanavati M. Biomechanical parameters of the cornea after collagen crosslinking measured by waveform analysis. J Cataract Refract Surg. 2010;36:1728–31.

87. Terai N, Raiskup F, Haustein M, Pillunat LE, Spoerl E. Identification of biomechanical properties of the cornea: the ocular response analyzer. Curr Eye Res. 2012;37:553–62.

88. Vinciguerra P, Albe E, Mahmoud AM, Trazza S, Hafezi F, Roberts CJ. Intra- and postoperative variation in ocular response analyzer parameters in keratoconic eyes after corneal crosslinking. J Refract Surg. 2010;26:669–76.

89. Goldich Y, Barkana Y, Morad Y, Hartstein M, Avni I, Zadok D. Can we measure corneal biomechanical changes after collagen cross-linking in eyes with keratoconus? – a pilot study. Cornea. 2009;28:498–502.

90. Spoerl E, Terai N, Scholz F, Raiskup F, Pillunat LE. Detection of biomechanical changes after corneal cross-linking using Ocular Response Analyzer software. J Refract Surg. 2011;27:452–7.

91. Ambrósio Jr R, Ramos I, Luz A, Faria FC, Steinmueller A, Krug M, Belin MW, Roberts CJ. Dynamic ultra high speed Scheimpflug imaging for assessing corneal biomechanical properties. Rev Bras Oftalmol. 2013;72(2):99–102.

92. Hong J, Xu J, Wei A, Deng SX, Cui X, Yu X, Sun X. A new tonometer – the Corvis ST tonometer: clinical comparison with noncontact and Goldmann applanation tonometers. Invest Ophthalmol Vis Sci. 2013;54:659–65.

93. Roberts CJ, Mahmoud AM, Ramos I, Siqueira R, Ambrósio R. Factors influencing corneal deformation and estimation of intraocular pressure. Invest Ophthalmol Vis Sci. 2011;52: ARVO E-Abstract 4384.

94. Scarcelli G, Besner S, Pineda R, Kalout P, Yun SH. In vivo biomechanical mapping of normal and keratoconus corneas. JAMA Ophthalmol. 2015;133(4):480–2.

95. Labiris G, Gatzioufas Z, Sideroudi H, Giarmoukakis A, Kozobolis V, Seitz B. Biomechanical

diagnosis of keratoconus: evaluation of the keratoconus match index and the keratoconus match probability. Acta Ophthalmol. 2013;91:e258–62.

96. Labiris G, Giarmoukakis A, Gatzioufas Z, Sideroudi H, Kozobolis V, Seitz B. Diagnostic capacity of the keratoconus match index and keratoconus match probability in subclinical keratoconus. J Cataract Refract Surg. 2014;40:999–1005.

第 **4** 章

角膜胶原交联术联合其他术式：适应证和应用方式

Arthur B. Cummings，Mazen M. Sinjab，Kathryn M. Hatch，

Jonathan Talamo，Bradley Randleman，Anastasios John Kanellopoulos，

George Asimellis，Hani Sakla，Wassim Altroudi，Yaron S. Rabinowitz，

Aylin Kılıçl，Roy Scott Rubinfeld，Renato Ambrósio Junior，

Mohamed El-Kateb，Dale P. DeVore，Michael A. Ross，Bruce H. De Woolfson，

Olivia Dryjski，R. Doyle Stulting

摘 要 已有充分证据表明，角膜胶原交联术(CXL)可以稳固圆锥角膜(KC)并且增强角膜硬度。不过我们仍需要具有显著统计学意义的临床随机试验来证明这一点。

圆锥角膜趋于稳定并不代表患者的视力或视觉质量会有显著改善。基于这个原因，CXL还可以联合其他术式，如有屈光矫正作用或是能改变角膜形态的手术。本章探讨的是将改善视力和视觉质量为目标的 CXL 不同术式的应用，内容涵盖从保留上皮 CXL 到各种屈光手术联合 CXL 的应用。与传统 CXL 相比，保留上皮 CXL 术后视力恢复更快、更安全(表现为CDVA 丢失更少)。屈光手术包括准分子激光手术(PTK 和角膜地形图引导的 PRK)、角膜基质环植入术(ISCR)和角膜热成形术等。我们试图涵盖所有 CXL 方案，而不仅限于最初的Dresden 去上皮(Epi-Off)CXL 方案。另外，本章还讨论了屈光性角膜基质交联术(PiXL)、眼内手术联合 CXL，以及非手术方式(如角膜塑形镜)联合 CXL。患者的需求日益增加，医学同仁们也在不断寻求新的解决方案，以期达到既稳定角膜形态又改善视功能的目的。在此我们感谢为本章的完成提供帮助的杰出专家。

CXL 的适应证会随时间推移逐渐增多，多数在本书中有讲述。本章主要探讨 CXL 联合屈光手术的适应证，即圆锥角膜(KC)、透明性边缘性角膜变性(PMD)、准分子激光原位角膜磨镶术(LASIK)术后角膜膨隆。角膜感染是 CXL 的医学适应证之一，将在第 9 章中详述。

关键词:角膜胶原交联术(CXL);联合 CXL;决策树;保留上皮(Epi-On)CXL;跨上皮 CXL;快速 CXL;准分子激光和其他屈光手术联合 CXL;Athens 方案;角膜地形图引导的 PRK;治疗性准分子激光角膜切削术(PTK);角膜基质环(ISCR)植入术;Keraflex;传导性角膜成形术(CK);屈光性晶状体置换术(RLE)或透明晶状体摘除术(CLE);屈光性角膜基质交联术(PiXL);角膜塑形镜

引言:圆锥角膜的管理

圆锥角膜(KC)和其他膨隆性角膜病变的治疗目的是阻止膨隆进展,减少角膜表面形态的不规则性,有时也能减轻残余的屈光不正[1]。

为达到这一目的,已经开展了很多联合角膜胶原交联术(CXL)的治疗,2011 年"CXL +"就已开始出现在各种增强 CXL 效果的联合治疗方案中[2]。

联合方案包括非手术方法和手术治疗,前者如框架眼镜和角膜接触镜[3],后者包括准分子激光角膜表面切削术(PRK)[4-16]、经上皮治疗性激光角膜切削术(TE-PTK)[17-20]、角膜基质环(ISCR)植入术[21-32]、有晶状体眼人工晶状体(PIOL)植入术[33-37],以及其他复杂技术联合 CXL[38-45]。

和治疗方案相关的因素

治疗方案的选择取决于多种因素,比如患者的年龄、性别、生活环境和地理位置、角膜透明性、是否有 Vogt 条纹、角膜接触镜耐受性、膨隆进展情况、角膜厚度、最大角膜曲率值(Kmax)、裸眼远视力(UDVA)、矫正远视力(CDVA)、潜在视力(PVA),以及屈光不正。

KC 和 LASIK 术后角膜膨隆在不同时期的表现会影响临床医生的决策。这取决于多种因素,如膨隆的表现发生在单眼还是双眼,是否影响优势眼或非优势眼,以及其他因素,如患者的视力需求,是否戴镜矫正。另一个影响因素是验光师或眼科医生对 CXL 及其治疗膨隆性角膜病变所起作用的认知。患者特有的表现可以反映病情所处的阶段,也是决定下一步处理和治疗的依据。其他需要考虑的重要因素包括膨隆是否持续进展,患者的年龄和性别,是否有揉眼的习惯等。最后一个要考虑的因素就是实施治疗的目的,是稳定膨隆,还是在稳定膨隆的同时提升视觉质量。

年龄

KC 通常在青春期发病,在 10~30 岁期间出现显著进展[46,47],而 PMD 多在 10~50 岁期间发病[48]。因此,对于较年轻的 KC 患者以及较大年龄的 PMD 患者,主要治疗手段应考虑 CXL。

不过,Koller 等的研究[49]显示,超过 35 岁的患者实施 CXL 后并发症发生的比例增加。

性别

妊娠期雌激素、皮质醇和甲状腺激素分泌水平的改变可能引起角膜生物力学的变化,加速圆锥角膜的进展和 LASIK 术后迟发性角膜膨隆的发生[50-54]。另外,也有研究表明妊娠是交联术后角膜膨隆继续恶化的因素之一[50]。

妊娠期角膜结构会发生改变，同时考虑到社会心理因素，不宜在这一时期行 CXL 和 ISCR 植入术。尽管 CXL 对妊娠本身并无影响，但由于对 CXL 了解不充分，可能会把妊娠失败归咎于 CXL，因此这一时期的干预必须慎重。

环境

KC 是一种联合遗传、生化、生物力学、环境等多种因素致病的疾病[55-58]。目前已被认知的环境因素有揉眼和过敏，尽管这些因素的相对作用大小尚不明确[59]。揉眼和 KC 之间的相关性一直以来都被提及，并且已经确认这就是一个危险因素[60-66]。已有研究表明，过敏和 KC 之间存在正相关性[67-70]。此外，与正常人群的对照研究也发现花粉、灰尘、抗生素、动物皮毛引起的过敏与 KC 发生有关[62,67,68,71-76]。这些因素都应被考虑，因为过敏性结膜炎和揉眼被认为是 CXL 术后 KC 进展的危险因素[77]。同时，揉眼也是术后并发症发生的危险因素。

有过敏史或揉眼病史的患者可以推荐其使用局部多效抗过敏药物，如抗组胺药、肥大细胞稳定剂、抗炎药物[55]。

尽管干眼和 KC 之间并无直接关系，但仍须适当使用人工泪液治疗干眼[55]。推荐选择不含防腐剂成分的药水，以减少对角膜上皮的损伤[55]。

地理位置

地理位置的差异、种族人群的研究、调查使用的诊断标准，都能解释疾病发生的广泛范围。发生率极低的俄罗斯，每 10 万人只有 0.3 人发病，概率仅为 0.0003%。发生率高的印度为 2.3%，中东为 2.34%，伊朗为 2.5%[74,78-90]。干燥和炎热的天气被认为是发病的原因之一。同时，同一国家不同种族的发生率也不相同[73,91-95]。另外，在某些种族，这种疾病的发病年龄普遍较小，例如，亚洲人群比高加索人群发病早[73,75,91-93]，这可以部分归因为血缘关系[96-98]。

角膜透明性和 Vogt 条纹

角膜瘢痕是角膜移植手术的适应证之一，依据瘢痕的位置、大小、深度可以选择板层或是穿透性角膜移植术。同时，Vogt 条纹是疾病进展晚期的表现[47,99]，通常伴随其他发现，比如 Kmax 值>60D，较高的屈光度数（等效球镜>-6D），角膜厚度<350μm。这些情况通常适用于板层角膜移植手术（LKP）。然而，其他一些因素如视力，可能会进一步影响医生的决策。

角膜接触镜

在能耐受佩戴角膜接触镜的情况下，大多数圆锥角膜的患者会选择这种方式[3]，即使它并不能控制疾病的进展[55]。

膨隆的进展和所处的阶段

圆锥角膜的进展是极其多变的，而疾病所处的阶段会影响治疗决策。例如，在疾病的较早期阶段，通常首选硬性角膜接触镜改善不规则散光。在不耐受角膜接触镜的情况下，依据其他因素，如视力和屈光度数等，植入 ISCR 或 PIOL 可能会是下一步的治疗方案。一些伴有严重不规则散光的病例，可能会首选 LKP 术[100]。

另外，当证实圆锥角膜出现进展时，排除禁忌证后，CXL 是目前国际公认的可以阻止或延缓圆锥角膜进展的治疗方式。进展的定义请参见第 2 章。

角膜厚度

CXL 所需的安全角膜厚度（不包括上皮厚度）最小值为 400μm。不过，目前已有新技术适合更薄的角膜。这些技术包括跨上皮或保留上皮(Epi-On)CXL，角膜厚度引导的去上皮技术[101]，使用低渗核黄素制剂造成角膜水肿[102]，降低紫外线 A(UVA) 照射量，减少核黄素浸泡的时间，提高核黄素浓度，CXL 治疗时佩戴软性角膜接触镜，或是联合以上方法[103]。尽管上述技术可能会保护薄角膜的内皮，但尚未被标准化，而且效果是否和标准 CXL 相似尚不明确[104]。

Kmax 值

Koller 等[49]的研究表明术前 Kmax 值≥58D，CXL 术后并发症的发生风险会增加。不过，这一发现还未得到广泛的临床实践证实。

视力和屈光不正程度

越早确诊，裸眼视力、矫正远视力、视觉质量、角膜地形图和角膜厚度的测量结果普遍越好。这些患者通常还在上学或上大学，视力尚可，虽然不常戴镜但矫正视力还不错。这种情况我们通常要做的就是稳定现状，并且尝试阻止未来向更差的状况进展。若患者在病情严重时才就诊，那情况就截然相反了。有些角膜已经超出了 CXL 的适应证，唯一选择就是角膜移植术了。对严重影响视力的圆锥角膜患者，他们更希望提高视力而不仅仅是通过 CXL 稳定角膜。通常治疗指征是希望对于角膜接触镜变得不耐受的患者，可使他们在术后重新耐受佩戴。

许多治疗 KC 的临床医生使用流程图或决策图进行圆锥角膜患者的管理。但是并没有普遍公认的决策图来确定最佳治疗方案。因此，我们把我们的诊疗经验分享在图 4.1 中。大多数决策图看上去都有些相似，并且有部分内容重复。

图中，红色标注的是可以联合 CXL 治疗圆锥角膜的视觉改善手术。视觉改善包括 UDVA、CDVA 和视觉质量的提升。有时候通过一个手术可改善这三项，有时候仅其中的一或两项有所改善。有些手术可能提高的是视觉质量和 CDVA，但对 UDVA 没有帮助。

许多医生会参照视力标准（包括 UDVA 和 CDVA）作为选择诊疗方案的依据——通过评估患者日常活动时的视功能。这项评估包括使用和不使用框架眼镜或角膜接触镜。如果患者对视力还满意，对视觉质量也能接受，医生就选择最安全的 CXL 方案稳定现状。如果视力有 6/7.5 或 20/25(0.8) 或更好，则使用 Epi-On CXL 作为一线治疗比较合适。如果视力低于 0.8 可以考虑 Epi-Off CXL。如果视力还达不到 6/12 或 20/40(0.5)，那么选择联合手术方案如角膜地形图引导的 PRK (TG-PRK)、ISCR 植入或传导性角膜成形术 (CK)联合 CXL 可能更适合。

主觉验光在角膜变形尚不严重的早期圆锥角膜还是可信的。随着病情的进展，高阶像差增加，UDVA 和 CDVA 和主觉验光的准确性都会受到影响。在严重的病例，球柱镜度数都会表现出高度不一致性和低重复性[105]。另外，角膜中央 3.0mm 区域内的眼内散光、角膜散光越大，角膜像差种类越多样，CDVA 会越差[106]，因此我们必须确定患者的潜在视力 (PVA)而不是 CDVA。

屈光度数的高低影响治疗方案的选择。屈光不正度数较低的病例，单纯使用 CXL(如

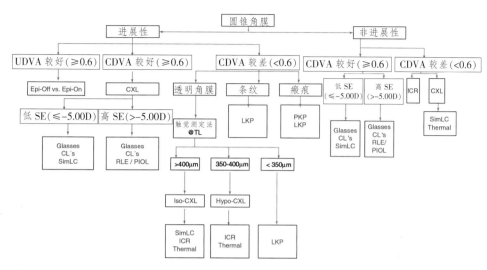

图 4.1　圆锥角膜和 LASIK 术后角膜膨隆患者的决策图或流程图示例。SimLC 是指激光手术和交联手术同时进行,激光手术指角膜地形图引导的 PRK,ISCR 指角膜基质环植入术,包括 Intacs、Ferrara、Keraring 或环形的 Myoring。

果符合指征)可能就足够了,尽管这并不是一个屈光矫正过程。中度屈光不正的病例,CXL 联合 PTK 或 TG-PRK,或 ISCR 植入术都是不错的选择。当屈光不正度数较高时,可以联合治疗的选择为 PIOL 植入术。

另一方面,CDVA 和 PVA 也会影响治疗方案的选择。当 CDVA 无法提高但 PVA 还不错时,CXL+PTK,CXL+TG-PRK 或 ISCR 植入术作为首选治疗方案,使角膜形状更为规则。当然,当 CDVA 和 PVA 都不好时,角膜移植术将成为首选。

再者,一些研究也表明视力可以预测手术效果。当术前 CDVA 在 20/25 或更好时,CXL 术后并发症也更多[49],一些研究表明视力较差的病例在 ISCR 植入术后效果理想,说明较严重的 KC 患者选择这种方式更有效[107-114]。

> **要点**
> ● 膨隆性角膜病变的治疗选择依据多种因素,如年龄、性别、环境和地理位置、角

膜透明性、Vogt 条纹、角膜接触镜耐受性、圆锥进展程度、角膜厚度、最大角膜曲率值(Kmax)、裸眼远视力(UDVA)、矫正远视力(CDVA)、潜在视力(PVA)和屈光不正。

● 膨隆性角膜病变的程度并不只取决于疾病本身,也取决于病情出现的时间。后者取决于患者的认知、疾病的双眼对称性、优势眼或非优势眼的影响、视力需求,以及全科医生或视光医生的早期转诊。

角膜胶原交联术的治疗方式

本节阐述了一系列目前可行的治疗方案的具体适应证。一些专家同仁很乐意分享他们的经验,包括他们如何将这些治疗方案融入诊疗决策及其决策过程。

本节所阐述的内容包括:

● 跨上皮或"保留上皮"(Epi-On)角膜胶原交联术 (Kathryn M. Hatch 和 Jonathan Talamo 编写)。

- 快速角膜胶原交联术(Bradley Randleman 编写)。

- 准分子激光和屈光手术联合角膜胶原交联术（Anastasios John Kanellopoulos, George Asimellis, Hani Sakla 和 Wassim Altroudi 编写）。

- 治疗性准分子激光角膜切削术(PTK)联合角膜胶原交联术(Yaron S. Rabinowitz 编写)。

- 角膜基质环植入术联合角膜胶原交联术(Aylin Kilic 编写)。

- 热传导手术联合角膜胶原交联术(Arthur B. Cummings, Roy Scott Rubinfeld, Olivia Dryjski 和 Renato Ambrósio Junior 编写)。

- 屈光性晶状体置换术和有晶状体眼人工晶状体植入术联合角膜胶原交联术(Mohamed El-Kateb 编写)。

- 屈光性角膜基质交联术(PiXL)(Anastasios John Kanellopoulos 和 George Asimellis 编写)。

- 角膜塑形镜联合角膜胶原交联术(Dale P. DeVore, Michael A. Ross 和 Bruce H. De Woolfson 编写)。

跨上皮(transepithelial)或"保留上皮"(Epi-On)角膜胶原交联术

大量证据表明 CXL 可以有效延缓或阻止 KC 的进展[103,115-127]。不过，对于核黄素导入技术与 CXL 的安全性、有效性，以及短期、长期稳定性之间的关系还有很多需要了解和研究的地方。核黄素的浓度、角膜厚度、紫外线(UV)辐照度和时间(包括总照射时间，脉冲还是非脉冲光)及是否有角膜上皮存在，这些都是在 CXL 实施过程中需要考虑的变量。

非侵入性的 Epi-On CXL，如果操作得当，视力丢失的风险极低，患者可以获得 CXL 带来的益处(减缓或阻止圆锥角膜的进展，改善角膜的形态，提高视力)。Nawaz 等[128]比较了 Epi-On CXL 和 Epi-Off CXL，发现两组的 CDVA 和角膜地形图改变相似。不过，在 Epi-Off CXL 组，有 2 名患者(10%)出现持续性的基质混浊。不出意料的是，Epi-On CXL 组的患者反映术后恢复更为舒适[128]。而在 Epi-Off CXL 组，除了术后显著的疼痛感[128,129]，去除上皮后还需要更长的恢复期，才能重新佩戴角膜接触镜并且恢复日常活动。Epi-On CXL 术后，患者通常在 1 周内可以重新佩戴角膜接触镜，而 Epi-Off CXL 术后，通常需要 1 个月的时间。虽然 Epi-On CXL 术后的 24 小时内会出现眼部不适，但大多数患者在术后的 1~2 天完全恢复正常，视觉功能也恢复至术前水平。此外，如前所述，Epi-Off CXL 增加了术后并发症的风险，包括疼痛、角膜混浊、角膜融解、感染和角膜内皮失代偿等[130-134]。因此，无论是患者还是医生都比较关注 Epi-On CXL。

核黄素点眼技术的不同(包括核黄素加载的时间和技巧)、核黄素的浓度和紫外线参数都可能对 Epi-On CXL 或 Epi-Off CXL 的效果产生不同的影响。在 UV 照射之前和照射过程中，更精确地测量核黄素在角膜中浓度的方法是很有必要的，因为这样可能实现定量预测任何一种 CXL 作用下角膜强化的范围和程度。

在实施 Epi-On CXL 时，对几项独特技术的思考很重要。因为完整的角膜上皮会延缓核黄素渗透进入角膜基质层，因此让核黄素穿过完整的角膜上皮并在角膜基质达到足够的饱和度，需要采取与 Epi-Off CXL 不同的技术。Epi-On CXL 中核黄素加载的时间是不同的，从 15 分钟到 3 小时，这取决于核黄素制剂的浓度、pH 值、渗透压和促渗剂是否存在。CXLUSA 研究小组（由全美 17 个中心组成）使用的是一套即将获得专利的核黄素制剂和导入系统。优化的核黄素制剂和非离子导入性跨上皮基质加载系统可以实现核黄素快速、一致地渗透角膜上皮，使基质层均匀地加载核黄素。这种特有的核黄素制剂已经在独立研究所的动物实验和人类临床研究中被证实，可以实现跨上皮基质核黄素加载(the 11th Intl CXL Congress，USA 2015；Stulting's Binkhorst Lecture，ASCRS 2016)。这种特有的加载系统使用 0.5% 的核黄素，核黄素的平均加载时间是 15~20 分钟。在此之前，使用 0.1% 等渗核黄素要实现这种跨上皮、一致、均匀、可靠的结果，无论 CXLUSA 小组的研究人员是否使用其他多种核黄素加载装置，平均都需要花费 40 分钟到 2 个小时。其他可能影响核黄素基质渗透的因素有角膜厚度、锥顶的陡峭程度及任何程度的混浊或瘢痕。由于陡峭锥体引起的核黄素不完全渗透，可能需要角膜周边或是部分区域的加载。文献中描述的跨完整上皮增强渗透性的其他技术包括使用局部麻醉药、离子导入法[135]、苯扎氯铵–EDTA(BAC-EDTA)核黄素–UVA Epi-On 技术[136]。促渗剂的使用可以额外增强上皮的核黄素渗透性，从而增强核黄素在角膜基质的渗透[137,138]。一些成分，如 BAK-EDTA，已被证实所起的化学作用为单重态氧猝灭剂，因此会潜在干扰 CXL 的效果[139]。

在照射 UV 光之前，评估核黄素充分加载的关键包括加载的均匀性（即核黄素分布均匀还是有缺失），以及加载的浓度（密度）。如果看到有核黄素缺失或不完全的加载（图 4.2 和图 4.3，箭头所示的渗透不足区域），必须额外补充核黄素。图 4.4 所示为一个角膜基质核黄素分布均匀、浓度足够的例子。此外，应留有充分时间以允许 UV 照射之前角膜上皮中的核黄素已经清除，以保证上皮吸收 UV 的量降到最低（通常 5 分钟就足够了）。图 4.5 可见钴蓝光下角膜上皮荧光缺失，表明上皮内已没有核黄素，而基质核黄素加载充分。鉴于 CXL 治疗主要针对基质组织，因此当角膜上皮透明、无残留和肉眼可见的核黄素时进行 UVA 照射最佳。

在任何方式的 CXL，UV 光的照射都可以采用连续或"分段"方式进行，分段式就是以

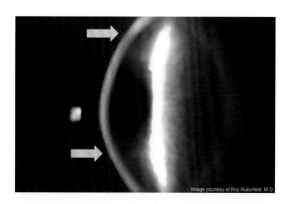

图 4.2　Epi-On CXL。箭头所示裂隙灯下部分角膜核黄素缺失或加载不完全。

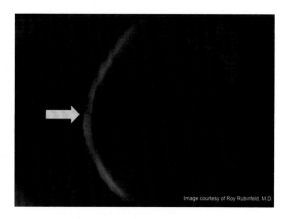

图 4.3　Epi-On CXL。箭头所示核黄素缺失或加载不完全。钴蓝光下表现为自发荧光。

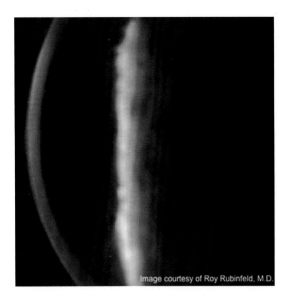

图 4.4　Epi-On CXL。分布均匀、浓度均一的核黄素加载状态。

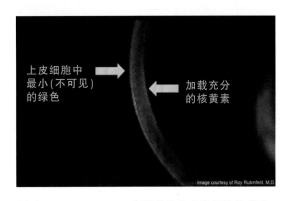

图 4.5　Epi-On CXL。角膜基质中有足够的核黄素。

"脉冲"的形式开启和关闭 UV 光。脉冲式的UV 光照射有利于角膜中氧含量的恢复,提高CXL 的效果[140,141]。辐照度(通常 3~4mW)和照射直径(9~12mm)也可能是影响术后效果的附加因素。

CXLUSA 研究小组进行了 Epi-On CXL和 Epi-Off CXL 两组的非随机对照研究。纳入研究的患者必须符合以下条件之一:顿挫性圆锥角膜(FFKC)、LASIK 术后角膜膨隆、透明性边缘性角膜变性(PMD)或是放射性角膜切开术后视力波动。Trattler 和 Rubinfeld(ISRS Refractive Surgery Subspecialty Day,November 13,2015)评估了应用专利系统实施 Epi-On CXL 的 381 只眼,术前平均 Kmax值为 63.5D,平均最薄角膜厚度 (TCT) 为408μm。在术后 6 个月(206 只眼)、1 年(153只眼)、2 年(62 只眼),UCVA 平均分别提升1.71、2.26、2.65 行,CDVA 平均分别提升0.68、0.79、1.18 行,Km 值分别平坦了 0.75D、1.18D、1.23D。

Epi-On CXL 的疗效之前已有积极报道,其长期随访结果显示在术后的 1 年和 2 年有19%[142]和 23%[143]的术眼交联失效。这些研究均使用商用的核黄素制剂,里面含有促进核黄素吸收的氨丁三醇和 EDTA,采用 3mW/cm^{2}的 UVA 连续照射,并在 UVA 照射期间继续点核黄素制剂。值得注意的是,这些流程中并没有包括照射前用裂隙灯确认核黄素饱和度的步骤。

CXLUSA 小组的 Epi-ON 方式与 Caporossi 和 Soeters 小组研究中所使用的方法有几点不同。首先,CXLUSA 的方法中要求在裂隙灯下确认照射前角膜基质内核黄素的饱和度是否适宜,如果饱和度不够则需要延长核黄素点药时间。其次,这种申请专利的CXLUSA 核黄素制剂与上述术后远期交联失效研究中所用的商用核黄素完全不同。再次,CXLUSA 方法中使用的专利海绵棉签可以增强核黄素的吸收。最后,CXLUSA 使用的 UVA光辐照度更强(4mW/cm^2,而不是 3mW/cm^2),并且脉冲式照射也可以让氧气渗透进入更深的角膜基质。

图 4.6 为近期报道的 CXLUSA Epi-OnCXL 术后 2 年结果分析,显示术后的 1~2 年内 CDVA 稳定且有 1~1.5 行 Snellen 视力的

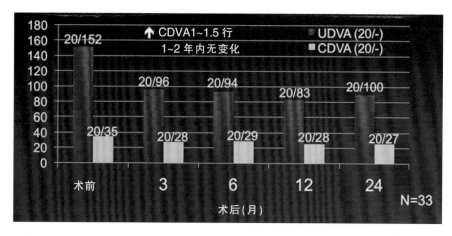

图 4.6　圆锥角膜和 LASIK 术后角膜膨隆眼在 CXLUSA Epi-On CXL 术后随访 24 个月的裸眼远视力和矫正远视力变化。

提升（Stulting's Binkhorst Lecture, ASCRS 2016）。

角膜滞后量（CH）是 Epi-On CXL 术后评估角膜生物力学的另一个参数。De Bernardo 等[144]的研究显示，进展性圆锥角膜的患者在 Epi-On CXL 术后 6 个月 CH 值的变化极小，而 Lombardo 等[145]的研究显示给供体眼的角膜实施 Epi-On CXL，其生物力学性能有所增强。Torricelli 等[136]的兔模型研究显示苯扎氯铵-EDTA（BAC-EDTA）核黄素-UVA Epi-On CXL 相较于标准的 Epi-Off CXL 治疗，可以显著增强角膜的生物力学性能。

因为其无创性的特点，所有年龄组和不同膨隆程度的患者对 Epi-On CXL 都有很好的耐受性，并且对于一些特殊的病例可能也是一个更好的选择。年轻的患者，即便是 9 岁的孩子也能够很好地耐受这种快速的恢复过程。不过，年轻的患者必须密切监测膨隆的进展，考虑到进展的风险，可能需要尽早考虑重复进行 Epi-On CXL 或 Epi-Off CXL 治疗。角膜平均曲率（Kavg）陡峭的大龄患者（年龄在 35 岁以上）同样可以受益，因为相较于其他患者而言，他们在 Epi-Off CXL 术后角膜上皮的愈合更慢。Koller 等[49]所做的一项研究表明，术前 Kmax 值高于 58D 会增加 Epi-Off CXL 术后膨隆持续进展的风险，所以这些 KC 眼可能会因为角膜上皮愈合较慢而处于术后并发症的高风险状态。基于这个原因，除了这里列举的其他病例，这些角膜曲率陡峭（Kmax> 58D）的 KC 患者都是初始进行 Epi-On CXL 治疗的良好候选对象。此外，年龄大于 35 岁的患者接受 Epi-Off CXL 治疗后，临床发现术后并发症的风险显著增加（Snellen 视力下降 2 行甚至更多）[49]。再者，有过屈光手术史包括 LASIK、RK、AK 或 ISCR 植入术的患者接受 Epi-On CXL 治疗也更安全。包括前文提及的 Epi-Off CXL 的一般风险在内，额外的并发症风险可能也会增加，如 LASIK 术后角膜瓣相关的并发症包括 DLK、RK 或 AK 术后切口裂开，或是 ISCR 植入术后角膜融解。

对于某些病例，重复进行 CXL 治疗来稳定角膜膨隆可能是必要的，并且核黄素加载时间、UV 光照射和辐照度等参数都可能需要依据膨隆程度来调整。到目前为止，还没有重复进行 Epi-On 治疗的公开发表结果，但是，二次治疗对于那些需要额外增效的患眼来说是一种选择，并且从我们的经验来看，治疗后并发症的风险并没有提高。考虑到 Epi-On CXL 的安全性，如果这项技术得到推广普及，重复治疗也许会成为一种主流。

尽管对 Epi-On CXL 寄予希望，但支持其治疗角膜膨隆的文献却依然有限。从安全的角度来看，Epi-On CXL 的优势毋庸置疑，但就目前而言，相较于标准的 Epi-Off CXL，支持 Epi-On CXL 有效性和稳定性的数据却很少。Kocak 等[146]的一项关于 Epi-On CXL 和 Epi-Off CXL 的比较研究中显示，Epi-On CXL 手术不能有效阻止 KC 的进展，而 Epi-Off CXL 不仅可以阻止膨隆进展，还可以改善角膜的形态参数[146]。其他研究也同样报道了 KC 参数的不稳定[142-149]，尤其是儿童患者，经常需要额外补充 CXL 治疗[142]。这些研究者的观点是，许多已发表研究中显示的阴性或混合结果可能与角膜基质中核黄素加载不足和（或）UV 光照射时没有先将核黄素从角膜上皮中清除干净有关。事实上，这些作者和许多其他来自 CXLUSA 小组的研究人员已经根据临床经验得出结论，那就是 Epi-On CXL 的治疗评估指标足以充分推荐该方法作为膨隆性角膜病变的一线治疗方法，如果明确膨隆有进展，后续还可以重复 Epi-On 或 Epi-Off CXL 治疗。不过，鉴于缺乏和 Epi-On CXL 有良好对照并分析术后视力稳定性、角膜形态和生物力学的远期研究结果，因此通过未来研究找到最佳的临床适应证和治疗参数将是至关重要的。

Epi-On CXL 的一项极有前景的应用就是基于角膜地形图和生物力学来进行选择性的治疗，以实现可控的角膜形态优化，从而有预测性地同步改善角膜强度和光学性能。需要指出的是，膨隆角膜的生物力学改变是局部的，而非普遍的均匀减弱。弹性模量的局部下降会骤然引发一个周期的生物力学失代偿，这种失代偿是由不对称的生物力学特性驱动的。Seven 等[151]的研究显示散光量有临床意义的显著下降可能与 CXL 中的照射图形有关，散光的下降幅度则取决于患者的角膜形态、有效的交联图形和方向。其他测量 CXL 引起的生物力学改变的新方法也同样有助于我们理解 CXL 或是 ISCR 植入术的效果。Sinha 等[152]绘制了一个特别的超弹性模量，这是一个使用角膜地形图来确定角膜膨隆眼的患者特异性的有限元模型。在这个模型的研究中[129]，患眼 CXL 术后的角膜弹性模量有所增加，这可能与角膜地形图的改变相关。这项研究强调了患者个性化治疗方案的重要性，包括可能通过角膜地形图引导的方法进行 CXL。Kanellopoulos 和 Asimellis[153]探讨了一种临床可行的新应用，那就是角膜地形图引导的 CXL（包括 Epi-On 和 Epi-Off CXL），期望可以实现远视化的屈光改变[153]。这类方法只有在上皮愈合和角膜基质重塑这些重要变量不再是术后康复的内容时，才可能成功。

要点

• Epi-On CXL 是安全有效的，因为它是一种视力丢失和并发症风险都极低的 CXL 方式。

• 因其无创性的特点，所有年龄组和不同膨隆程度的患者对 Epi-On CXL 都有很好的耐受性。

• Epi-On CXL 治疗时核黄素充分加载的关键包括加载的均匀性，即核黄素分布均匀还是有缺失，以及加载的浓度（密度）。加载时间可以变化。

- 在 UV 光照射之前和照射过程中，更加精确地测量核黄素在角膜中的浓度是很有必要的，因为这样可能实现定量预估 Epi-On CXL 作用下角膜加固的范围和程度。

- 鉴于缺乏和 Epi-On CXL 有良好对照的远期研究结果，通过未来研究找到最佳的临床适应证和治疗参数将是至关重要的。

- Epi-On CXL 的一项极具前景的应用就是基于角膜地形图和生物力学来进行选择性的 CXL 治疗。

快速角膜胶原交联方案:循证分析

自从首批 CXL 治疗进展性圆锥角膜和术后角膜膨隆疗效的临床报告[118,120]发表后，就引起了国际性的广泛关注和研究。到目前为止，已经有大量从标准方案（通常称为 Dresden 方案）延伸出的概念验证、基础科学研究和临床报告[118,154-161]。

标准方案具有明确的有效性和被认可的安全性。但是，该方案也存在缺点，促使我们去修改它，无论是改善安全性和有效性，还是缩减治疗时间，以及最终避免去除角膜上皮，都是为了达到最佳的治疗效果。在这些缺点中，临床上最重要的问题是治疗的时间。标准方案需要 30 分钟或更长的时间进行核黄素浸泡，之后还有 30 分钟的照射时间。如果治疗时间能够缩短，将有利于临床操作和患者对手术的耐受性。这对于年轻的患者群体尤为重要，他们从 CXL 中的获益也会达到最大程度。

下面要讨论的 Bunson-Roscoe 互反律指出，只要给予的辐照总能量相同，即便标准方案有所改变，也能产生相同的效果。不过，患者体内其他因素所起的作用也有可能影响这个基本规则。

为了更好地理解目前的 CXL 方案，必须验证文献的内容，以确立概念验证、标准和快速方案的解剖学特征，以及比较临床结果。

快速角膜胶原交联术:概念验证

光化学反应的 Bunson-Roscoe 互反律指出，UV 的光化学效应与所给予的辐照总能量成正比，无论每个方案的照射时间和辐照度如何变化，总能量相同的方案效果应该相同[162]。标准方案以 $3mW/cm^2$ 的辐照度照射 30 分钟，总能量为 $5.4J/cm^2$。这种方法在离体猪眼和人眼的研究中显示，与对照组相比，角膜硬度增加了 70%[154,155]。

将这些参数进行各种变化，但总能量仍保持 $5.4J/cm^2$，对各种组合结果进行了评估。Wernli 及其同事发现辐照度在 $3mW/cm^2$～$34mW/cm^2$ 之间的治疗是有效的，超过 $45mW/cm^2$ 疗效迅速下降[163]。该小组还发现，与对照组比较，标准（$3mW/cm^2$，30 分钟）和快速（$10mW/cm^2$，9 分钟）治疗方案具有相同的生物力学效应（表现为杨氏模量的变化）[164]。然而，同样是发生 10% 应变时的杨氏模量的变化研究，Hammer 及其同事却发现随着 UVA 辐照度的增加，硬化效应逐渐减弱，$3mW/cm^2$ 与 $9mW/cm^2$、$3mW/cm^2$ 与 $18mW/cm^2$ 比较有显著差异，$3mW/cm^2$ 和 $9mW/cm^2$ 的效果与对照组比较均有显著差异，但 $18mW/cm^2$ 与对照组相比没有差异[165]。

使用不同的技术如扫描式声波显微镜，Beshtawi 及其同事发现 $3mW/cm^2$ 和 $9mW/cm^2$ 方案结果没有差异[166]。使用共焦显微镜，Touboul 及其同事比较了标准、快速（$30mW/cm^2$，3 分钟）和 Epi-On 方案后的角膜改变，发现标准和快速方案都有相似的基底神经丛和前基质角膜细胞改变，但没有发现 Epi-On 治疗后变化的证据[167]。

CXL 术后角膜基质分界线

Seiler 和 Hafezi[168]最先报道了标准 CXL 方案治疗后明显的角膜分界线(图 4.7)。分界线被认为代表了 CXL 治疗的深度，从而可以作为评价有效的生物力学影响的替代指标。总量分析发现，几乎所有的标准 CXL 术后都存在这种分界线，深度约为 $300\mu m$[169-173]。

与标准方案不同，其他大多数的 CXL 方案，包括快速交联和离子导入 CXL，分界线的密度都更低，更弥散(图 4.8)，仅在较少数病例才明显可见[135,173,174]。相反，Kymionis 及其同事发现标准 CXL 和调整后的快速方案 ($9mW/cm^2$,14 分钟)，它们的分界线没有区别[172]。

标准 CXL 和离子导入法 CXL 之间的这些差异与它们之间的疗效差异有很好的相关性[135]。标准和快速 CXL 术后分界线相似也预示着这两种方法的疗效相似。不过，也有人质疑分界线的意义，认为它仅仅代表角膜细胞的微小变化而非疗效的体现。

快速 CXL 的临床结果

与标准方案相比，关于快速 CXL 方案的研究结果相对较少。而且，被称为"快速"的方案也几乎没有统一的标准。不过，迄今为止大多数文献都认为标准和快速方案是等效的。

Tomita 及其同事报道了两组不同患者 CXL 术后结果，采用了相似的快速方案 ($30mW/cm^2$,3 分钟)[175,176]，但核黄素的浸泡时间不同(10 分钟[175],15 分钟[176])，所有的测量结果都与标准方案接近。这些相近的检查结果包括视力(UDVA 和 CDVA)、主觉验光、角膜曲率读数、眼反应分析仪 ORA(Reichert,Inc.)和动态 Scheimpflug 分析仪(Corvis ST,Oculus,Inc.) 测量的角膜生物力学参数。同时，角膜内皮计数也没有差异。

Hashemian 及其同事报道了标准和快速 ($30mW/cm^2$,持续 3 分钟)方案术后 15 个月的随访结果，两组之间的结果相似。他们还发现快速方案的前基质角膜细胞密度降低较少，基底神经丛的破坏较少。Ozgurhan 及其同事也报道了快速方案的基底神经丛破坏更少[177]。这些发现意味着快速方案可能会使 CXL 治疗后整体角膜的恢复更迅速，提高了手术的安全性。

CXL 治疗中氧气的作用及其对快速 CXL 方案的意义

氧气在 CXL 反应中发挥着基础作用，更好地理解这种作用将促进治疗方案的优化。

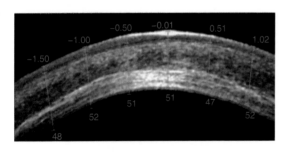

图 4.7　标准 CXL 术后的角膜分界线。标注明显分界线的深度约为 $300\mu m$。

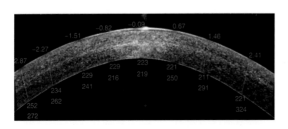

图 4.8　快速 CXL 术后的角膜分界线。分界线存在，但更淡、更浅，约为 $220\mu m$。

Richoz 及其同事在低氧环境下给离体猪眼角膜进行 CXL 治疗，发现在这种条件下进行 CXL 治疗的角膜没有表现出像常规 CXL 后生物力学稳定性增加的效果[178]。这表明氧气对于 CXL 过程中生物力学性能的改变是必不可少的，并且角膜氧气扩散能力的限制也会影响 CXL 的过程。

这些发现可能有助于解释，为什么除了核黄素渗透减少之外，保留上皮（Epi-On）方案无法将生物力学硬度增加到可以阻止 KC 进展的水平，特别是在儿童患者中[179,180]。现在已经使用各种技术来提高 Epi-On 方案的有效性。这些技术包括改变光源照射方式（脉冲式，或以开关交替的方式）来试图提高氧饱和度[181]，以及修改照射参数以增加总的辐照能量[172,182]。这些调整方案的最终效果仍有待确定，并且需要更多病例、更长时间的随访来验证。

结论

标准 CXL 的疗效是无可争议的。随着 CXL 过程中更多影响因素得到更好的理解，对各个参数的修改可能会提高疗效，或是在维持目前疗效的同时改善总体治疗时间和患者体验。有合理的概念验证的数据表明快速方案是有效的；然而，这些发现并不完全一致。已被证实的解剖学上的改变与标准方案结果相似。快速方案的早期结果令人鼓舞；不过，在宣称快速方案和标准方案等效之前，需要更多的数据来支持，并且术语的规范化有助于更好地量化和比较各种"快速"方案。

> **要点**
> ● 快速方案对医生和患者来说都极具吸引力，因其可以明显缩短 CXL 的治疗时间。
>
> ● Bunson-Roscoe 互反律表明，只要 UV 光的总辐照能量保持不变，不同快速方案可以达到相同的效果。
>
> ● 快速方案的临床结果尚不明确，一些小组发现效果和标准方案相似，而另一些则报道效果偏弱。
>
> ● 氧气的作用就相当于 CXL 过程中的驱动剂，其消耗量超过某一特定点可能会限制"快速"方案的效果。

准分子激光和屈光手术联合角膜胶原交联术

核黄素（维生素 B_2）和 UVA 诱导的 CXL 是目前治疗进展性 KC[184] 的常规方法[183]。Dresden 方案 10 余年的应用经验证明了 CXL 的有效性[118,185]。该技术能够增强角膜的硬度，抑制膨隆的进展[186]，适用于包括 KC 在内的膨隆性角膜病变，如 PMD[187] 和 LASIK 术后角膜膨隆[120]。

CXL 最初仅用于治疗膨隆性角膜病变，但目前由于其术后优化的屈光效果得到了越来越多的关注和评估，毕竟屈光效果对日常生活影响非常大。同时，CXL 还可以联合其他手术包括 TG-PRK、TE-PTK、ICSR 植入术、PIOL 植入术等，为患者矫正屈光不正提供了更广泛的选择。

角膜地形图引导的准分子切削联合 CXL 是可选择的术式之一[4,188]。该方案的首次报道显示，1 例圆锥角膜患者在 CXL 术后 1 年接受了 TG-PRK 手术，屈光状态获得了显著的临床改善。该方案的手术时机和顺序、最大切削深度以及丝裂霉素 C 的应用都在不断改进，已有研究证明，与 CXL 术后 6 个月以上再接受 PRK 的患者相比,部分角膜地形图引导的 PRK(partial TG-PRK)后立即行 CXL 的患者视觉恢复情况更好 [7]。还有其他一些在 KC 和 LASIK 术后角膜膨隆患者实施了 TG-PRK 后立即行 CXL 的研究,证实了该联合手术的安全性、疗效和远期稳定性[8,9,13-15]。

我们在雅典的团队贡献了许多由标准 CXL 技术改良而来的手术步骤:

(1)更高的辐照度。

(2)使用无右旋糖苷的核黄素溶液。

(3)CXL 联合角膜地形图引导的准分子切削(切削步骤的目的是使角膜形态更规则)治疗膨隆性角膜病变的手术方案(Athens 方案)。

(4)预防性 CXL 联合近视和远视 LASIK。

(5)飞秒激光制作角膜基质口袋联合 CXL。

(6)屈光性角膜基质交联(PiXL)。

具体地说,我们将快速、高辐照度 CXL 技术应用于 LASIK 术后角膜膨隆[189],并将其作为预防性 CXL 应用于 LASIK[190],还将该技术联合飞秒激光制作角膜基质口袋治疗角膜膨隆[184],去除角膜水肿[191]来治疗大泡性角膜病变[192],作为预防性 CXL 加固供体角膜片联合 Boston 人工角膜移植术[193]。

Athens 方案

Athens 方案(AP)[194]包括准分子激光去除上皮(50μm)、部分角膜地形图引导的准分子基质切削、高辐照度 UVA 照射(10mW/cm², 10 分钟)的快速 CXL。其中角膜地形图数据来源包括基于 Placido 环原理的 Alcon/WaveLight(WaveLightAG, Erlagen, Germany)Allegro Topolyzer Vario 角膜地形图仪,和基于 Scheimpflug 成像原理的 Alcon/WaveLight Oculyzer(Pentacam)(Oculus Optikgerate GmbH, Wetzlar, Germany)[195]。该方案的最新变化包括引入眼球旋转调整(Alcon EX500 准分子激光仪)、50μm 的 PTK 切削、扩大过渡区及术后应用自体血清。

已有大量关于 CXL 同步联合或不联合准分子激光角膜切削(切削步骤的目的是使角膜形态更规则)的研究报道,从中得到的共识是该联合方案能够加固角膜,有助于阻止角膜膨隆进展,并且改善角膜曲率、屈光状态和视力,但关键问题是这些变化是否具有远期稳定性。例如,术后角膜是否处于"静止"状态? 有无曲率的改变或者厚度的变化? 由于 Athens 方案切削了部分角膜浅表基质,上述问题更适用于实施该方案的病例,毕竟常规情况下不建议切削膨隆的薄角膜。然而,角膜地形图引导的切削目的是使前部角膜形状更规则,从而帮助提高视觉修复的程度,单纯 CXL 不能达到这样的效果。图 4.9 描述了 Athens 方案的基本步骤。

早期的研究结果[8]及光学相干断层成像(AS-OCT)的定量研究结果[196]证实了该治疗方案的远期稳定性[16]。我们对大量长时间随访的样本进行敏感性分析后,得出了 Athens 方案有效的可靠结论[16]。我们监测视力的变化,使用 Pentacam 进行定量分析,重点关注角膜曲率和厚度等关键参数[197]。观察手术导致的变化及术后的进展情况。我们还纳入了两种客观且敏感的角膜前表面形态指标——高度偏中心指数(IHD)和表面变异指数(ISV),这两个指标比角膜曲率和视觉功能分析更敏感,其数值较低表示角膜更规则:低 IHD 表明锥体更平坦、更居中;低 ISV 提示角膜前表面更规则。

我们的研究结果表明,Athens 方案术后远期视觉功能的修复和改善,以及 CXL 的作

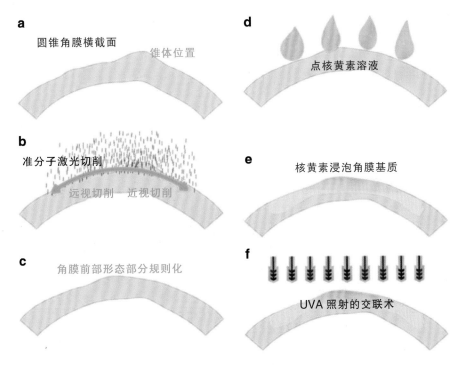

a　圆锥角膜横截面　锥体位置

b　准分子激光切削　远视切削　近视切削

c　角膜前部形态部分规则化

d　点核黄素溶液

e　核黄素浸泡角膜基质

f　UVA 照射的交联术

图 4.9　Athens 方案的基本步骤。

用可以弥补术中切削导致角膜变薄所带来的风险。通过测量 UDVA 和 CDVA,我们发现该方案术后视力恢复优于单纯 CXL。从术后 1个月到 3 年,视力持续改善,最终 CDVA 为+0.20,UDVA 为+0.38[199]。

近 10 年的临床研究发现许多病例术后角膜存在平坦化的趋势,散光术后 1 个月平均降低 5%,到术后 3 年平均降低 8%。同行评议报道很少且发表较晚[123,200]。ISV 和 IHD 的最新研究报道显示,IHD 和 ISV 在术后也有改善。具体来说,我们的数据显示 ISV 从术后1 个月下降 16% 到术后 3 年下降了 24%;而IHD 的变化更为显著:从术后 1 个月下降32% 到术后 3 年下降了 41%[201]。

角膜前表面形态规则化和锥体位置居中化[7],可证明 IHD 早期的变化非常明显,这种变化在术后 1 个月即可观察到。之后角膜曲率变得更为平坦,也提示前表面形态的进一步改善。图 4.10 展示了 1 例 30 岁男性患者接受 Athens 方案后角膜的改变。

Athens 方案包括部分角膜基质切削,因此术后角膜厚度尤其是最薄角膜厚度(TCT)会有所下降。具体来说,由 Pentacam 测量的平均 TCT 在术后 1 个月时减少了 97.96μm,下降约 22%。但出乎意料的是,术后角膜厚度出现反弹,逐渐增厚,到术后 3 年时平均增加16.57μm,即上升了 4%。以术后 1 个月时的TCT 为基线,1 个月之后的角膜增厚成为讨论热点[202,203]。而在另一个报道[204]中,TCT 最低值出现在术后 3 个月。该研究发现 82 只眼(仅进行单纯 CXL 治疗)在术后 1 年的平均角膜厚度比术后 3 个月时增加了 24μm。我们的研究发现接受 Athens 方案的 212 只眼在术后 1年(以术后 1 个月结果为基线)角膜增厚了12μm,与最近的一项研究结果一致[202]。因此,CXL 引起的基质改变不仅能够有效地阻止角

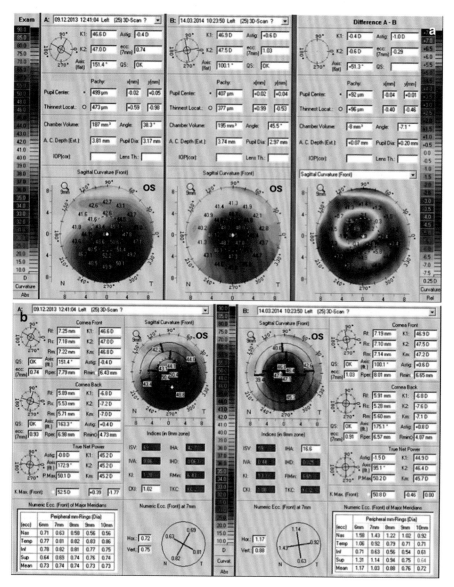

图 4.10　一名 30 岁男性患者接受 Athens 方案。术前患者的验光度数及 CDVA 为–1.00/–2.75×98=0.65（小数记录法）；术后 6 个月，患者仅有–1.50D 近视，无散光，CDVA 达到 1.0（小数记录法）。上图：轴向曲率图，术前（左图），术后 3 个月（中间图）和差异图（右图）。下图：角膜地形图的比较。术后所有角膜前表面不对称指数均表现为不同程度的下降，尤其是高度偏中心指数（IHD），从术前的 0.063 下降为术后的 0.025。

膜膨隆，而且还能促使角膜表面变平和基质增厚，这些改变似乎比预期的更持久。

LASIK 联合角膜胶原交联术（LASIK–CXL）

　　CXL 与屈光手术的第二种应用方式是预防性 CXL 联合 LASIK 矫正近视或远视[205]。

LASIK 能够提供较好的可预测性和稳定的视觉效果[206-208]，但是在中高度近视眼（等于或超过–6.00 D）[209,210] 术后远期会出现屈光回退[211-213]。Alio 等[214]的研究报道称，1/5 的患者，即约 20.8%的高度近视患者，术后会由于过矫、欠矫、屈光回退而需要二次手术。我们矫正高度近视 LASIK 的经验也提示术后远期角膜有轻微的(0.50 D)变陡趋势[215]。因此,对于高度近视导致剩余基质厚度较薄的患者和暂时未表现出角膜膨隆风险的年轻患者,我们有理由尝试 LASIK 联合预防性 CXL[216,217]来增加角膜的硬度,从而降低远期近视回退的风险[190,218,219]。

我们将 140 只眼分为 LASIK-CXL 组和单纯 LASIK 组[220],在两年时间内研究两组角膜的术后屈光状态和稳定性,两组间角膜切削区、瓣厚度、手术医生、所用激光及术后药物治疗完全匹配。与单纯 LASIK 组相比,LASIK-CXL 组的术后评估并没有发现任何临床或角膜形态的并发症,两组的视觉恢复(CDVA 和对比敏感度)无明显差异。LASIK-CXL 组未引起任何视力损害,术后的屈光状态、可预测性和稳定性都取得了良好的结果。

两组间的稳定性比较则表明,在单纯 LASIK 中,平坦子午线和陡峭子午线的曲率值均有轻微增加,提示轻度的角膜渐进性变陡。平坦子午线变化了+0.57 D,陡峭子午线变化了+0.54 D。数据显示术后远期,角膜有轻微的变陡趋势,这与我们之前的报道一致[215]。如图 4.11 所示,LASIK-CXL 组(平坦和陡峭子午线曲率分别变化了+0.03 D 和+0.05 D)术后没有发生明显角膜变陡的趋势,提示 CXL 与 LASIK 联合术在术后远期形态的变化上具有一定的优势。

LASIK-CXL 的手术技巧

准分子激光切削矫正屈光不正之后,将角膜瓣对折并使用干燥的 Wexel 海绵保护,随后将 0.10% Vibex Rapid (Avedro Inc. Waltham,MA)核黄素溶液置于暴露的角膜基质床 60 秒。这种核黄素溶液由生理盐水稀释(低渗程度非常轻微)并与 HPMC(右旋糖酐的替代物)混合制成(见图 4.12 和图 4.13)。

在浸泡完成后,将角膜瓣复位,冲洗干净残留的核黄素,随即使用 KXL 系统(Avedro Inc.Waltham,MA)提供的 45mW/cm² 的 UVA 照射 80 秒,达到累积能量 3.6 J/cm²,如图 4.14 所示。上述照射参数是经过交联技术早期照射参数(辐照度为 45mW/cm²,总能量为 2.4 J/cm²)的调整而确定的。设计 UV 照射参数(辐照度和照射时间)时考虑到了下面几点:①照射能量为传统 CXL 方案总能量的一半;②缩小照射范围,以将交联范围控制在角膜瓣区域内;③减少角膜瓣脱水和皱缩的可能。图 4.15 描述了 LASIK-CXL 的基本步骤。

术中需要避免核黄素浸泡角膜瓣和蒂,防止角膜瓣发生交联反应,因此须将角膜瓣折叠并加以保护(见图 4.12)。然而,由于角膜瓣会与核黄素浸泡的基质接触,因此,在 UVA 照射时(时间很短),少量核黄素会渗透进入角膜瓣,交联反应不可避免。我们必须考虑到以下几个方面:如果核黄素预先浸泡了角膜瓣,由于角膜瓣在基质床上方,角膜瓣将先吸收大量 UVA;但是这不仅不能进一步提高角膜生物力学的稳定性,还会对术后屈光效果产生负面影响。因为 110μm 厚的角膜瓣也许只有 60μm 基质(胶原纤维)发生交联反应,有可能会导致基质不良收缩。不过,"交联"后的瓣–基质界面黏附力可能会增强[221]。

在核黄素浸泡基质床后进行 UVA 照射的过程中,需要考虑以下几点:

- 角膜瓣掀开状态下交联基质床时,角膜瓣脱水和皱褶的潜在可能性也会增加,因此我们将 LASIK-CXL 病例的瓣厚度设置限制为 110μm(远视病例设置为 135μm)。

- 复位角膜瓣后再进行交联,可使前部

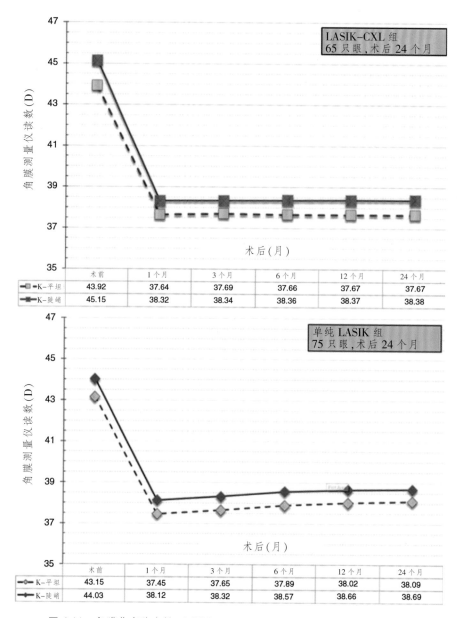

图 4.11   角膜曲率稳定性:上图为 LASIK+CXL 组,下图为单纯 LASIK 组。

剩余基质床得到有效的加固。尽管角膜瓣避免了核黄素浸泡,但 CXL 可促进角膜瓣内表面与基质床表面之间产生部分黏附作用,并可能消除它们之间的缝隙,而标准 LASIK 术后组织病理学结果显示瓣下存在一个充满无定形沉积物的小空间。

• 众所周知,CXL 具有消毒作用,在复位

角膜瓣后进行交联可减少角膜瓣被手术室环境中的空气微生物或污染物感染的概率,可作为辅助消毒方法。

我们关于 LASIK-CXL 的技术理论在大量的临床研究和实验室研究中都得到了证实。体外研究已确认,只有瓣下的剩余基质可受益于 CXL,角膜强度较对照组增强至接近 120%,而

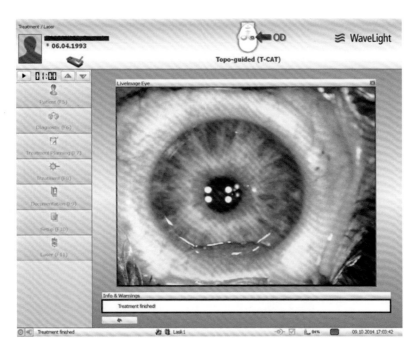

图 4.12　制瓣及激光切削后，暴露的角膜基质床由 0.1% 核黄素浸泡 60 秒，注意不要将瓣的内表面暴露。

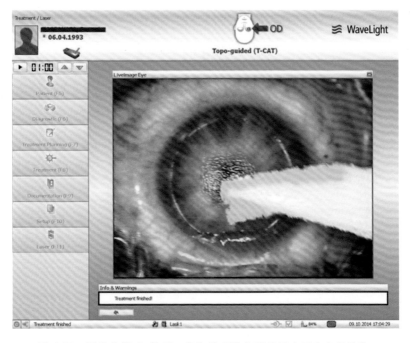

图 4.13　浸泡完毕后，使用三角海绵吸除角膜基质表面多余的液体。

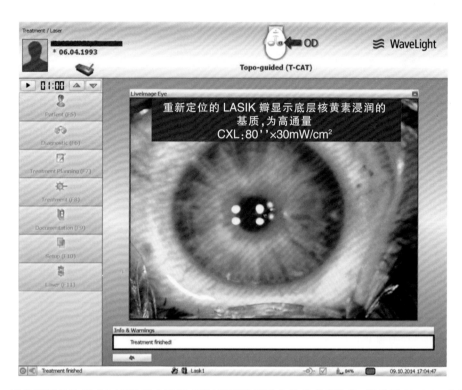

图 4.14   将角膜瓣复位完成 LASIK 手术过程，可以观察到基质内的核黄素染色，随后用 30mW/cm² 紫外线照射 80 秒。

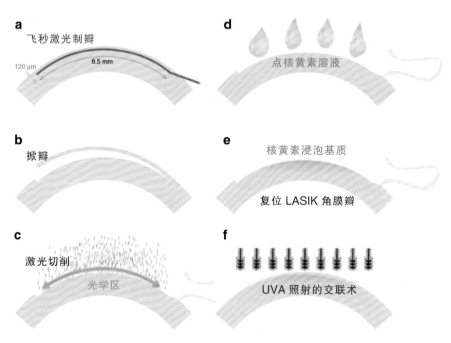

图 4.15   LASIK–CXL 的基本步骤。

对照组和角膜瓣没有表现出 CXL 效应[222]。

需要考虑的是，应用 CXL 可能会导致角膜曲率变平坦。我们的临床经验和同行文献已证实 CXL 效应可随着时间的推移而持续存在[16]。治疗性交联后的角膜远期仍会有约 0.30D 的平坦化趋势。因此，在考虑行 LASIK-CXL 手术时应注意以下两个因素：

• KC 是不稳定的、发生膨隆的角膜疾病，而联合手术目前应用于健康的角膜。

• KC 治疗需要"全能量"处理(最高可达 6J/cm²)，而联合手术(LASIK-CXL)只接收了"部分能量"处理(2.4J/cm² 或 3.6J/cm²)，相当于标准能量的一半。

当考虑以上因素时，可以估计预防性 CXL 术后远期的角膜变平坦趋势会非常有限。这方面仍需要进一步的长期随访研究。

图 4.16 为 LASIK-CXL 的临床示例。

角膜地形图引导的 PRK (TG-PRK) 联合 CXL 的手术指南[6-8,188,223-227]

(1)入选标准

• 膨隆性角膜病变患者。

• 角膜最大中央切削深度不超过 50μm。

• 预计术后剩余基质厚度>350μm。

• 不伴随其他角膜病变或瘢痕。

• 应告知患者各种主流的治疗方案。

• 应获得所有患者的知情同意。

(2)临床检查

• 术前评估，包括全身状况及眼部病史评估。

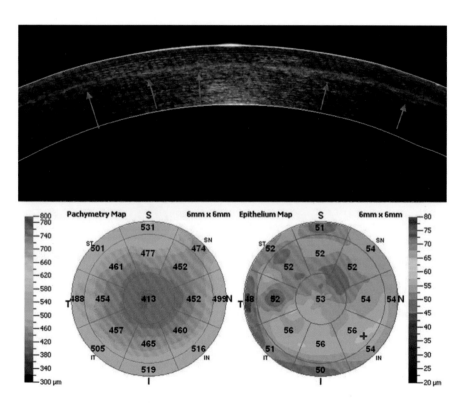

图 4.16　AS-OCT (RTvue,Optovue,USA) 测得的近视 LASIK 术后 1 个月的图像，显示在 LASIK 瓣下方反映 CXL 效应的高反射分界线，左下图为角膜厚度图，右下图为角膜上皮厚度图。LASIK-CXL 术后角膜上皮重塑方式与常规不同，该研究已发表。

- 电脑验光、自动角膜曲率测量和 IOP 测量。

- 8 张有效、可靠的角膜断层扫描成像图。

- UDVA 和 CDVA。

- 主觉验光和睫状肌麻痹后验光。

- 眼前段和后段的裂隙灯检查。

（3）重点

- 双眼的屈光状态。在一些重度 KC 病例中，该技术可能会导致高度屈光不正，从而引起屈光参差，框架眼镜可能无法矫正，只能借助于角膜接触镜或 PIOL。

- CXL 存在潜在的远视漂移效应（平坦效应），因此目标术后屈光度数应减少−1.0 D 以内。

- 彗差。可能在散光过矫的情况下出现，可通过欠矫散光来避免。重度 KC 更为明显，轻中度 KC 影响不大。

- 在主觉验光和角膜地形图的散光轴向相差小于 15°的情况下，轴向应选择主觉验光的数据。否则建议不处理屈光不正，切削模式仅为角膜形态规则化。

- 可以处理 70%的散光，如果角膜厚度足够，可考虑切削部分近视度数，但记住要尽量避免切削圆锥顶点。

- 尽量选择较小的光学区（如 5.5mm）来保留足够的角膜组织，如果切削深度不大，光学区域可以放大到 6.5mm 以获得更好的视觉效果。

（4）技术限制

- 角膜上皮厚度不规则。常规切削设计是按照正常的角膜上皮厚度 50μm 来计算的，而圆锥顶点上皮厚度可能不到 30μm，这种差异会影响手术参数的计算，因此需要通过测量上皮厚度来消除这种影响。

- 重度 KC 患者术后屈光结果可预测性较差，在设计切削方案时可以不考虑屈光不正的矫正。

- 针对正常眼预先设定角膜曲率值（K 值）或角膜厚度的方法不适用于 KC 患者。手术医生必须熟悉切削设计软件，并为每位 KC 患者计算手术参数，然后才能给患者实施这种手术方案，并对潜在的屈光和视觉效果进行分析。

- 这是一种切削角膜的过程，因此受限于角膜厚度。

图 4.17 至图 4.19 为 TG-PRK 联合 CXL 手术指南的临床实例。表明这种方案能有效矫正轻度到中度 KC 患者的视力。

要点

- 实践 Athens 方案 12 年以来，我们有充分的证据表明，角膜地形图引导的少量屈光矫正（规则化角膜形态）联合高辐照度 CXL 术后角膜对称性明显改善，BCVA 改善，CXL 效果更强。可伴随近视漂移，大多数患者需要佩戴框架眼镜或角膜接触镜，但都能得到改善和稳定的视觉功能。

- 很多离体及在体研究，包括我们团队的研究，都已证实 CXL 联合常规 LASIK 能够稳定所有远视病例 LASIK 术后的屈光状态，以及年轻高度近视患者术后的屈光状态。

角膜交联中使用准分子激光 PTK 去除角膜上皮

大概 15 年前，Seiler 及其同事首次报道了应用 CXL 来阻止 KC 的进展。多项研究证实了 CXL 技术的安全性和有效性[118,154,155,158,159]。虽

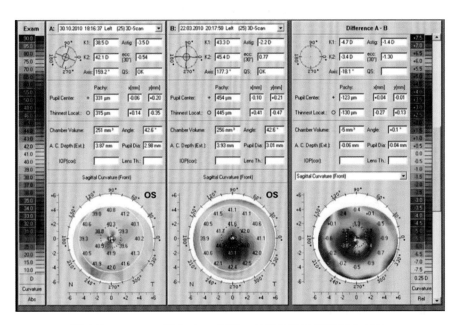

图 4.17　TG-PRK 联合 CXL 病例 1，显示角膜 K 值下降了 6.0D。

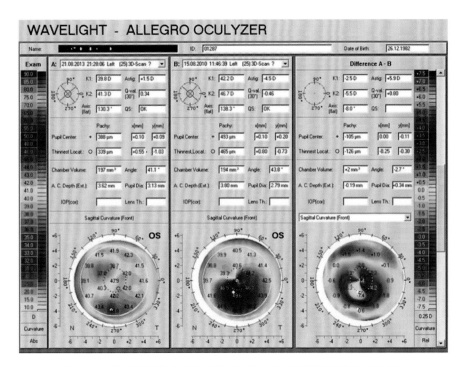

图 4.18　TG-PRK 联合 CXL 病例 2，显示 K 值下降幅度超过了 7.0D。

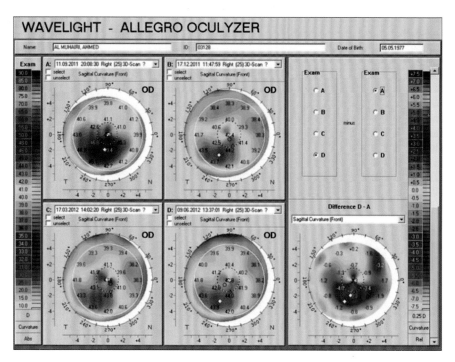

图 4.19   TG-PRK 联合 CXL 病例 3,显示 K 值下降幅度超过了 5.0D。

然在美国还没有得到 FDA 的批准,但来自世界各地的几项研究都得到了令人鼓舞的结果,CXL 不仅阻止了 KC 的进展, 也改善了 UDVA[125,186,228]。Seiler 及其同事所研究和报道的最早的交联技术为 Epi-Off CXL（即 Dresden 技术[118]）。

Dresden 技术

Epi-Off CXL 流程(Dresden 技术[118])如下：表面麻醉(如点丙氧基乙酰水杨酸 0.5%滴眼液)后,去除中央 8~10mm 的角膜上皮,点核黄素溶液(0.1%核黄素-5-磷酸和 20%右旋糖酐 T-500)30 分钟,370nm UVA 照射 30 分钟,照射期间每隔 5 分钟点核黄素溶液,辐照度为 3mW/cm²。

术后应用抗生素滴眼液,佩戴具有高透氧性的绷带型角膜接触镜以减轻疼痛,术后 1 周局部应用抗生素及温和的激素滴眼液。患者通常在术后 5~7 天可摘除角膜接触镜,疼痛消失[118,154,155,158,159,228-230]。远期随访结果表明该技术安全有效[230]。

其他技术

在 Dresden 技术问世后出现了多种改良方案,目的是为了减轻术后疼痛,缩短手术时间,加快术后上皮愈合时间。该技术还联合其他手术方式如 ISCR[231]、PRK[14]、PTK[18],以及飞秒激光制作角膜基质通道[232]等。

1.保留上皮(Epi-On)技术

Epi-On 技术近期受到较多关注[143]。保留角膜上皮的情况下,将核黄素渗入角膜,以期加快术后上皮愈合时间,减轻术后疼痛。减少上皮创面开放的时间, 以降低感染的概率,使术后视力恢复更快, 术后佩戴 RGP 的时间点提前以更早一些。保留上皮技术也有许多方案。

有团队使用特殊的、能够穿透角膜上皮的核黄素制剂，在保留上皮的情况下再进行 UVA 照射，并声称他们的结果与 Dresden 方案的效果一致，但没有后续研究来进一步证实该方案的效果[18]。

其他研究通过麻药点眼，破坏角膜上皮的紧密连接，从而使核黄素渗透进入角膜，再进行照射[232]。这种技术的缺点是核黄素需要足够长的时间才能充分地渗入角膜，一些报道甚至长达 1 小时或 1.5 小时，而 Dresden 方案只需要 30 分钟。

充分的 CXL 反应需要 3 个条件：①充分的核黄素渗透；②足够的氧气；③无障碍[143]。目前 Epi-On 技术在这 3 个方面尚有不足：①核黄素的渗透减少；②进入角膜的氧气减少；③上皮的存在导致 UV 不能充分照射角膜。因此，在 Wollensak 等的实验室研究中发现，Epi-On 方案的交联效果仅为传统 Dresden 方案的 20%[148]，并且没有后续的远期研究支持该方案的有效性和安全性。

Al Fayez 等将 Epi-On 和 Epi-Off 分别用于进展性 KC 的治疗，来比较两者的安全性和有效性。3 年随访研究结果显示，Kmax 在 Epi-Off 组中平均降低 2.4D，没有患者出现 KC 进展。在 Epi-On 组，Kmax 平均增加 1.1D，20 例患者（55%）显示 KC 进展。他们总结，Epi-Off CXL 相较 Epi-on CXL 阻止 KC 进展的有效性更好（P<0.0001）。

我们重复了 Wollensak 和 Al Fayez 等的研究发现，最初用 Epi-On 技术治疗的患者术后出现 KC 进展，仍然需要再次进行交联治疗[233]（见图 4.20）。目前，我们将 Epi-On 技术仅用于某些不适合行 Epi-Off 治疗的患者，包括①角膜很薄的患者，不符合 Epi-Off 技术的适应证；②年龄较大的患者，需要有交联效果但可以稍弱一些；③少见的精神障碍患者，适合术后恢复较快的 Epi-On CXL[234]。目前有研究在 Epi-On CXL 中使用离子导入或制作角膜基质通道使核黄素尽可能多地进入基质，以保证治疗的有效性[135,232]。

在临床实践中，我们认为 Dresden 方案疗效最为明确，是膨隆性角膜病变的首选治疗方案。改良后的 Dresden 方案应用 PTK 去除角膜上皮，在疗效不变的前提下可以得到更好的视力恢复，更容易进行术后角膜接触镜的验配[235]。

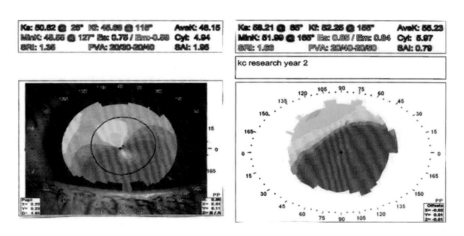

图 4.20　1 例 16 岁的女性患者接受 Epi-On CXL 手术治疗前后的角膜地形图对比，提示 1 年内进展 8.0D。

2.准分子激光在圆锥角膜患者中的应用

20世纪90年代初，准分子激光被首次引入临床研究时，排除了早期KC患者，仅用于正常角膜的近视患者或规则散光患者。FDA关于准分子激光的适应证中也明确排除了KC患者。目前，我们认为不能对KC患者施行LASIK，因为它可能导致LASIK术后角膜膨隆和患者满意度的下降[236]。虽然我们的早期观念认为PRK也是KC患者的禁忌证，但后来对应用PRK于KC患者的观点有所改变。约15年前，部分患者一只眼角膜移植，对侧眼为早期KC或FFKC，且不能耐受角膜接触镜。我们决定对12例患者进行一项小型研究，即实施PTK和PRK来矫正近视及不规则散光，我们称之为"PRK-Sm"。Sm代表"抛光"（smoothing）技术，由Paolo Vinciguera率先报道，每隔5秒在角膜中央点25%的透明质酸钠溶液，并用湿Weck海绵擦拭、润滑角膜表面，直到PTK完

成[237]。图4.21和图4.22分别为PRK-sm术前及术后角膜地形图，提示表面不规则指数（SRI）有所降低。术后患者UDVA基本都在20/30以上，其中多数达到20/20。所有患者均在35岁以下，对患者进行术后约15年的长期随访，未发现术后进行性角膜变薄。由此可见，在控制切削量的基础上对合适的KC患者行PRK术较为安全。

之后在澳大利亚和印度KC患者上的一些研究也证实了上述结论[238,239]。

Alpins在澳大利亚的一项研究为应用PRK来矫正FFKC和轻度KC患者的近视和散光，观察了术后角膜和屈光参数。该手术用Alpins矢量分析技术，用VISX STAR 1或STAR 2 激光仪对 45 只 FFKC 眼或轻度 KC 眼进行激光角膜手术来矫正散光，纳入标准为 CDVA 20/40 或更好，裂隙灯检查未发现 KC 体征，平均角膜曲率小于 50D，角膜形态和屈光

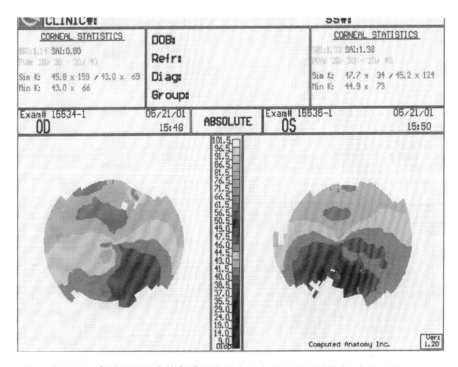

图 4.21　轻度 KC 患者的角膜地形图表现为中心不规则散光，参见右图。

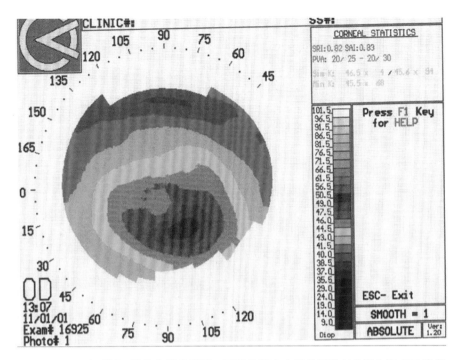

图 4.22 PRK 术后同一眼的角膜地形图。可见角膜中央不规则形态有所改善,SRI 降低。

状态稳定至少 2 年。术后 32 只眼随访 5 年,9 只眼随访 10 年。术前,平均主觉验光散光为 -1.39 ± 1.08D(范围 0.45~-5.04D),手动曲率计测得角膜散光平均值为 1.52±1.18D(范围 0.35~4.75D),角膜地形图的角膜散光为 1.70±1.42D(范围 0.32~5.32D)。术后 12 个月,平均主觉验光散光为 -0.43 ± 0.40D,角膜曲率计测得的角膜散光平均为 1.05±0.85D,角膜地形图测得的角膜散光为 1.02±0.83D。12 个月时,所有术眼 UDVA 为 20/40 及以上,56% 的术眼为 20/20 及以上;所有术眼 CDVA 为 20/30 及以上,89% 的术眼为 20/20 及以上,7 只眼 CDVA 下降,16 只眼上升。无 KC 进展病例。

Khakshoor 等评估了 40 岁以上、剩余角膜基质厚度 $\geq$400μm 的轻中度 KC 患者 PRK 术后的远期效果。这项前瞻性研究是在伊朗马什哈德的角膜研究中心进行的。纳入标准为 40 岁以上、KC 分级 Ⅰ/Ⅱ、近 2 年 KC 无进展患者。排除术后预期 CCT<400μm 的患者。使用 Technolas 217 Z 行 PRK(组织节省模式),切削后应用丝裂霉素 C。21 例患者(38 只眼)的末次随访(平均 35 个月)参数采用配对 t 检验和卡方检验进行分析,其中 20 只眼(52.6%)为 Ⅰ 级 KC,18 只眼(47.4%)为 Ⅱ 级 KC。与术前相比,平均 UDVA、CDVA、MRSE、柱镜和角膜曲率读数显著改善($P<0.001$)。两眼(5%)CDVA 丢失两行。随访期间无一例发生角膜膨隆进展。研究者得出结论,在 40 岁以上的 Ⅰ/Ⅱ 级 KC 患者中,PRK 不会导致 KC 进展,剩余 CCT 超过 450μm 似乎足以防止 KC 进展。

有研究将 ISCR 植入与 PRK 相结合,以减少 KC 患者的近视和散光[41]。这些患者需要在术中使用丝裂霉素 C,以防止 ISCR 瘢痕形成。加拿大的 David Lin 则使用角膜地形图引导的准分子激光手术来改善原计划行角膜移植术的患者视力,增强角膜接触镜的耐受性[14]。虽然该方式切削了更多的角膜基质,但远期随访证实了其安全性和有效性。

3.PTK 联合 CXL

PTK联合CXL方案是对Dresden Epi-Off方案的调整,即使用准分子激光去除角膜上皮(TE-PTK)之后进行CXL[18],由希腊的Kymionis团队首先提出,他们的一项研究对34个进展期KC患者(38只眼)分别使用了TE-PTK与机械法去上皮,再行CXL,并比较术后结果。所有患者均顺利完成CXL治疗。16人(19只眼)采用TE-PTK(组1)去除上皮,18人(19只眼)采用旋转上皮刷进行机械法去除上皮(组2)。比较术前和术后1、3、6个月和12个月时视力、屈光状态和角膜共焦显微镜的检查结果。所有患者均未发现术中或术后并发症。组1术后12个月平均UDVA和平均CDVA(LogMAR)分别从术前的0.99 ± 0.71和0.30 ± 0.26改善为$0.63\pm0.42(P=0.02)$和$0.19\pm0.18(P=0.008)$。组2术后12个月UDVA和CDVA均无明显改善$(P>0.05)$。组1术后平均角膜散光由术前的-5.84 ± 3.80 D降低至-4.31 ± 2.90 D$(P=0.015)$,而组2无显著差异$(P>0.05)$。随访期间两组组内内皮细胞密度改变无统计学意义$(P>0.05)$。由此得出结论,与机械法去除上皮相比,TE-PTK联合CXL术后具有更好的视觉和屈光结果。

Kapasi等[20,240]的最新研究报道为PTK去上皮与机械法去上皮后进行CXL治疗KC患者的远期疗效对比。术后随访时间为1、3、6个月和12个月。根据手术时间、Kavg和厚度测量选择连续的17只机械法去上皮KC患眼,并与17只

PTK去上皮KC患眼匹配。所有锥顶位于角膜中央。测量和比较手术前后MRSE、球镜度数、柱镜度数、CDVA和角膜厚度。术后12个月的平均CDVA变化在PTK去上皮组与机械去上皮组之间的差异有统计学意义$(P=0.031)$。PTK去上皮组术后12个月视力明显优于机械法去上皮组$(P>0.05)$。PTK和机械法去上皮组的平均视力分别上升了2.30 ± 0.96和0 ± 0.33行$(P=0.0036)$。对于术前与术后12个月的MRSE差值,PTK去上皮组和机械法去上皮组分别为0.78 ± 0.65和$0.17\pm0.65(P>0.05)$。他们的结论是术后1年PTK+CXL相较机械法去上皮+CXL具有更好的视觉效果。

Kymionis和Kapasi[240,241]最近发表的远期随访论文也证实了上述结论。PTK去上皮CXL术后视力和Kmax变平坦程度相较机械法去上皮CXL变化更为显著。

基于Kymionis和Kapasi的研究结果,我们开始对进展期KC患者实施调整后的Dresden方案,即PTK sm法去除上皮后行CXL[18,240,241]。

4.我们的角膜交联研究

在美国,CXL未能得到FDA批准,我们在FDA的IND下执行CXL。纳入标准包括诊断为LASIK术后角膜膨隆或KC,检查结果显示与1年前的Kmax、Kavg、柱镜度数或者主觉验光度数至少有1D的改变。患者均年满21岁,均须接受角膜地形图(Tomey 4)和主觉验光,并通过 OCT(Optovue)确认角膜变薄。我们的研究目的是比较 CXL 和 CXL 联合INTACS的结果。接受 INTACS 的患者的角膜厚度在7mm 的光学区内必须大于450μm。排除标准包括妊娠、活动性炎性疾病、角膜厚度小于400μm、角膜曲率大于58D、伴有角膜中央或旁中央瘢痕。

在这项研究中,所有患者接受了 Dresden CXL 方案。目前初步数据显示 CXL 联合 IN-TACS 可能会得到更好的视觉效果 (表 4.1);注意要先做 CXL,再做 INTACS。首先用飞秒激光制作环形隧道,再去除上皮,用核黄素溶液浸泡角膜 30 分钟,确认核黄素进入前房后,UV 照射角膜 30 分钟。最后一步植入 IN-TACS,然后用 10-0 尼龙缝线缝合隧道口。

5.我们的 PTK sm 技术和研究结果

基于前文所述 Kymionis 和 Kapasi 的研究结果,我们将 PTK 去上皮作为 Dresden 调整方案的一部分,并比较 PTK 去上皮与机械法去上皮的术后效果。在进行 PTK 之前,患者角膜厚度应大于 400μm。所有患者先做 PTK sm,再做 CXL,方法如下:VISX 激光切削深度设置为 50μm,激光切削上皮的过程中,每隔 5 秒用 25% 透明质酸钠湿润角膜,直至看到角膜上皮层被完全去除。使用 Maloney 刮刀去除直径 9mm 以内的剩余上皮,剩余步骤与 Dresden 方案一致。研究发现与机械法去上皮 CXL 相比,PTK sm 技术去上皮 CXL 术后的视力更好,Kmax 也变得更为平坦(表 4.2)。基于这些良好的手术效果 (图 4.23),只要不出现远期副作用,我们将持续推广该方案,这也可能会成为 Epi-On 方案的更好替代方式。

> **要点**
>
> ● PTK 联合 CXL 治疗圆锥角膜是安全的,与机械法去上皮方案相比,患者能获得更好的视觉效果。

角膜交联合并角膜基质环植入术

角膜胶原交联术联合飞秒激光辅助下角膜基质环植入术。

基质内注射核黄素的安全性

0.1% 浓度核黄素的 UVA 诱导的 CXL 术中将核黄素溶液滴于眼表。根据 Dresden 方案,点核黄素之前先去上皮,核黄素在角膜基质中渗透达到饱和并弥散进入前房。核黄素分子暴露于 UVA 时发生光敏作用,与氧分子反应形成单线态氧为主的活性氧族,诱导胶原纤维发生交联作用[118]。迄今为止,在使用核黄素之前,去除上皮被认为是角膜交联中的关键步骤,但它并不是为了提高基质内核黄素浓度从而促进角膜交联的效果。核黄素是激活媒介,但也可作为眼内组织如内皮、虹膜和晶状体的"保护屏障"。

Kanellopoulos[184]报道了使用飞秒激光制作的微小边切口的角膜基质口袋。由于常规边切会削弱角膜生物力学性能,这种替代技术制作的口袋仅留有 10° 范围的微小边切口,理论上可以减少角膜生物力学性能的改变。

表 4.1　术后 1 年不同手术方式下 UDVA 提高的数据

	CXL 联合 INTACS	单独 INTACS	单独 CXL
K	1.5	2.7	0.6
UCVA	3.2	2.8	1.8
CDVA	1.5	2.03	0.57
SRI	0.4	0.56	0.92

表 4.2　不同随访时间,PTK 去上皮和机械法去上皮两种方式的比较

患者数	1 个月	3 个月	6 个月	12 个月
机械法	77	71	63	46
PTK	65	46	31	11
合计	142	117	94	57

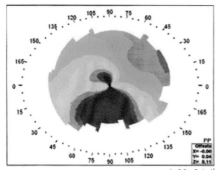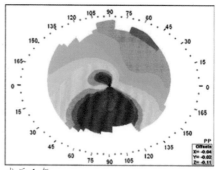

A.M–24 岁–术后 1 年
平均 K 48.37–K 48.03(0.30)
cyl 8.88–8.14(0.64)
UCVA 20/80–20/60(2 行)

图 4.23　接受 PTK 去上皮的患者术前和术后的角膜地形图。可见尽管 K 值没有变化,但因为 PTK sm 技术可提供更平滑的角膜前表面,裸眼视力有所改善。

再者，基质口袋深度的选择和精确制作加上核黄素在口袋中的浸泡,使得 CXL 过程变得更加个性化,而且能够避免 UVA 照射全角膜引起的角膜内皮损伤。此外,角膜浅层组织无核黄素的浸泡将有助于 UV 透过完整的上皮层、前弹力层和部分浅层基质,到达已被选择性浸泡的基质层面，从而获得更有效的交联效果。

最初治疗的病例是早期的进展性 KC,角膜厚度超过 500μm。使用 FS60 Intralase 飞秒激光仪(Abbot Medical Optics,Santa Ana Calif)在角膜 12 点钟方向做一 10°的小切口，并制作一个深度 100μm、直径 7mm 的口袋,使用 25G 套管向基质口袋中注射两次 0.1mL 0.1%核黄素溶液, 直至清楚地显示整个口袋被核黄素染成亮黄色,随即采用波长为 370nm 的 UVA 照射角膜表面。这种技术的优势很明显：不仅没有术后疼痛,而且在术后第二天即可恢复一定视觉功能；裂隙灯检查没有发现上皮缺损,在前 2/3 基质层也没有观察到弥漫性散射光。在平均 26 个月的随访时间中,所有研究患者均未出现不良反应。

在苏黎世召开的 2007 年国际角膜交联大会上,Kanellopoulos 采用了一种类似的技术,连续切开深度为 350μm 和 150μm 的两个口袋, 作为缓解有症状的大泡性角膜病变的治疗措施。该技术的主要原理是通过交联尽可能多的基质, 以达到尽可能多地去除基质混浊,减轻角膜水肿的目的。

Krueger 等[191]发表了利用分段注射核黄素治疗大泡性角膜病变的研究。这种分段注射的优势在于不需要去除角膜上皮就可以达到核黄素浸泡的效果。

在一项大泡性角膜病变动物模型（5 例）的研究中,分段式 CXL 平均减少 256μm 超声测量的中央角膜厚度($P=0.0002$),证明了该技术具有减少角膜厚度的有效性。

理论上[191],该方式对角膜上皮及眼表的干扰最小。通过从角膜旁中心向层间缓慢注入核黄素, 再使用高辐照度的 UVA 进行照射,可以实现以下目标：①更快的上皮再生和视觉恢复；②由于核黄素被直接注射到准确的深度,能大大缩短弥散/浸泡时间,同时也可以对临近的内皮起到更好的保护作用；③选择性交联前 2/3 的基质层。

如图 4.24 和图 4.25 所示，对一名患有大泡性角膜病变的 84 岁女性使用飞秒激光（30kHz Intralase：Abbot Medical Optics，Santa Ana Calif），依次制作两个连续的角膜口袋（350μm 和 150μm），连续两次向基质内注射 0.1% 浓度的核黄素（共 0.2mL），然后进行 U-VA 照射。结果显示角膜水肿明显减轻，并且没有形成角膜瘢痕。

目前的基质内角膜交联技术需要应用飞秒激光来实现。飞秒激光在该技术中的独特之处在于，在口袋制作前，先制作注入核黄素的通道，从而避免了传统 Intralase 飞秒激光仪制作口袋时造成的环形切边。这种微小差异的独特优势在于减少了制作传统大切口口袋时发生意外撕裂以及诱发明显角膜生物力学变化的风险。

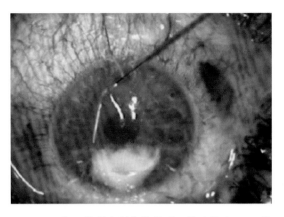

图 4.25　在飞秒激光制作的基质口袋中注入 0.1% 核黄素溶液 0.1mL 以促进基质内角膜交联。

角膜基质环植入术和角膜胶原交联术的联合治疗（将核黄素注入飞秒激光辅助制作的基质口袋）

CXL 可以稳定角膜的生物力学性能并阻止 KC 的进展[118]。迄今为止，在应用核黄素和 UVA 照射之前，CXL 的关键步骤是去除上皮。然而，这一步骤会导致术后疼痛，造成患者不适。CXL 对生物力学减弱的角膜前部结构产生作用；治疗后可在基质中观察到呈高反射的交联线。在角膜板层纤维间植入 IS-CR，可使比前部分角膜更脆弱的后部分角膜曲率变平。CXL 和 ISCR 对圆锥角膜治疗有协同作用，可以同时或先后进行[28,31]。部分 CXL 治疗的研究通常主张完全去除上皮，使核黄素充分渗透到角膜基质中，而一些手术医生则建议采用保留上皮法，因为他们认为局部麻醉剂会造成上皮紧密连接松动，使得核黄素渗入角膜基质。我们向角膜通道注射核黄素的方式使得不必去上皮就可以达到核黄素的直接浸泡，优化了 ISCR 联合 Epi-On CXL 术的治疗方法[28]。这种方法的优点包括无痛、视觉恢复快、无基质变薄，以及无上皮愈合相关的并发症。在这项研究中，所有入选患者都

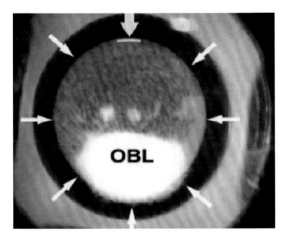

图 4.24　用 Intralase FS60 飞秒激光制作的基质"口袋"（白色箭头所示）。以瞳孔为中心，7mm 直径范围，在 100μm 深度处做飞秒激光板层切割。可以在图片的顶部看到 10°的侧切口（黄色箭头所示）。通过侧切口可进行垂直分离，使得从角膜表面进入口袋成为可能。OBL，不透明气泡层。

曾进行角膜手术(ISCR 植入术)。

最近，我们报道了一项非对照回顾性病例系列研究，该研究纳入 105 名圆锥角膜患者(131 只眼)。所有患眼都通过角膜通道注射核黄素的方式完成了 ISCR 植入联合 Epi-On CXL 术[28]。使用 Intralase(60Hz, Intralase Corporation, Irvine CA)做一切口，在 80%角膜深度植入 Intacs SK (Addition technology Information, AAO, Las Vegas)基质环，脉冲持续时间为 600 飞秒，Intacs 通道的内径至外径设定为 6.0~7.3mm，光斑大小为 1μm，能量为 1.5μJ。在 Epi-On CXL 术中，借助 8.5mm 环钻将 20%乙醇用于松解上皮紧密连接（与 LASEK 步骤相同）以增加核黄素渗透，通过共焦显微镜确定上皮细胞死亡（无紧密连接）。用 25G 套管将核黄素溶液注射到角膜通道中，直到核黄素 360°环形填充通道(图 4.26)。然后根据患者的术前等效球镜和锥体的位置将 Intacs 基质环植入下方和上方。

Intacs 联合基质内核黄素注射的 CXL 已被证明可有效治疗圆锥角膜。基质内核黄素注射是安全的，并且在不去上皮的前提下能促进核黄素的渗透[28]。

> **要点**
> - 对于圆锥角膜患者，ISCR 是矫正屈光不正和提高视力的有效选择。
> - 了解手术局限性并告知患者手术准确性、可预测性和术后结果非常重要。
> - 可考虑联合应用 CXL、PRK 或 PIOL 等手术。

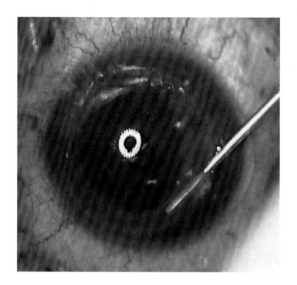

图 4.26　注射核黄素至角膜基质通道。

热塑形术联合角膜胶原交联术

Keraflex

2010—2012 年，都柏林的惠灵顿眼科诊所应用了 Keraflex 手术方式。该术式将一个直径 4mm 的圆环置于中央角膜和瞳孔上，Vedera 系统(Avedro®, Waltham, Massachusetts)提供持续时间不到 1 秒的单个低能量微波脉冲，并诱导热收缩效应。

Vedera 系统使用介电屏蔽微波发射器释放能量，该发射器非侵入性地接触待治疗角膜的上皮表面。单脉冲将 4mm 直径环内的角膜基质温度升高至约 65℃，导致 Bowman 层以下、基质前 150μm 范围内发生胶原收缩并形成环形改变，使角膜表面变得平坦，改变的屈光度数范围从 3~4D 到 30D 不等。角膜变平坦的程度与系统所释放的能量成正比，并由预先选择的能量水平及术前的角膜陡峭程

度所决定[242-244]。术前的角膜越陡峭,治疗后的
角膜就越趋于变平坦[243,244]。在我们进行 Ker-
aflex 手术的两年时间内, 总共治疗了 24 只
眼,分为 4 个治疗组,每个组间相隔 6 个月[243]。
决定这样操作的原因是目前仍未确定在 Kera-
flex 手术后多久适合进行角膜胶原交联术。进
行 Keraflex 手术基于以下的考虑:所有术眼
均为非常严重的进展期圆锥角膜,平均 Kmax
为 65D 或更高;这些角膜若行单独的 CXL 治
疗,疗效往往不明显;由于膨隆性角膜病变的
进展性,这些角膜通常非常薄,不适合进行
TG-PRK 联合 CXL 或 ISCR 植入术的治疗;
这些眼中大多 CDVA 差,部分不可避免地需
要将来行角膜移植手术。这 4 个治疗组过程
如下。

(1)Keraflex 术后 5 天行 CXL(组 1)。

(2)Keraflex 术后马上行 CXL(组 2)。

(3)Keraflex 术后 6 小时行 CXL(组 3)。

(4)Keraflex 术后不同的时间行 CXL,但
至少超过 6 小时(组 4)。

整理 4 个治疗组的数据后发现, 组 1 的
治疗效果显著[245,246]。研究发现,Keraflex 术后,
角膜即刻明显平坦化,通常变平坦的程度约
为 15D 或更多 (图 4.27)。等到行 CXL 的时
候, 又有所回退, 变陡了 8~10D,因此接受
CXL 时的角膜 K 值只比初始 K 值降低了 7~
10D。其中一些角膜在 CXL 术后两年表现出
进一步的角膜平坦化(图 4.28),并在术后 4
年再次出现平坦化的情况(图 4.29)。这种额
外的平坦效应被归因于 CXL 的效果。组 2 角
膜交联与 Keraflex 同时进行,希望能获得更
好的平坦化效果。但是除了 1 只眼,其他术眼
都完全失败了,3 个月的随访时发现角膜 K
值回到了术前水平。唯一术后效果好的眼睛

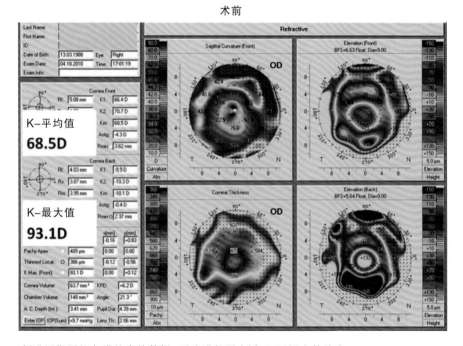

图 4.27　一例进展期圆锥角膜的术前数据。无法进行屈光矫正(近视度数约为−13.0D)。CDVA<6/120 或 20/400
(0.05)。

术后 2 年

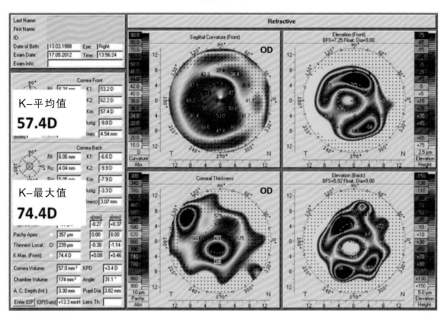

图 4.28　术后 2 年,角膜地形图显著改善。

术后 4 年

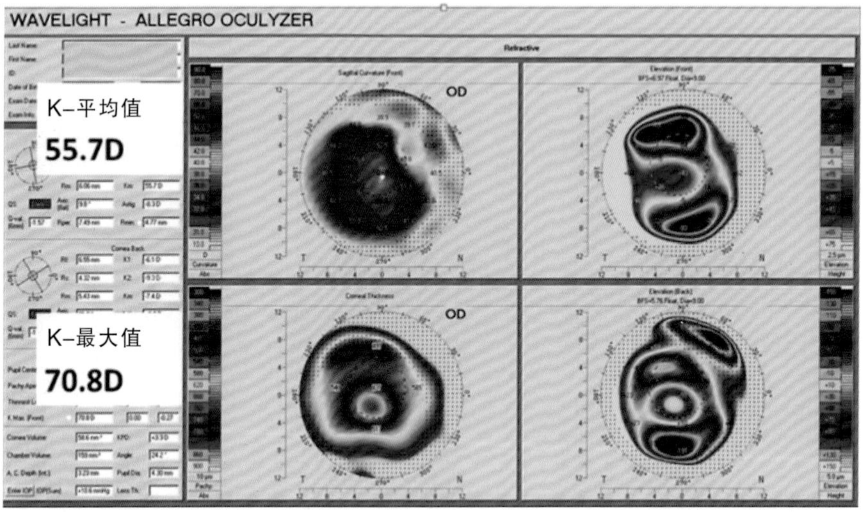

图 4.29　由于 CXL 的持续效应,在术后 2~4 年时间里角膜形态进一步改善。术后 4 年的屈光数据:UDVA 6/38 (20/120),CDVA 6/7.5(20/25)(主觉验光:+0.75/−6.25×84)。

是由于术中出现了未预见的状况,Keraflex 术后延迟了 1 小时才行 CXL。这些使我们进一步进行了组 3 治疗,操作为:先行 Keraflex 术,术后用 Pentacam 每小时拍摄一次角膜形态来描绘术后的反弹效应。一旦反弹比率下降,就行 CXL。在我们当天治疗的 6 只眼中,所有眼都在 1 小时内达到了最大的反弹速率,随后每小时反弹速率开始变缓,直至 4~6

小时后稳定。一旦在 6 小时后反弹达到稳定,就进行 CXL。

组 3 病例的手术效果都很好,随后的第 4 组治疗设计为:Keraflex 术后任意时间行 CXL,但是时间至少超过 6 小时。该组的 6 只眼中,2 只眼在 Keraflex 术的同一天行 CXL,1 只眼在术后 1 天,2 只眼在术后的 1 周内,1 只眼在 3 周后行 CXL。手术时机的选择是基于良好的角膜地形图结果, 以及患者对视力改善程度的主观感受。这些眼睛大部分都完成了术后两年的随访。随访中发现以下因素可能在手术的成败上起到了关键作用:

1. Keraflex 手术和随后进行的 CXL 手术之间的间隔时间;两项操作的间隔时间如果在 6 小时或者以上的话,效果显著提高[243,245,246]。

2. Kmax>65D 的角膜手术效果比 Kmax<65D 的差[243,245,246]。

3. CXL 过程中,核黄素浸泡时间长(超过 20 分钟)的比浸泡时间短的效果更好[243,245,246]。

4. 两种不同的 CXL UV 照射模式(3mW、30min 与 30mW、3min)的结果之间差异不大。

直到 2012 年 1 月我们诊所才开始应用 Keraflex,此前我们使用 CK 代替,因为这样可以更有针对性地将热传导胶原收缩应用到角膜上的膨隆区域。CXL 通常在 CK 后 24 小时进行。

当前仍需要更多的实验来评估 Keraflex 的价值[247]。

传导性角膜成形术联合角膜胶原交联术(CK-CXL)

目前正在研究的 CXL 的应用之一是使用它来稳定由 CK 产生的屈光变化。单独使用 CK 或 CXL 不足以显著改善大多数 KC 或角膜膨隆患者的视力。Raiskup-Wolf 随访一年的 CXL 研究[123]发现,在 142 只眼中,有53% 的眼 CDVA 至少改善了 1 行,并有 20% 的眼保持稳定。Kato 等[248]报道了一组单纯行 CK 手术(无 CXL)的共 21 只进展期 KC 眼,这些眼术后的 UDVA、CDVA、 角膜地形图和 MRSE 都有所改善, 但在术后 3 个月随访时发现有回退。Kymionis 等[249]报道了两位在同一天行 CK 联合 CXL 治疗的 KC 患者。同样,上述所有参数都得到了改善,但术后 3 个月时也有回退。在传统的 CK 手术中,术者使用射频探头插入角膜约 500μm 的深度,提高距离角膜中心 6mm、7mm 或 8mm 的 8 个或更多个圆周位置点的温度。热量引起组织的可控性收缩,使中周边角膜组织结构更加紧密,增加屈光力。CK 已被用于治疗散光、偏心切削、KC 和外伤,还可以进行适度的屈光矫正。总的来说, 由于随着时间的推移屈光力趋于回退,这项手术失去了一些吸引力。然而研究人员意识到,CXL 可能会弥补或消除这一缺陷。术者和患者都不满意于单独进行 CXL 后的视觉效果,也不满意 CK 手术的稳定性。在过去的几年中,研究人员应用 CK 来调整角膜形态, 然后联合 CXL 以稳固 CK 的疗效。这被 CXL USA 研究小组 (Richard Lindstrom,MD,Personal communication,2013) 称为 CK-Plus 或屈光性 CXL。CK 是一种无创的、经过广泛验证的安全的手术方式, 已被沿用了很长一段时间, 但其局限性是视力改善后的回退趋势。研究证明,当它与 CXL 联合应用时,视觉改善效果能变得更加持久。1 年和两年的随访数据表明,UDVA 和 CDVA 得到了显著改善,表明联合治疗的效果非常令人满意。单独的 CXL 在阻止进行性膨隆导致的视力丢失方面非常有效,但对于大多数患者来说,它在改善患者视力方面往往效果不佳。CK 与 CXL 的联合应用，使得角膜形态和视力在不移除任何角膜组织的条件下得到改善，另一方面角膜也得到了加固。有研究发现 (Richard Lindstrom，MD，Personal communication，2015)，当 CXL 与 CK 同时进行时，回退的可能性很大。爱尔兰都柏林的 Arthur Cummings[250]的研究发现，在 CK 和 CXL 手术之间留出时间间隔有助于防止回退效应。CK 和 CXL 之间的常规时间间隔为 1 天。虽然联合手术最终的结果都很可观，但两项术式间隔一天比在同一天完成两项手术的远期结果要好得多。CK 在实时角膜曲率监测下进行(以及某些情况下行连续扫描)，使术者在进行 CK 时能够观察和监测术中的角膜形态。

Roy Rubinfeld、Arthur Cummings 和 Olivia Dryjski 一项未发表的研究报告通过观察 244 只眼显示，CK 术后第二天行 Epi-On CXL(正在申请专利)是安全有效的。如图 4.30 所示，这种非侵入性治疗在术后长达 15 个月的时间内显著改善了视力，除术后第 1 个月的 CDVA 外，UDVA 和 CDVA 在术后的所有随访时间点均发现了具有统计学意义的改善。与单独 CK 手术相比，联合手术疗效显然更加持久。在术前视力较差的眼中(CDVA 20/40 或更差的 88 只眼)观察到更显著的疗效。

截至 2015 年 8 月，我们的研究显示在锥顶设置 CK 作用点更能显著改善临床效果(如图 4.30 至图 4.32 所示)。光学区在近期已大范围缩小，从刚开始的 10mm 光学区逐渐减小到最终的 2~3mm。至今仍未有其他能够改善锥体中心视力的良好方法，而 CK 可能会填补这一空白。

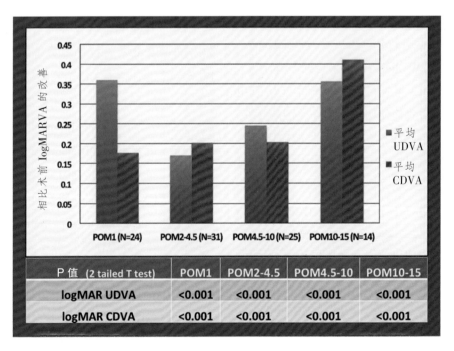

图 4.30 CK 术后 1 天行 CXL 后 logMAR UDVA 和 CDVA 有所改善，这些眼术前 CDVA 为 20/40 或更差。上图所有随访时间的视力改善都具有统计学意义($P<0.001$)。

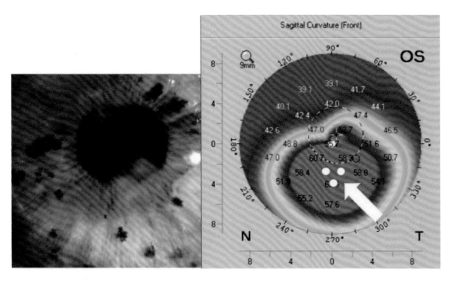

图 4.31　最初的锥顶 CK 作用点通常为光学中心 3~6mm 处。

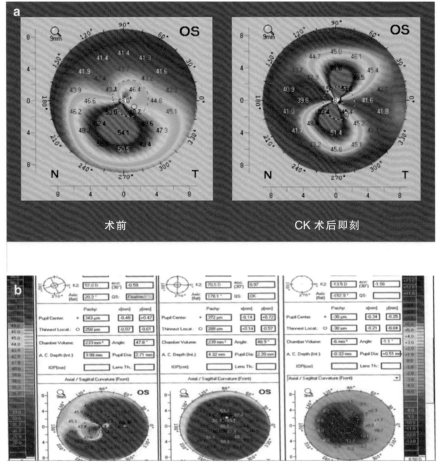

图 4.32　CK 术后，角膜对称性即刻得到改善。

要点

- CXL 可有效阻止圆锥角膜和其他膨隆性角膜病变的视力减退，但通常不会显著改善视力。

- CK 是一种安全的、经过充分验证的无损伤的手术方式，可安全有效地使锥顶变平坦，长期随访发现，CK 术后第二天进行 CXL 能够使这些患者的视力改善保持稳定。

- 应用 CK 使角膜变平坦，并联合具有独创性的、有效的 Epi-On CXL 可改善膨隆性角膜病变的视力并提高治疗的安全性。

- Keraflex 术是一项创新性的热塑形术，在圆锥角膜病例中，应用后即刻可使角膜明显变平坦。

- 在一些病例中，通过后续联合行 CXL，角膜变平坦的效应会保持稳定，甚至会在以后的时间内变得更加平坦。

- 在 Keraflex 术后，联合 CXL 应用的最佳时间为术后 24 小时或更长时间。

- 仍需要进一步研究来证实 Keraflex 术能否成为治疗圆锥角膜的有效方法。目前看远期效果并不是非常理想。

屈光性晶状体置换术与有晶状体眼人工晶状体植入术

屈光性晶状体置换术

目前的手术方式尚无法妥善地解决由 KC 导致的屈光不正。主流的屈光手术中，准分子激光原位角膜磨镶术(LASIK)存在诱发术后角膜膨隆的风险。部分研究者采用准分子激光角膜表面切削术(PRK)来矫正 KC 相关的近视，然而，KC 患者术后角膜厚度变薄，加大了远期的安全隐患。当患者年龄超过 45

岁，一般不采用有晶状体眼人工晶状体(PI-OL)植入术。其他手术方式，如 ISCR 植入术，能够改善 KC 患者的视力，使角膜变平，但其屈光不正的矫正范围有限。屈光性晶状体置换术(RLE)又称为"透明晶状体摘除术"，由透明晶状体超声乳化吸除和在囊袋内植入适宜屈光力的人工晶状体(IOL)两部分组成，由于术后调节丧失，RLE 多用于已出现老视的高度近视患者。KC 相关的近视性屈光不正并非 RLE 的常规适应证，由于 KC 患者术前难以获得准确的验光度数及角膜曲率，术前准确地计算 IOL 屈光力十分困难，但高度近视的老年患者仍可以尝试 RLE，并通过环曲面 IOL 矫正合并的散光[251]。

环曲面 IOL 是人工晶状体领域的一个重要进展，尽管环曲面 IOL 越来越受欢迎，但其应用于 KC 患者的相关文献很少。欧洲曾有可折叠硅凝胶环曲面 IOL 成功矫正 KC 引起的规则性角膜散光的文献报道[252]。2011 年，Freitas 等首次报道了在 2 期 KC 患者 RLE 术中应用可折叠疏水性丙烯酸环曲面 IOL[253]。对于传统 IOL，手术医生仅需要考虑屈光度数的选择，而对于环曲面 IOL，医生需要进一步考虑用于补偿角膜散光的环曲面参数。环曲面 IOL 矫正散光的可预测性好，手术过程中将 IOL 放置在正确位置需要的额外时间也较少。相较中度及重度 KC，轻度 KC 的 IOL 屈光度数计算的可预测性更好[254]。环曲面 IOL 应用于 KC 患者最大的缺点在于难以确定术前患者的散光度数和轴向，患者术后可能散光欠矫[251]，每 1° 的方向偏差会产生 3.3% 的散光欠矫，而偏差达 30° 时，环曲面 IOL 的散光矫正效果就已完全丧失[255]。因此精确的轴向定位是环曲面 IOL 有效屈光矫正的基本前提[254]。

市面上常见的环曲面 IOL 尤其是带环形脚襻的 IOL 均具有良好的旋转稳定性[251]。根据美国 FDA 临床试验发现,IOL 对位不佳通常是由于术前标记与术中手术轴向的误差或手术本身的误差所导致,而非 IOL 的旋转引起。绝大多数 IOL 旋转发生在术后早期,在前囊与后囊融合后,IOL 旋转几乎不会发生[255]。其中,SN60T5 AcrySof 环曲面 IOL 表现出卓越的术后稳定性,术后 6 个月有 95% 的 IOL 轴向在目标轴向的 10°以内[252]。考虑行 RLE时,KC 病程的稳定有助于维持长期屈光矫正效果,角膜越平坦,未来角膜移植的风险越低[251]。反之,KC 进展会导致角膜源性近视的风险增加,角膜曲率增大,角膜变陡。

有晶状体眼人工晶状体植入术

核黄素和 UVA 诱导的 CXL 最近被用于治疗进展期 KC[118,186]。治疗机制为通过诱导角膜胶原纤维交联,从而有效增强角膜的稳定性和强度,但术后残余的屈光不正仍须矫正。可植入式人工晶状体(ICL;STAAR Surgical,Nidau,Switzerland)是一种胶原聚合物材质的后房型 PIOL,ICL 植入术后具有良好的视觉表现,且其矫正中高度近视性散光的有效性及安全性亦有报道[256,257]。同时,近期的研究也证实了后房型环曲面 PIOL 治疗圆锥角膜伴发的低到高度近视性散光的有效性及可预测性[256,258-260]。目前为止,有两项针对未行 CXL 的 KC 患眼植入环曲面 ICL(TICL)的研究。第一项为 Kamiya 等[261]开展的一个小样本研究,包含 2 例来源于不同患者的稳定期 KC 患眼。另一项研究由 Alfonso 等[262]开展,受试者术后屈光矫正的可预测性令人十分满意,所有 KC 患眼术后主觉验光等效球镜(MRSE)均在预期值的±1.00D 以内,术后 12 个月受试者患眼

平均 MRSE 为+0.25D,此外,术眼散光下降至几乎无临床意义的数值。在视力上,60%的患眼术后 UDVA 达到 0.8,97%的患眼 CDVA 维持或高于术前水平。

2014 年,我们发表了一项包含 16 只眼的前瞻性非随机临床干预研究[263],旨在确认交联术后且至少 12 个月屈光稳定的早期 KC 患眼植入 TICL 的安全性、可预测性,以及是否能有效矫正不同范围的近视和散光。经过详尽的文献检索,我们发现只有两篇文章的研究与我们类似。第一篇是 Kymionis 等发表的有关 KC 患者 CXL 术后行 TICL 植入的病例报告[33]。第二项研究中 Fadlallah 等[35]对 16 只进展期 KC 患眼先行 CXL,6 个月后再行 TICL 植入术,并仅随访了 6 个月。在已知的结果中,我们的研究是早期 KC 患眼 CXL 术后植入 TICL 后相对长期(3 年)的临床结果的首次报道,研究中所有患眼均获得了满意的屈光矫正效果,MRSE 均在预测值的±0.5D 以内,受试者术后 3 年的平均 MRSE 为+0.25D,术眼散光同样下降至几乎无临床意义的数值。视力方面,81%的患眼术后 UDVA 达到 0.8,所有患眼 CDVA 维持或高于术前水平。

CXL 术后屈光状态和角膜曲率稳定之前,最好不要进行 TICL 植入术。针对 KC 患者的 TICL 植入,我们建议符合以下条件:CDVA 优于 20/50,中央角膜透明,CXL 术后至少 12 个月屈光状态稳定。如果不能满足这些标准,PKP 是更合适的选择。因此,TICL 植入术不应被视为是 PKP 的替代治疗,而是一种可供较低不规则散光的早期 KC 患者选择的手术方式。

最常报道的 ICL 植入术后并发症是前囊下白内障[264-266]和眼压升高[267,268]。Sanders[269]

报道在 FDA 临床试验中,术后 5 年出现前囊下混浊和白内障,术后 7 年时前囊下混浊发生率为 6%~7%,其中仅 1%~2% 的术眼前囊下混浊进展为需要进一步治疗的白内障,并且大多数病例发生于老年患者和高度近视眼。所有的眼内手术都会导致一定程度的内皮细胞丢失,PIOL 植入导致的丢失率为 2.1%~7.6%[270]。术后角膜内皮细胞的丢失是一个值得我们重视的问题,对于 ICL,一项研究显示术后 1 年内皮细胞丢失率为 5.17%[266];而在另一项研究中,内皮细胞密度在术后 5 年内累计下降 7.7%[271],两者的差异可能由于慢性轻度炎症所致。

> **要点**
> ● 圆锥角膜患者在角膜胶原交联术后通过植入环曲面 ICL 来矫正近视和散光似乎能获得更好的结果,特别是矫正散光。

屈光性角膜基质交联术(PiXL)

采用 Dresden 方案的 CXL 的初衷是稳定角膜膨隆[118,185]。然而,过去 20 年间广泛的临床应用证实,CXL 除了可以阻止角膜膨隆[115,272,273],还可以改善角膜曲率的不规则性,这一作用主要表现为中央区角膜前表面变平坦[274,275]。角膜生物力学的增强(对全角膜的加固作用)总是伴随着角膜曲率的减少[123,125,200,203,276]。这种平坦化效应的原因是CXL术中核黄素溶液和 UVA 照射主要作用于角膜中央区域(生物利用度较高)。因此,CXL 带来的角膜中央平坦化是角膜生物力学性能增强的一种附带效应。

我们团队在以下方面对 CXL 方案的技术进行了改进:

(1)使用更高的辐照度。

(2)使用不含有右旋糖苷的核黄素溶液。

(3)联合 CXL 与角膜地形图引导的准分子激光手术改善膨隆角膜的不规则性(Athens 方案)。

(4)将预防性 CXL 应用于常规近视和远视 LASIK。

(5)通过飞秒激光制作的基质口袋行 CXL。

(6)屈光性角膜基质交联术(PiXL)。

具体而言,我们在 LASIK 术后继发角膜膨隆的患眼中应用快速的、高辐照度的 CXL[189],在常规 LASIK 中应用预防性 CXL[190],应用飞秒激光制作基质口袋行 CXL[184],将 CXL 应用于减轻大泡性角膜病变[192]的角膜水肿[191],CXL 作为预防性辅助干预措施,应用于波士顿人工角膜移植手术[193]。Athens 方案[194]包括有序地进行准分子激光去上皮(50μm)、部分角膜地形图引导的准分子激光基质切削、高辐照度 UVA 照射($10mW/cm^2$)的快速(10 分钟)CXL。角膜地形图数据来自 Wavelight Topo-lyzer 角膜地形图仪(基于 Placido 盘投射系统的宽锥形角膜地形图仪;WaveLight AG,Erlangen,Germany),或 Wavelight Oculyzer 眼前节分析仪(Scheimpflug 旋转成像照相机;Oculus Optikgeräte GmbH,Wetzlar,Germany)[195]。早期的研究[8]及 AS-OCT 的定量分析结果[196]证实了该方案的长期稳定性[16]。

随着对 CXL 理解的深入和对其效果更准确的评估,在理论上,我们推测在角膜特定区域进行个性化 CXL 可以诱导角膜屈光状态改变,通过选择性加固不同部位的角膜基质改变角膜曲率,从而计划性地改变角膜屈光状态。最近,这一理论也得到了来自克利夫兰临床基金会(Cleveland Clinic Foundation)

的 B. J. Dupps 等[277]开创的计算机模拟模型的支持。

目前的关键问题是这种新技术是否具有重要的临床意义及其适应证范围，一旦解决将可能从根本上拓宽 CXL 的应用。未来 CXL 除了可用于稳定膨隆性角膜病变（并且在一定程度上可控制某些角膜感染）[278]，还可以延伸至屈光手术的更广泛的领域。新的应用可能是作为准分子激光基质切削矫正轻度屈光不正的替代方法。正如在 20 世纪 90 年代早期，激光手术通过"重塑"角膜形状来精确矫正屈光不正被认为是非常超前且有待证实的一样，现在 CXL 矫正屈光不正的这一应用正处于同样的境地，差异仅在于激光手术通过局部的组织切削，而 CXL 是通过局部的组织加固来达到角膜"塑形"的目的。

CXL 屈光矫正的适应证为：

（1）低度屈光不正患者的健康角膜。对于适行 CXL 的屈光度数范围可能需要在目前的经验上进一步划分，就目前而言，单独 CXL 矫正的近视、远视或散光等屈光不正应不超过 3D。

（2）轻度的圆锥角膜或角膜膨隆。CXL 可在不去除角膜组织的情况下矫正近视或散光。

（3）上述两种情况都可以选择 Epi-On（保留上皮）或 Epi-Off（去除上皮）模式的 CXL，具体采用哪种方案取决于患者年龄、角膜最薄点厚度。儿童患者及角膜厚度小于 400μm 的患者更倾向于 Epi-On 方案，可使潜在的角膜内皮损伤最小化。

尽管这项新技术的有效性尚未被明确证实，但已经充分考虑了几个关键方面，包括可行性、安全性、有效性、可预测性及长期稳定性。

在可行性方面，其个性化应用不仅可以矫正近视及散光，在矫正远视方面也很有前景和创新性（如选择性地使角膜中央变陡峭）。为了达到矫正效果，需要采用个性化的 CXL 模式。例如，中央 CXL 模式（图 4.33a）是通过选择性中央角膜曲率平坦化来矫正近视[279]；领结形 CXL 模式（图 4.33b）是通过选择性的特定子午线角膜曲率平坦化来矫正散光[280]；而为了矫正远视，则使用周边环形 CXL 模式（图 4.33c）[153]。目前，KXL Ⅱ 角膜交联仪（Avedro，Waltham，MA）可以实现不同的 UV 照射方式，使上述手术模式成为可能。

可行性问题的第二个方面是关于 Epi-On 和 Epi-Off CXL 的应用争议。考虑该术式的对象是健康角膜，参考目前已有的、微创且成熟的手术方式（如 LASIK），Epi-On 模式相较 Epi-Off 无疑侵入性更低，而基于 Dresden 方案，在 CXL 治疗前必须去除上皮，以使核黄素充分渗透到角膜基质中并达到饱和。

对患者和手术医生来说，保留完整上皮的方法相对更为简单。首先对于患者来说，对

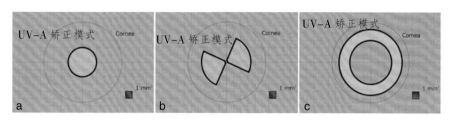

图 4.33　不同屈光不正矫正的个性化模式：(a)近视，(b)散光，(c)远视。

患者术后日常活动的影响较小，并且基本上不会产生疼痛或不适；对于手术医生而言，Epi-On CXL 术后的快速恢复和相对较高的安全性为日后可能的二次或多次矫正手术提供了可能。由于这项新技术的特点，它被命名为屈光性角膜基质交联术(PiXL)。

然而，相较 Epi-Off CXL，Epi-On 的生物力学增强作用明显较差。造成 Epi-On CXL 功效降低的主要原因有两个，首先是 UV-A 透射率的降低[281]，在到达基质层之前，上皮细胞层和 Bowman 层可导致至少 1/3 的 UV-A 被吸收；其次是扩散到角膜基质中的核黄素分布不充分和不均匀[282]，这是由于核黄素的大分子量导致核黄素不能透过完整的角膜上皮[147]。与标准浓度(0.1%)相比，即使较高浓度(0.5%)的核黄素溶液也无法透过完整的上皮细胞来获得理想的结果[283]。

为了克服这些缺陷，现已采用了两种新的方法。首先，应用 KXL II 设备实现更高辐照度的 UV-A，可达到 $45mW/cm^2$；其次，采用专门设计的方法来实现核黄素的渗透。具体来说，核黄素穿透完整角膜上皮进入基质层涉及两步。第一步是应用 ParaCel 溶液，一种轻度低渗的、特别配制的含有 0.02% 苯扎氯铵的 0.25% 核黄素溶液。应用时长为 4 分钟，频率为每分钟滴两滴。使用这种溶液的目的是"打开"角膜上皮细胞间的连接。ParaCel 溶液的使用时间不要超过 4 分钟，以尽量减少上皮脱落的风险。第二步是应用 VibeX Xtra 溶液，一种 0.25% 核黄素等渗盐水溶液。应用时长为 6 分钟，频率为每 30 秒滴一滴。通过这两步，核黄素进入前房大约在 10 分钟内完成。

安全性和有效性的研究包括在体和离体试验。在安全性方面，所涉及的问题是人眼角膜能否耐受更高辐照度的 UV-A 照射。角膜内皮细胞受影响的程度主要与所应用 UV-A 的能量和辐照度相关。因此，通过共聚焦显微镜进行术前和术后 1 个月的内皮细胞计数(ECC)检查，是我们临床方案的必要组成部分，我们的研究数据显示手术前后 ECC 的差异不具有统计学意义。在有效性方面，所涉及的问题是 PiXL 是否可诱导足够的角膜生物力学特性变化。由于活体生物力学测量敏感性及特异性均处于较低水平，因此我们应用离体研究解决了该问题，通过使用客观的双轴应力-应变测量评估了 PiXL 后角膜强度的变化。考虑到角膜强度的不均匀分布[285]，该技术可能优于以往试验中使用的角膜拉伸试验[284]。这项研究的结果[286]可能提供了实质性的离体证据，即 UV-A 通过完整的角膜上皮、Bowman 层和浅表基质后，到达已浸泡核黄素的基质进行 CXL，也可诱导显著的角膜加固。

目前，我们正在对该手术方式的预测性进行初步的临床评估。在超过 18 个月的时间里完成了 40 多例 PiXL，这是 PiXL 矫正近视的开创性研究，受试者 1 年的屈光度数变化如图 4.34 至图 4.36 所示，此外还报道了散光及远视的变化。

为建立和完善修正值(nomogram)，理想光学区是未来研究中需要首先获得和分析的部分。我们发现，PiXL 简单的手术方式和近乎为零的并发症发生率，让研究人员测定二次或多次手术的矫正作用成为可能。

到目前为止，我们讨论了一种新型 CXL 术式即 PiXL 的初期临床结果，该术式采用的一种新型设备可提供可变的、高辐照度的个性化 CXL 模式，以实现对近视、散光和远视的矫正。

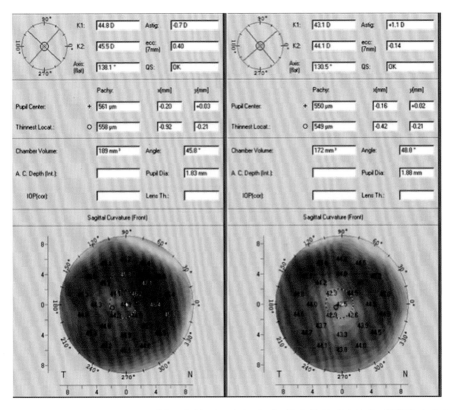

图 4.34　PiXL 矫正近视的 Scheimpflug 图像。术前(左)和术后(右)的变化显示出显著、规则的中央角膜平坦化效应。所应用的模式与图 4.33a 所示的模式相对应。

　　PiXL 技术的第二种应用是轻度角膜膨隆的个性化治疗。UV–A 照射可根据角膜地形图自由设置图形模式，因此很有可能实现联合不同阶段、不同几何形状的 UV–A 照射，实现一些特定的治疗目的。

　　在图 4.37a、b 所示的例子中，一位圆锥角膜患者接受了个性化的 PiXL 治疗。个性化 CXL 由三个图形叠加，即一个圆形和两个弧形。照射时间和辐照度均可个性化设置。CXL 的作用主要针对最薄的角膜区域。手术前后数据的比较显示，术后角膜的"锥体"形态显著改善，角膜形态更为"规则"，意味着术后角膜不规则散光显著下降，该患者现在已经可以通过框架眼镜进行有效屈光矫正。

结论

　　自从在眼科临床实践中引入 CXL 稳定角膜膨隆的方案以来，CXL 已经应用在许多方面，其临床应用范围渐渐扩展至屈光手术更广阔的领域：缓解大泡性角膜病变的角膜水肿；联合准分子激光和 ICSR 改善角膜膨隆；应用于常规 LAISK 术中加强角膜生物力学性能；可变的高辐照度、个性化的 CXL 通过不同图形的照射来矫正屈光不正。可以说，眼前节手术医生已经获得了有效治疗角膜膨隆的强有力武器，并且有望将其应用于屈光手术更广阔的方向。

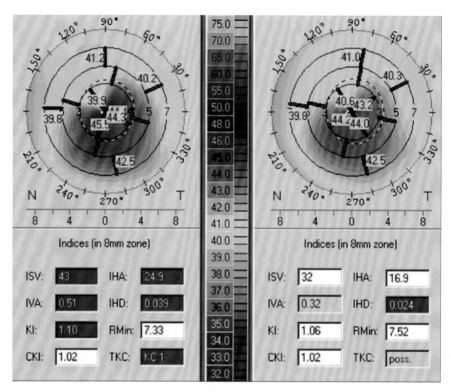

图 4.35　Scheimpflug 成像数据对比了术前与术后角膜形态，显示个性化 CXL 术后特定子午线方向上有显著的屈光力改变，角膜前表面形态更加规则化。所应用的模式与图 4.33b 所示的模式相对应。

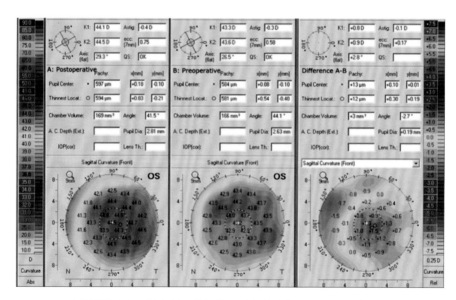

图 4.36　Scheimpflug 成像数据对比远视患者术前与术后屈光力改变。所应用的模式与图 4.33c 所示的模式相对应。

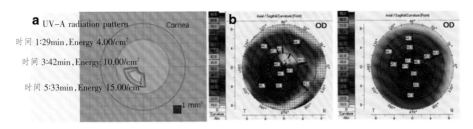

图 4.37　(a)个性化 CXL 采用的三个叠加图形(一个圆形和两个弧形)。照射时间和辐照度(可以得出能量)均可个性化设置。CXL 作用主要针对最薄的角膜区域。(b)Scheimpflug 成像数据显示术前(左)与术后(右)对比，术后角膜的"锥体"形态显著改善，角膜形态更为"规则"。

要点

● 屈光性角膜基质交联术 (PiXL)是 CXL 的个性化应用，通过局部的、不同区域组织的加固来改变角膜形状。

● PiXL 主要有两个适应证：①低度屈光不正患者的健康角膜；②轻度的圆锥角膜或角膜膨隆。

● PiXL 可应用 Epi-On 和 Epi-Off 两种模式。

● Epi-On 模式可行、安全、有效，但其可预测性需要更多的时间来充分评估。

● Epi-Off 模式下，PiXL 在圆锥角膜规则化方面显示出良好的效果。

角膜塑形镜和角膜胶原交联术

近视是人类最常见的视觉障碍，据世界卫生组织报道，全球患有近视的总人数接近 20 亿人[287]。世界许多地区的研究人员都发现近视患病率有所升高，该现象被认为与长时间的近距离工作有关，包括做作业、玩电子游戏、在手持设备上使用社交软件等[288,289]。

在部分地区，中学体检发现超过 90% 的学生患有近视，因此近视已被认为是一种流行疾病[290]。

轻中度近视范围为-1.0D~-5.0D，高度近视范围为-6.0D~-10.0D，超高度近视范围为-10.0D 以上[291]。近视通常在青少年时期发病，到成年早期停止进展，其中 20% 的青少年近视患者会进展为高度近视或出现严重的并发症[292]。近视进展的机制是近视患者的眼球沿着视轴方向不断伸长，这个过程称为眼轴增长。研究已经证明，用框架眼镜或传统的角膜接触镜治疗近视会导致视网膜中周边远视性离焦，而这种离焦又会反过来刺激眼球变长[293]。

发展到晚期的近视会对人眼健康造成严重的影响。高度近视与几种威胁视力的眼部疾患的发病率增加有关，比如白内障、青光眼、视网膜脱离等[294,295]。我们认为导致近视进展的眼轴增长会改变眼球结构，进而引起其他疾病的发病率增加，不过这其中的作用机制至今仍不完全明确。眼轴增长一旦出现，就不可逆转。

在医学上，阻止眼球通过眼轴增长而延长已是迫在眉睫的需求。角膜塑形镜是目前具有较好前景的治疗手段，它能够阻止或延缓眼轴增长[296]。特殊设计的硬性透气性接触镜(也称为角膜塑形镜或 OK 镜)通过夜间睡眠时佩戴能够暂时矫正近视，已在全球主要市场中得到监管机构批准使用[297]。

目前在接触镜产业中，角膜塑形镜的需求快速增长。但是，通过夜间佩戴角膜塑形镜达到矫正近视的效果只是暂时的,停戴一周,视力会缓慢回退到原来的水平。

临床研究已经证明夜间佩戴角膜塑形镜能阻止或有效减缓近视进展[298]。欧几里德公司(Euclid Systems Corporation),致力于能让角膜塑形镜佩戴后的矫正效果持续更久,角膜塑形镜将会成为世界上第一个非手术、非侵入性的治疗手段,使儿童在近视出现时立即就能受益。因此我们开始寻找能固定佩戴OK镜后的角膜形态的方法。这个目的引导我们发现了饰胶蛋白聚糖,一种存在于所有结缔组织中的天然蛋白多糖,目前康泰伦特药业已经以人重组形式生产了这种物质(Galacorin®)。

角膜塑形镜佩戴后的角膜反应

佩戴角膜塑形镜(OK镜)对角膜进行机械重塑,会对角膜上皮、Bowman层及基质层产生影响[299,300]。角膜上皮在佩戴后1小时内就会出现反应,对视力产生明显的影响。角膜基质的反应会更加平缓,因为随着时间的推移,角膜逐渐适应了镜片佩戴的状态。已有研究[293]证明角膜完全适应塑形镜的时间大约为3个月。佩戴塑形镜后的角膜中周部的基质有变厚的现象,这是因为排列在中央光学区的组织从视轴方向移到了角膜中周部区域。

OK镜成功佩戴者的角膜地形图显示角膜中央光学区域增大,并且被镜片的机械力压平[301]。如果停戴角膜塑形镜,角膜地形图会因为角膜上皮组织反弹而回退到接近佩戴前的形态。由于上皮细胞的生命周期短暂,并且在停戴OK镜后上皮细胞会迅速填充治疗区域,所以任何能够延长视力矫正效果的方法必须要能够作用于角膜基质中的胶原组织。我们相信角膜胶原交联术可以通过作用于

200~250μm深度或平均角膜厚度的一半的胶原组织,来实现延长视力矫正效果的目的。

角膜胶原交联术与人重组饰胶蛋白聚糖核心蛋白(Galacorin®)

饰胶蛋白聚糖是小富含亮氨酸重复序列蛋白聚糖(SLRPS)家族中的一员,它能够"装饰"胶原纤维并介导组织中胶原纤维的形成[302]。饰胶蛋白聚糖为约100kDa大小的蛋白聚糖,包含一个40kDa大小的核心蛋白和一个由重复硫酸软骨素/硫酸皮肤素二糖构成的糖胺聚糖单链。这个复合体广泛存在于细胞外基质中,它能够在特定结合位点连接胶原纤维[303]。在角膜中,胶原纤维和饰胶蛋白聚糖与其他天然连接大分子相互关联和相互作用,从而调控纤维直径和稳定基质中的胶原组织[304]。

饰胶蛋白聚糖的组织和稳定作用来自核心蛋白成分。Orgel等[302]报道,饰胶蛋白聚糖核心蛋白通过和4~6个胶原分子相互作用来稳定胶原基质结构中的纤维间组织成分。名为Galacorin®[305]的人重组饰胶蛋白聚糖核心蛋白,已成功通过使用专有的基因表达技术在中国仓鼠卵巢(CHO)细胞中进行生产。Galacorin®对角膜生物力学的作用效果已经分别在活体的猫角膜、人离体眼球上的角膜及猪眼上进行了评估[306,307]。结果显示,猫眼的角膜滞后量增加,人及猪角膜的弹性模量增加并且生物力学性能提高。

使用Galacorin®对佩戴OK镜后的角膜施行角膜胶原交联术时,如何有效地让该蛋白从上皮及Bowman层传递到基质内是研究人员面临的一个难题。Galacorin®中存在一个40kDa大小的分子,无法弥散通过紧密的上皮连接。使用核黄素进行交联的角膜胶原交

联术同样也需要让核黄素进入角膜基质内。虽然核黄素是较小的分子，但在治疗 KC 时通常是先去除角膜上皮，再让核黄素渗入角膜基质。

欧几里德公司[308]已经通过使用专有的渗透增强剂解决了以上问题。渗透增强剂能够暂时打开上皮的紧密连接，顺利通过上皮连接使基质中的 Galacorin® 达到饱和。临床前研究已经证明这种渗透增强剂在应用于人活体组织时是安全且无痛的。

在使用中，渗透增强剂和 Galacorin® 溶液同时装在特殊设计的敷料杯中。这个杯子有一个柔软的氯丁橡胶制成的下杯口，当被放置在角膜上时能够形成一个堤坝结构，使溶液能够留存在角膜接触面上，直到溶液进入角膜并达到其所需的浓度和剂量。

使用 OK 镜有效塑形，然后稳定角膜结构的另一个难题是在应用 Galacorin® 溶液之前去除已有的蛋白聚糖连接。角膜具有记忆功能，因此角膜组织在夜间停戴 OK 镜后会回退到初始的状态。我们认为当角膜通过镜片的机械压力被塑形时，已经存在的蛋白聚糖连接或桥梁会像小橡皮筋一样被拉伸，而一旦机械压力被移除，这些角膜交联分子会得到放松并把角膜拉回到佩戴前的状态。

为了能够有效地稳定角膜新的形状，必须去除已有的蛋白聚糖连接，这也是整个治疗过程中最难解决的问题。去除连接会削弱

角膜结构，因此应同时应用新的加固角膜的 CXL 介质（Galacorin® 溶液）。否则，若患者术后没有回医院完成随访，角膜结构的稳定性有可能会被严重削弱，那么监管机构就不会批准该治疗手段。由于整个治疗方案里涉及了很多不确定因素，想要稳定 OK 镜成功塑形后的角膜形态仍是需要继续探索的问题。但对于无数还未出生的近视患者来说，如果他们不想长期戴框架眼镜或角膜接触镜，上述的治疗方案将是充满希望的选择。

要点

- 夜间佩戴角膜塑形镜能够对角膜进行重塑，使得接下来一天的近视暂时得到矫正，并且目前已经证明坚持连续夜间佩戴可以减缓近视进展。

- 可以通过稳定重塑后的角膜结构使近视矫正的时间延长甚至永久保持良好的矫正效果。

- 饰胶蛋白聚糖核心蛋白具有调控角膜胶原纤维直径和稳定角膜基质胶原结构的内在作用。

- 已经证明局部应用人重组饰胶蛋白聚糖核心蛋白（Galacorin®）于人和动物的角膜上，能够增强基质结构的稳定性，提高生物力学性能，并有可能延长角膜塑形镜佩戴后的近视矫正时间。

（胡亮 王一博 朱珺 译）

参考文献

1. Randleman JB. Ectasia after LASIK: new treatments, new hope. J Refract Surg. 2011;27:319.
2. Kymionis GD. Corneal collagen cross linking-PLUS. Open Ophthalmol J. 2011;5:10.
3. Wagner H, Barr JT, Zadnik K, the Collaborative Longitudinal Evaluation of Keratoconus (CLEK) Study Group. Collaborative Longitudinal Evaluation of Keratoconus (CLEK) Study: methods and findings to date. Cont Lens Anterior Eye. 2007;30:223–32.
4. Kanellopoulos AJ, Binder PS. Collagen cross-linking (CCL) with sequential topography-guided PRK: a temporizing alternative for keratoconus to penetrating keratoplasty. Cornea. 2007;26:891–5.
5. Kymionis GD, Karavitaki AE, Kounis GA, et al. Management of pellucid marginal corneal degeneration with simultaneous customized photorefractive keratectomy and collagen cross-linking. J Cataract Refract Surg. 2009;35:1298–301.
6. Kymionis GD, Kontadakis GA, Kounis GA, et al. Simultaneous topography-guided PRK followed by corneal collagen cross-linking for keratoconus. J Refract Surg. 2009;25:S807–11.
7. Kanellopoulos AJ. Comparison of sequential vs same-day simultaneous collagen cross-linking and topography-guided PRK for treatment of keratoconus. J Refract Surg. 2009;25:S812–8.
8. Krueger RR, Kanellopoulos AJ. Stability of simultaneous topography-guided photorefractive keratectomy and riboflavin/UVA cross-linking for progressive keratoconus: case reports. J Refract Surg. 2010;26:S827–32.
9. Stojanovic A, Zhang J, Chen X, et al. Topography-guided transepithelial surface ablation followed by corneal collagen cross-linking performed in a single combined procedure for the treatment of keratoconus and pellucid marginal degeneration. J Refract Surg. 2010;26:145–52.
10. Kymionis GD, Portaliou DM, Diakonis VF, et al. Management of post laser in situ keratomileusis ectasia with simultaneous topography guided photorefractive keratectomy and collagen cross-linking. Open Ophthalmol J. 2011;5:11–3.
11. Kanellopoulos AJ, Binder PS. Management of corneal ectasia after LASIK with combined, same-day, topography-guided partial transepithelial PRK and collagen cross-linking: the Athens protocol. J Refract Surg. 2011;27:323–31.
12. Kymionis GD, Portaliou DM, Kounis GA, et al. Simultaneous topography-guided photorefractive keratectomy followed by corneal collagen cross-linking for keratoconus. Am J Ophthalmol. 2011;152:748–55.
13. Tuwairqi WS, Sinjab MM. Safety and efficacy of simultaneous corneal collagen cross-linking with topography-guided PRK in managing low-grade keratoconus: 1-year follow-up. J Refract Surg. 2012;28:341–5.
14. Lin DT, Holland S, Tan JC, Moloney G. Clinical results of topography-based customized ablations in highly aberrated eyes andkeratoconus/ectasia with cross-linking. J Refract Surg. 2012;28:S841–8.
15. Alessio G, L'abbate M, Sborgia C, La Tegola MG. Photorefractive keratectomy followed by cross-linking versus cross-linking alone for management of progressive keratoconus: two-year follow-up. Am J Ophthalmol. 2013;155:54–65.
16. Kanellopoulos AJ, Asimellis G. Keratoconus management: long-term stability of topography-guided normalization combined with high-fluence CXL stabilization (the Athens protocol). J Refract Surg. 2014;30:88–93.
17. Kymionis GD, Grentzelos MA, Karavitaki AE, et al. Transepithelial phototherapeutic keratectomy using a 213-nm solid-state laser system followed by corneal collagen cross-linking with riboflavin and UVA irradiation. J Ophthalmol. 2010; Article ID: 146543. http://dx.doi.org/10.1155/2010/146543.
18. Kymionis GD, Grentzelos MA, Kounis GA, et al. Combined transepithelial phototherapeutic keratectomy and corneal collagen cross-linking for progressive keratoconus. Ophthalmology. 2012;119:1777–84.
19. Kymionis GD, Grentzelos MA, Kankariya VP, Pallikaris IG. Combined transepithelial phototherapeutic keratectomy and corneal collagen crosslinking for ectatic disorders: Cretan protocol. J Cataract Refract Surg. 2013;39:1939.
20. Kapasi M, Baath J, Mintsioulis G, et al. Phototherapeutic keratectomy versus mechanical epithelial removal followed by corneal collagen crosslinking for keratoconus. Can

J Ophthalmol. 2012;47:344–7.

21. Coskunseven E, Jankov M, Hafezi F, et al. Effect of treatment sequence in combined intrastromal corneal rings and corneal collagen cross-linking for keratoconus. J Cataract Refract Surg. 2009;35:2084–91.

22. El-Raggal TM. Effect of corneal collagen crosslinking on femtosecond laser channel creation for intrastromal corneal ring segment implantation in keratoconus. J Cataract Refract Surg. 2011;37:701–5.

23. Henriquez MA, Izquierdo Jr L, Bernilla C, McCarthy M. Corneal collagen cross-linking before Ferrara intrastromal corneal ring implantation for the treatment of progressive keratoconus. Cornea. 2012;31:740–5.

24. Renesto Ada C, Melo Jr LA, Sartori Mde F, Campos M. Sequential topical riboflavin with or without ultraviolet a radiation with delayed intracorneal ring segment insertion for keratoconus. Am J Ophthalmol. 2012;153:982–93.

25. El Awady H, Shawky M, Ghanem AA. Evaluation of collagen crosslinking in keratoconus eyes with Kera intracorneal ring implantation. Eur J Ophthalmol. 2012;22:S62–8.

26. El-Raggal TM. Sequential versus concurrent KERARINGS insertion and corneal collagen cross-linking for keratoconus. Br J Ophthalmol. 2011;95:37–41.

27. Saelens IE, Bartels MC, Bleyen I, Van Rij G. Refractive, topographic, and visual outcomes of same-day corneal cross-linking with Ferrara intracorneal ring segments in patients with progressive keratoconus. Cornea. 2011;30:1406–4.

28. Kilic A, Kamburoglu G, Akinci A. Riboflavin injection into the corneal channel for combined collagen crosslinking and intrastromal corneal ring segment implantation. J Cataract Refract Surg. 2012;38:878–83.

29. Ertan A, Karacal H, Kamburoglu G. Refractive and topographic results of transepithelial cross-linking treatment in eyes with Intacs. Cornea. 2009;28:719–23.

30. Kamburoglu G, Ertan A. Intacs implantation with sequential collagen cross-linking treatment in postoperative LASIK ectasia. J Refract Surg. 2008;24:S726–9.

31. Alió JL, Toffaha BT, Piñero DP, et al. Cross-linking in progressive keratoconus using an epithelial debridement or intrastromal pocket technique after previous corneal ring segment implantation. J Refract Surg. 2011;27:737–43.

32. Lam K, Rootman DB, Lichtinger A, Rootman DS. Post-LASIK ectasia treated with intrastromal corneal ring segments and corneal crosslinking. Dig J Ophthalmol. 2013;19:1–5.

33. Kymionis GD, Grentzelos MA, Karavitaki AE, et al. Combined corneal collagen crosslinking and posterior chamber toric implantable collamer lens implantation for keratoconus. Ophthalmic Surg Lasers Imaging. 2011;42:e22–5.

34. Kurian M, Nagappa S, Bhagali R, et al. Visual quality after posterior chamber phakic intraocular lens implantation in keratoconus. J Cataract Refract Surg. 2012;38:1050–7.

35. Fadlallah A, Dirani A, El Rami H, et al. Safety and visual outcome of Visian toric ICL implantation after corneal collagen cross-linking in keratoconus. J Refract Surg. 2013;29:84–9.

36. Izquierdo Jr L, Henriquez MA, McCarthy M. Artiflex phakic intraocular lens implantation after corneal collagen cross-linking in keratoconic eyes. J Refract Surg. 2011;27:482–7.

37. Güell JL, Morral M, Malecaze F, et al. Collagen crosslinking and toric iris-claw phakic intraocular lens for myopic astigmatism in progressive mild to moderate keratoconus. J Cataract Refract Surg. 2012;38:475–84.

38. Kymionis GD, Grentzelos MA, Portaliou DM, et al. Photorefractive keratectomy followed by same-day corneal collagen cross-linking after intrastromal corneal ring segment implantation for pellucid marginal degeneration. J Cataract Refract Surg. 2010;36:1783–5.

39. Kanellopoulos AJ, Skouteris VS. Secondary ectasia due to forceps injury at childbirth: management with combined topography-guided partial PRK and collagen cross-linking (Athens Protocol) and subsequent phakic IOL implantation. J Refract Surg. 2011;27:635–6.

40. Iovieno A, Légaré ME, Rootman DB, et al. Intracorneal ring segments implantation followed by same-day photorefractive keratectomy and corneal collagen cross-linking in keratoconus. J Refract Surg. 2011;27:915–8.

41. Kremer I, Aizenman I, Lichter H, et al. Simultaneous wavefront-guided photorefractive keratectomy and corneal collagen crosslinking after intrastromal corneal ring segment implantation for keratoconus. J Cataract Refract Surg. 2012;38:1802–7.

42. Coskunseven E, Jankov II MR, Grentzelos MA, et al. Topography-guided transepithelial PRK after intracorneal ring segments implantation and corneal collagen CXL in a three-step procedure for keratoconus. J Refract Surg. 2013;29:54–8.

43. Coskunseven E, Sharma DP, Jankov II MR, et al. Collagen copolymer toric phakic intraocular lens for residual myopic astigmatism after intrastromal corneal ring segment implantation

and corneal collagen crosslinking in a 3-stage procedure for keratoconus. J Cataract Refract Surg. 2013;39:722–9.

44. Al-Twuairqi W, Sinjab MM. Intracorneal ring segments implantation followed by same-day topography-guided PRK and corneal collagen CXL in low to moderate keratoconus. J Refract Surg. 2013;29(1):59–63.

45. Yeung SN, Low SA, Ku JY, et al. Transepithelial phototherapeutic keratectomy combined with implantation of a single inferior intrastromal corneal ring segment and collagen cross-linking in keratoconus. J Cataract Refract Surg. 2013;39:1152–6.

46. Olivares Jimenez JL, Guerrero Jurado JC, Bermudez Rodriguez FJ, Serrano LD. Keratoconus: age of onset and natural history. Optom Vis Sci. 1997;74(3):147–51.

47. Rabinowitz YS. Keratoconus. Surv Ophthalmol. 1998;42(4):297–319.

48. Karabatsas CH, Cook SD. Topographic analysis in pellucid marginal corneal degeneration and keratoglobus. Eye. 1996;10:451–5.

49. Koller T, Mrochen M, Seiler T. Complication and failure rates after corneal crosslinking. J Cataract Refract Surg. 2009;35:1358–62.

50. Hafezi F, Iseli HP. Pregnancy-related exacerbation of iatrogenic keratectasia despite corneal collagen crosslinking. J Cataract Refract Surg. 2008;34(7):1219–21.

51. Padmanabhan P, Radhakrishnan A, Natarajan R. Pregnancy-triggered iatrogenic (post-laser in situ keratomileusis) corneal ectasia—a case report. Cornea. 2010;29(5):569–72.

52. Suzuki T, Kinoshita Y, Tachibana M, et al. Expression of sex steroid hormone receptors in human cornea. Curr Eye Res. 2001;22(1):22–33.

53. Spoerl E, Zubaty V, Terai N, et al. Influence of high-dose cortisol on the biomechanics of incubated porcine corneal strips. J Refract Surg. 2009;25(9):S794–8.

54. Gatzioufas Z, Thanos S. Acute keratoconus induced by hypothyroxinemia during pregnancy. J Endocrinol Invest. 2008;31(3):262–6.

55. Gomes JAP, Tan D, Rapuano CJ, et al. Global consensus on keratoconus and ectatic disease. Cornea. 2015;34(4):359–69.

56. Sugar J, Macsai MS. What causes keratoconus? Cornea. 2012;31(6):716–9.

57. Edwards M, McGhee CNJ, Dean S. The genetics of keratoconus. Clin Exp Ophthalmol. 2001;29(6):345–51.

58. Patel D, Mcghee C. Understanding keratoconus: what have we learned from the New Zealand perspective? Clin Exp Optom. 2013;96(2):183–7.

59. Davidson AE, Hayes S, Hardcastle AJ, Tuft SJ. The pathogenesis of keratoconus. Eye. 2014;28(2):189–95.

60. Padmanabhan P, Aiswaryah R, Abinaya PV. Post-LASIK keratectasia triggered by eye rubbing and treated with topography-guided ablation and collagen cross-linking: a case report. Cornea. 2012;31(5):575–80.

61. Bawazeer AM, Hodge WG, Lorimer B. Atopy and keratoconus: a multivariate analysis. Br J Ophthalmol. 2000;84(8):834–6.

62. Mcmonnies CW, Boneham GC. Keratoconus, allergy, itch, eye-rubbing and hand-dominance. Clin Exp Optom. 2003;86(6):376–84.

63. Khor WB, Wei RH, Lim L, et al. Keratoconus in Asians: demographics, clinical characteristics and visual function in a hospital-based population. Clin Exp Ophthalmol. 2011;39(4):299–307.

64. Rabinowitz YS. The genetics of keratoconus. Ophthalmol Clin North Am. 2003;16(4): 607–20.

65. Gordon-Shaag A, Shneor E, Millodot M. The epidemiology and etiology of keratoconus. Int J Keratoconus Ectatic Corneal Dis. 2012;1(1):7–15.

66. Wei RH, Khor WB, Lim L, Tan DT. Contact lens characteristics and contrast sensitivity of patients with keratoconus. Eye Contact Lens. 2011;37(5):307–11.

67. Nemet AY, Vinker S, Bahar I, Kaiserman I. The association of keratoconus with immune disorder. Cornea. 2010;29(11):1261–4.

68. Shneor E, Millodot M, Blumberg S, et al. Characteristics of 244 patients with keratoconus seen in an optometric contact lens practice. Clin Exp Optom. 2013;96(2):219–24.

69. Crews MJ, Driebe Jr WT, Stern GA. The clinical management of keratoconus: a 6 year retrospective study. Contact Lens Assoc Ophthalmol J. 1994;20(3):194–7.

70. Kaya V, Karakaya M, Utine CA, et al. Evaluation of the corneal topographic characteristics of keratoconus with Orbscan II in patients with and without atopy. Cornea. 2007;26(8):945–8.

71. Jordan CA, Zamri A, Wheeldon C, et al. Computerized corneal tomography and associated features in a large New Zealand keratoconic population. J Cataract Refract Surg. 2011;37(8):1493–501.

72. Owens H, Gamble G. A profile of keratoconus in New Zealand. Cornea. 2003;22(2):122–5.
73. Zadnik K, Barr JT, Edrington TB, et al. Baseline findings in the Collaborative Longitudinal Evaluation of Keratoconus (CLEK) study. Investig Ophthalmol Vis Sci. 1998;39(13): 2537–46.
74. Ihalainen A. Clinical and epidemiological features of keratoconus genetic and external factors in the pathogenesis of the disease. Acta Ophthalmol Suppl. 1986;178:1–64.
75. Weed KH, MacEwen CJ, Giles T, et al. The Dundee University Scottish Keratoconus study: demographics, corneal signs, associated diseases, and eye rubbing. Eye. 2008;22(4):534–41.
76. Gordon-Shaag A, Millodot M, Essa M, et al. Is consanguinity a risk factor for keratoconus? Optom Vis Sci. 2013;90(5):448–54.
77. Antoun J, Elise S, el Hachem R, et al. Rate of corneal collagen crosslinking redo in private practice: risk factors and safety. J Ophthalmol. 2015. Article ID: 690961. http://dx.doi.org/10.1155/2015/690961.
78. Hashemi H, Khabazkhoob M, Yazdani N, Ostadimoghaddam H, Norouzirad R, Amanzadeh K, et al. The prevalence of keratoconus in a young population in Mashhad, Iran. Ophthalmic Physiol Opt. 2014;34:519–27.
79. Gorskova EN, Sevost'ianov EN. Epidemiology of keratoconus in the Urals. Vestn Oftalmol. 1998;114(4):38–40.
80. Assiri A, Yousuf B, Quantock AJ, et al. Incidence and severity of keratoconus in Asir province, Saudi Arabia. Br J Ophthalmol. 2005;89(11):1403–6.
81. Nielsen K, Hjortdal J, Nohr EA, Ehlers N. Incidence and prevalence of keratoconus in Denmark. Acta Ophthalmol Scand. 2007;85(8):890–2.
82. Ljubic AD. Keratoconus and its prevalence in Macedonia. Maced J Med Sci. 2009;2(1):58–62.
83. Ziaei H, Jafarinasab MR, Javadi MA, et al. Epidemiology of keratoconus in an Iranian population. Cornea. 2012;31(9):1044–7.
84. Hofstetter HW. A keratoscopic survey of 13,395 eyes. Am J Optom Arch Am Acad Optom. 1959;36(1):3–11.
85. Santiago PY, Assouline M, Ducoussau F, et al. Epidemiology of keratoconus and corneal topography in normal young male subjects. Invest Ophthalmol Vis Sci. 1995;36:S307.
86. Millodot M, Shneor E, Albou S, et al. Prevalence and associated factors of keratoconus in jerusalem: a cross-sectional study. Ophthalmic Epidemiol. 2011;18(2):91–7.
87. Jonas JB, Nangia V, Matin A, et al. Prevalence and associations of keratoconus in rural Maharashtra in central India: the Central India Eye and Medical Study. Am J Ophthalmol. 2009;148(5):760–5.
88. Waked N, Fayad AM, Fadlallah A, El Rami H. Keratoconus screening in a Lebanese students' population. J Fr Ophtalmol. 2012;35(1):23–9.
89. Xu L, Wang XY, Guo Y, et al. Prevalence and associations of steep cornea/keratoconus in greater beijing. The Beijing Eye Study. PLoS One. 2012;7(7): Article ID e39313. doi:10.1371/journal.pone.0039313.
90. Hashemi H, Beiranvand A, Khabazkhoob M, et al. Prevalence of keratoconus in a population-based study in Shahroud. Cornea. 2013;32(11):1441–5.
91. Pearson AR, Soneji B, Sarvananthan N, Sanford-Smith JH. Does ethnic origin influence the incidence or severity of keratoconus? Eye. 2000;14(4):625–8.
92. Georgiou T, Funnell CL, Cassels-Brown A, O'Conor R. Influence of ethnic origin on the incidence of keratoconus and associated atopic disease in Asians and white patients. Eye. 2004;18(4):379–83.
93. Cozma I, Atherley C, James NJ, et al. Influence of ethnic origin on the incidence of keratoconus and associated atopic disease in Asian and white patients. Eye. 2005;19(8):924–6.
94. Hashemi H, Khabazkhoob M, Fotouhi A. Topographic keratoconus is not rare in an Iranian population: the Tehran eye study. Ophthalmic Epidemiol. 2013;20(6):385–91.
95. Pan CW, Cheng CY, Sabanayagam C, et al. Ethnic variation in central corneal refractive power and steep cornea in Asians. Ophthalmic Epidemiol. 2014;21(2):99–105.
96. Al-Gazali L, Hamamy H. Consanguinity and dysmorphology in Arabs. Hum Hered. 2014;77(1–4):93–107. View at Publisher · View at Google Scholar.
97. Al-Gazali L, Hamamy H, Al-Arrayad S. Genetic disorders in the Arab world. Br Med J. 2006;333(7573):831–4. View at Publisher · View at Google Scholar · View at Scopus.
98. Bittles AH, Hussain R. An analysis of consanguineous marriage in the Muslim population of India at regional and state levels. Ann Hum Biol. 2000;27(2):163–71.
99. Zadnik K, Barr JT, Gordon MO, Edrington TB. Biomicroscopic signs and disease severity in keratoconus. Collaborative Longitudinal Evaluation of Keratoconus (CLEK) Study Group.

Cornea. 1996;15(2):139–46.

100. Goebels S, Seitz B, Langenbucher A. Diagnostik und stadiengerechte Therapie des Keratokonus; Eine Einführung in das Homburger Keratokonuscenter (HKC) [Diagnostics and stage-oriented therapy of keratoconus; introduction to the Homburg keratoconus center (HKC)]. Ophthalmologe. 2013;110:808–9.

101. Kymionis GD, Diakonis VF, Coskunseven E, et al. Customized pachymetric guided epithelial debridement for corneal collagen cross linking. BMC Ophthalmol. 2009;9:10.

102. Hafezi F, Mrochen M, Iseli HP, Seiler T. Collagen crosslinking with ultraviolet-A and hypoosmolar riboflavin solution in thin corneas. J Cataract Refract Surg. 2009;35: 621–4.

103. Raiskup F, Spoerl E. Corneal crosslinking with riboflavin and ultraviolet A. I. Principles. Ocul Surf. 2013;11:65–74.

104. Ziaei M, Barsam A, Shamie N, et al. Reshaping procedures for the surgical management of corneal ectasia. J Cataract Refract Surg. 2015;41:842–72.

105. Pena-Garcia P, Alio JL, Vega-Estrada A, Barraquer RI. Internal, corneal and refractive astigmatism as prognostic factors for intrastromal corneal ring segment implantation in mild to moderate keratoconus. J Cataract Refract Surg. 2014;40(10):1633–44.

106. Alió JL, Piñero DP, Alesón A, et al. Keratoconus-integrated characterization considering anterior corneal aberrations, internal astigmatism and corneal biomechanics. J Cataract Refract Surg. 2011;37:552–68.

107. Vega-Estrada A, Alio JL, Brenner LF, et al. Outcome analysis of intracorneal ring segments for the treatment of keratoconus based on visual, refractive, and aberrometric impairment. Am J Ophthalmol. 2013;155:575–84.

108. Colin J, Cochener B, Savary G, Malet F. Correcting keratoconus with intracorneal rings. J Cataract Refract Surg. 2000;26:1117–22.

109. Kymionis GD, Siganos CS, Tsiklis NS, et al. Long-term follow-up of Intacs in keratoconus. Am J Ophthalmol. 2007;143:236–44.

110. Kanellopoulos AJ, Pe LH, Perry HD, Donnenfeld ED. Modified intracorneal ring segment implantations (INTACS) for the management of moderate to advanced keratoconus; efficacy and complications. Cornea. 2006;25:29–33.

111. Peña-García P, Vega-Estrada A, Barraquer RI, et al. Intracorneal ring segment in keratoconus: a model to predict visual changes induced by the surgery. Invest Ophthalmol Vis Sci. 2012;53:8447–57.

112. Kwitko S, Severo NS. Ferrara intracorneal ring segments for keratoconus. J Cataract Refract Surg. 2004;30:812–20.

113. Piñero DP, Alio JL, El Kady B, et al. Refractive and aberrometric outcomes of intracorneal ring segments for keratoconus: mechanical versus femtosecond-assisted procedures. Ophthalmology. 2009;116:1675–87.

114. Sutton G, Hodge C, McGhee CNJ. Rapid visual recovery after penetrating keratoplasty for keratoconus. Clin Exp Ophthalmol. 2008;36:725–30.

115. Hassan Z, Szalai E, Módis L, et al. Assessment of corneal topography indices after collagen crosslinking for keratoconus. Eur J Ophthalmol. 2013;23(5):635–40.

116. Jouve L, Borderie V, Temstet C, et al. Corneal collagen crosslinking in keratoconus. J Fr Ophtalmol. 2015;38(5):445–62.

117. Li G, Fan ZJ, Peng XJ, et al. Corneal collagen cross-linking in the treatment of progressive keratoconus-preliminary results. Zhonghua Yan Ke Za Zhi. 2013;49(10):896–901.

118. Wollensak G, Spoerl E, Seiler T. Riboflavin/ultraviolet-A induced collagen crosslinking for the treatment of keratoconus. Am J Ophthalmol. 2003;135:620–7.

119. Caporossi A, Baiocchi S, Mazzotta C, Traversi C, Caporossi T. Parasurgical therapy for keratoconus by riboflavin-ultraviolet type A rays induced cross-linking of corneal collagen; preliminary refractive results in an Italian study. J Cataract Refract Surg. 2006;32:837–45.

120. Hafezi F, Kanellopoulos J, Wiltfang R, Seiler T. Corneal collagen crosslinking with riboflavin and ultraviolet A to treat induced keratectasia after laser in situ keratomileusis. J Cataract Refract Surg. 2007;33:2035–40.

121. Mazzotta C, Baiocchi S, Denaro R, Tosi GM, Caporossi T. Corneal collagen cross-linking to stop corneal ectasia exacerbated by radial keratotomy. Cornea. 2011;30:225–8.

122. Fuentes-Paez G, Castanera F, Gomez de Salazar-Martinez R, Salas JF, Izquierdo E, Pinalla B. Corneal cross-linking in patients with radial keratotomy: short-term follow-up. Cornea. 2012;31:232–5.

123. Raiskup-Wolf F, Hoyer A, Spoerl E, Pillunat LE. Collagen crosslinking with riboflavin and ultraviolet-A light in keratoconus: long-term results. J Cataract Refract Surg.

2008;34(5):796–801.

124. Wittig-Silva C, Whiting M, Lamoureux E, Lindsay RG, Sullivan LJ, Snibson GR. A randomized controlled trial of corneal collagen cross-linking in progressive keratoconus: preliminary results. J Refract Surg. 2008;24:S720–5.

125. Caporossi A, Mazzotta C, Baiocchi S, Caporossi T. Long-term results of riboflavin ultraviolet A corneal collagen cross-linking for keratoconus in Italy: the Siena Eye Cross Study. Am J Ophthalmol. 2010;149:585–93.

126. Rossi S, Orrico A, Santamaria C, et al. Standard versus trans-epithelial collagen cross-linking in keratoconus patients suitable for standard collagen cross-linking. Clin Ophthalmol. 2015;9:503–9.

127. Filippello M, Stagni E, O'Brart D. Transepithelial corneal collagen crosslinking: bilateral study. J Cataract Refract Surg. 2012;38(2):283–91.

128. Nawaz S, Gupta S, Gogia V, et al. Trans-epithelial versus conventional corneal collagen crosslinking: a randomized trial in keratoconus. Oman J Ophthalmol. 2015;8(1):9–13.

129. Yuksel E, Novruzlu S, Ozmen MC et al. A study comparing standard and transepithelial collagen cross-linking riboflavin solutions: epithelial findings and pain scores. J Ocul Pharmacol Ther. 2015;31(5):296–302.

130. Pollhammer M, Curseifen C. Bacterial keratitis early after corneal crosslinking with riboflavin and ultraviolet-A. Cataract Refract Surg. 2009;35(3):588–9.

131. Angunawela RI, Arnalich-Montiel F, Allan BD. Peripheral sterile corneal infiltrates and melting after collagen crosslinking for keratoconus. Cataract Refract Surg. 2009;35(3):606–7.

132. Kymionis GD, Portaliou DM, Bouzoukis DI, et al. Herpetic keratitis with iritis after corneal crosslinking with riboflavin and ultraviolet A for keratoconus. J Cataract Refract Surg. 2007;33(11):1982–4.

133. Kymionis GD, Portaliou DM, Pallikaris IG. Additional complications of corneal crosslinking. J Cataract Refract Surg. 2010;36(1):185.

134. Kymionis GD, Portaliou DM. Corneal collagen crosslinking and herpetic keratitis. J Cataract Refract Surg. 2013;39(8):1281.

135. Vinciguerra P, Randleman JB, Romano V, et al. Transepithelial iontophoresis corneal collagen cross-linking for progressive keratoconus: initial clinical outcomes. J Refract Surg. 2014;30(11):746–53.

136. Torricelli AA, Ford MR, Singh V, et al. BAC-EDTA transepithelial riboflavin-UVA crosslinking has greater biomechanical stiffening effect than standard epithelium-off in rabbit corneas. Exp Eye Res. 2014;125:114–7.

137. Majumdar S, Hippalgaonkar K, Repka MA. Effect of chitosan, benzalkonium chloride and ethylenediaminetetraacetic acid on permeation of acyclovir across isolated rabbit cornea. Int J Pharm. 2008;348(1–2):175–8.

138. Rathore MS, Majumdar DK. Effect of formulation factors on in vitro transcorneal permeation of gatifloxacin from aqueous drops. AAPS Pharm Sci Tech. 2006;7(3):57.

139. Fife DJ, Moore WM. The Reduction and Quenching of Photoexcited Flavins by EDTA. Photochemistry and Photobiology. 1979;(29):43–7.

140. McCall AS, Kraft S, Edelhauser HF, et al. Mechanisms of corneal tissue cross-linking in response to treatment with topical riboflavin and long-wavelength ultraviolet radiation (UVA). Invest Ophthalmol Vis Sci. 2010;51(1):129–38.

141. Mazzotta C, Traversi C, Paradiso AL, et al. Pulsed light accelerated crosslinking versus continuous light accelerated crosslinking: one-year results. J Ophthalmol. 2014;604731.

142. Caporossi A, Mazzotta C, Paradiso AL. Transepithelial corneal collagen crosslinking for progressive keratoconus: 24-month clinical results. J Cataract Refract Surg. 2013;39(8):1157–63.

143. Soeters N, Wisse RP, Godefrooij DA, Imhof SM, Tahzib NG. Transepithelial versus epithelium-off corneal cross-linking for the treatment of progressive keratoconus: a randomized controlled trial. Am J Ophthalmol. 2015;159(5):821–8.

144. De Bernardo M, Capasso L, Tortori A, et al. Trans epithelial corneal collagen crosslinking for progressive keratoconus: 6 months follow up. Cont Lens Anterior Eye. 2014;37(6):438–41.

145. Lombardo M, Serrao S, Rosati M, et al. Biomechanical changes in the human cornea after transepithelial corneal crosslinking using iontophoresis. J Cataract Refract Surg. 2014;40(10):1706–15.

146. Kocak I, Aydin A, Kaya F, et al. Comparison of transepithelial corneal collagen crosslinking with epithelium-off crosslinking in progressive keratoconus. J Fr Ophtalmol. 2014;37(5):371–6.

147. Baiocchi S, Mazzotta C, Cerretani D, et al. Corneal crosslinking: riboflavin concentration in corneal stroma exposed with and without epithelium. J Cataract Refract Surg. 2009;35(5):893–9.

148. Wollensak G, Iomdina E. Biomechanical and histological changes after corneal crosslinking with and without epithelial debridement. J Cataract Refract Surg. 2009;35(5):540–6.

149. Scarcelli G, Kling S, Quijano E, Pineda R, Marcos S, Yun SH. Brillouin microscopy of collagen crosslinking: noncontact depth-dependent analysis of corneal elastic modulus. Invest Ophthalmol Vis Sci. 2013;54:1418–25.

150. Roberts CJ, Dupps Jr WJ. Biomechanics of corneal ectasia and biomechanical treatments. J Cataract Refract Surg. 2014;40(6):991–8.

151. Seven I, Sinha Roy A, Dupps Jr WJ. Patterned corneal collagen crosslinking for astigmatism: computational modeling study. J Cataract Refract Surg. 2014;40(6):943–53.

152. Sinha Roy A, Rocha KM, Randleman JB, et al. Inverse computational analysis of in vivo corneal elastic modulus change after collagen crosslinking for keratoconus. Exp Eye Res. 2013;113:92–104.

153. Kanellopoulos AJ, Asimellis G. Hyperopic correction: clinical validation with epithelium-on and epithelium-off protocols, using variable fluence and topographically customized collagen corneal crosslinking. Clin Ophthalmol. 2014;8:2425–33.

154. Spoerl E, Huhle M, Seiler T. Induction of cross-links in corneal tissue. Exp Eye Res. 1998;66:97–103.

155. Wollensak G, Spoerl E, Seiler T. Stress–strain measurements of human and porcine corneas after riboflavin-ultraviolet-A-induced cross-linking. J Cataract Refract Surg. 2003;29:1780–5.

156. Spoerl E, Seiler T. Techniques for stiffening the cornea. J Refract Surg. 1999;15:711–3.

157. Spoerl E, Wollensak G, Dittert DD, Seiler T. Thermomechanical behavior of collagen-cross-linked porcine cornea. Ophthalmologica. 2004;218:136–40.

158. Spoerl E, Wollensak G, Seiler T. Increased resistance of crosslinked cornea against enzymatic digestion. Curr Eye Res. 2004;29:35–40.

159. Wollensak G, Spoerl E, Reber F, Seiler T. Keratocyte cytotoxicity of riboflavin/UVA-treatment in vitro. Eye (Lond). 2004;18:718–22.

160. Wollensak G, Spoerl E, Wilsch M, Seiler T. Endothelial cell damage after riboflavin-ultraviolet-A treatment in the rabbit. J Cataract Refract Surg. 2003;29:1786–90.

161. Wollensak G, Spoerl E, Wilsch M, Seiler T. Keratocyte apoptosis after corneal collagen cross-linking using riboflavin/UVA treatment. Cornea. 2004;23:43–9.

162. Gatzioufas Z, Richoz O, Brugnoli E, Hafezi F. Safety profile of high-fluence corneal collagen cross-linking for progressive keratoconus: preliminary results from a prospective cohort study. J Refract Surg. 2013;29:846–8.

163. Wernli J, Schumacher S, Spoerl E, Mrochen M. The efficacy of corneal cross-linking shows a sudden decrease with very high intensity UV light and short treatment time. Invest Ophthalmol Vis Sci. 2013;54:1176–80.

164. Schumacher S, Oeftiger L, Mrochen M. Equivalence of biomechanical changes induced by rapid and standard corneal cross-linking, using riboflavin and ultraviolet radiation. Invest Ophthalmol Vis Sci. 2011;52:9048–52.

165. Hammer A, Richoz O, Arba Mosquera S, Tabibian D, Hoogewoud F, Hafezi F. Corneal biomechanical properties at different corneal cross-linking (CXL) irradiances. Invest Ophthalmol Vis Sci. 2014;55:2881–4.

166. Beshtawi IM, Akhtar R, Hillarby MC, et al. Biomechanical properties of human corneas following low- and high-intensity collagen cross-linking determined with scanning acoustic microscopy. Invest Ophthalmol Vis Sci. 2013;54:5273–80.

167. Touboul D, Efron N, Smadja D, Praud D, Malet F, Colin J. Corneal confocal microscopy following conventional, transepithelial, and accelerated corneal collagen cross-linking procedures for keratoconus. J Refract Surg. 2012;28:769–76.

168. Seiler T, Hafezi F. Corneal cross-linking-induced stromal demarcation line. Cornea. 2006;25:1057–9.

169. Doors M, Tahzib NG, Eggink FA, Berendschot TT, Webers CA, Nuijts RM. Use of anterior segment optical coherence tomography to study corneal changes after collagen cross-linking. Am J Ophthalmol. 2009;148:844–51, e2.

170. Kymionis GD, Grentzelos MA, Plaka AD, et al. Evaluation of the corneal collagen cross-linking demarcation line profile using anterior segment optical coherence tomography. Cornea. 2013;32:907–10.

171. Kymionis GD, Grentzelos MA, Plaka AD, et al. Correlation of the corneal collagen cross-

linking demarcation line using confocal microscopy and anterior segment optical coherence tomography in keratoconic patients. Am J Ophthalmol. 2014;157:110–5, e1.

172. Kymionis GD, Tsoulnaras KI, Grentzelos MA, et al. Evaluation of corneal stromal demarcation line depth following standard and a modified-accelerated collagen cross-linking protocol. Am J Ophthalmol. 2014;158:671–5, e1.

173. Bouheraoua N, Jouve L, El Sanharawi M, et al. Optical coherence tomography and confocal microscopy following three different protocols of corneal collagen-crosslinking in keratoconus. Invest Ophthalmol Vis Sci. 2014;55:7601–9.

174. Vinciguerra P, Rechichi M, Rosetta P, et al. High fluence iontophoretic corneal collagen cross-linking: in vivo OCT imaging of riboflavin penetration. J Refract Surg. 2013;29:376–7.

175. Mita M, Waring GO, Tomita M. High-irradiance accelerated collagen crosslinking for the treatment of keratoconus: six-month results. J Cataract Refract Surg. 2014;40:1032–40.

176. Tomita M, Mita M, Huseynova T. Accelerated versus conventional corneal collagen crosslinking. J Cataract Refract Surg. 2014;40:1013–20.

177. Ozgurhan EB, Celik U, Bozkurt E, Demirok A. Evaluation of subbasal nerve morphology and corneal sensation after accelerated corneal collagen cross-linking treatment on keratoconus. Curr Eye Res. 2014;1–6.

178. Richoz O, Hammer A, Tabibian D, Gatzioufas Z, Hafezi F. The biomechanical effect of corneal collagen cross-linking (CXL) with riboflavin and UV-A is oxygen dependent. Transl Vis Sci Technol. 2013;2:6.

179. Buzzonetti L, Petrocelli G. Transepithelial corneal cross-linking in pediatric patients: early results. J Refract Surg. 2012;28:763–7.

180. Caporossi A, Mazzotta C, Baiocchi S, Caporossi T, Denaro R, Balestrazzi A. Riboflavin-UVA-induced corneal collagen cross-linking in pediatric patients. Cornea. 2012;31:227–31.

181. Mazzotta C, Traversi C, Caragiuli S, Rechichi M. Pulsed vs continuous light accelerated corneal collagen crosslinking: in vivo qualitative investigation by confocal microscopy and corneal OCT. Eye (Lond). 2014;28:1179–83.

182. Ozgurhan EB, Kara N, Cankaya KI, Kurt T, Demirok A. Accelerated corneal cross-linking in pediatric patients with keratoconus: 24-month outcomes. J Refract Surg. 2014;30:843–9.

183. Chan E, Snibson GR. Current status of corneal collagen cross-linking for keratoconus: a review. Clin Exp Optom. 2013;96:155–64.

184. Kanellopoulos AJ. Collagen cross-linking in early keratoconus with riboflavin in a femtosecond laser-created pocket: initial clinical results. J Refract Surg. 2009;25:1034–7.

185. Dupps Jr WJ. Special section on collagen crosslinking: new hope for more advanced ectatic disease? J Cataract Refract Surg. 2013;39:1131–2.

186. Wollensak G. Crosslinking treatment of progressive keratoconus: new hope. Curr Opin Ophthalmol. 2006;17:356–60.

187. Spadea L. Corneal collagen cross-linking with riboflavin and UVA irradiation in pellucid marginal degeneration. J Refract Surg. 2010;26:375–7.

188. Labiris G, Giarmoukakis A, Sideroudi H, Gkika M, Fanariotis M, Kozobolis V. Impact of keratoconus, cross-linking and cross-linking combined with photorefractive keratectomy on self-reported quality of life. Cornea. 2012;31:734–9.

189. Kanellopoulos AJ. Post-LASIK ectasia. Ophthalmology. 2007;114:1230.

190. Kanellopoulos AJ, Pamel GJ. Review of current indications for combined very high fluence collagen cross-linking and laser in situ keratomileusis surgery. Indian J Ophthalmol. 2013;61:430–2.

191. Krueger RR, Ramos-Esteban JC, Kanellopoulos AJ. Staged intrastromal delivery of riboflavin with UVA cross-linking in advanced bullous keratopathy: laboratory investigation and first clinical case. J Refract Surg. 2008;24:S730–6.

192. Kanellopoulos AJ, Asimellis G. Anterior-segment optical coherence tomography investigation of corneal deturgescence and epithelial remodeling after DSAEK. Cornea. 2014;33(4):340–8.

193. Kanellopoulos AJ, Asimellis G. Long-term safety and efficacy of high-fluence collagen crosslinking of the vehicle cornea in Boston keratoprosthesis type 1. Cornea. 2014;33(9):914–8.

194. Kanellopoulos AJ. Long term results of a prospective randomized bilateral eye comparison trial of higher fluence, shorter duration ultraviolet A radiation, and riboflavin collagen cross linking for progressive keratoconus. Clin Ophthalmol. 2012;6:97–101.

195. Kanellopoulos AJ, Asimellis G. Correlation between central corneal thickness, anterior chamber depth, and corneal keratometry as measured by Oculyzer II and WaveLight

OB820 in preoperative cataract surgery patients. J Refract Surg. 2012;28:895–900.

196. Kanellopoulos AJ, Asimellis G. Introduction of quantitative and qualitative cornea optical coherence tomography findings, induced by collagen cross-linking for keratoconus; a novel effect measurement benchmark. Clin Ophthalmol. 2013;7:329–35.

197. Markakis GA, Roberts CJ, Harris JW, Lembach RG. Comparison of topographic technologies in anterior surface mapping of keratoconus using two display algorithms and six corneal topography devices. Int J Kerat Ectatic Dis. 2012;1:153–7.

198. Ambrósio Jr R, Caiado AL, Guerra FP, et al. Novel pachymetric parameters based on corneal tomography for diagnosing keratoconus. J Refract Surg. 2011;27:753–8.

199. Legare ME, Iovieno A, Yeung SN, et al. Corneal collagen cross-linking using riboflavin and ultraviolet A for the treatment of mild to moderate keratoconus: 2-year follow-up. Can J Ophthalmol. 2013;48:63–8.

200. Vinciguerra P, Albe E, Trazza S, et al. Refractive, topographic, tomographic, and aberrometric analysis of keratoconic eyes undergoing corneal cross-linking. Ophthalmology. 2009;116:369–78.

201. Kanellopoulos AJ, Asimellis G. Comparison of Placido disc and Scheimpflug image-derived topography-guided excimer laser surface normalization combined with higher fluence CXL: the Athens Protocol, in progressive keratoconus. Clin Ophthalmol. 2013;7:1385–96.

202. Mencucci R, Paladini I, Virgili G, Giacomelli G, Menchini U. Corneal thickness measurements using time-domain anterior segment OCT, ultrasound, and Scheimpflug tomographer pachymetry before and after corneal cross-linking for keratoconus. J Refract Surg. 2012;28:562–6.

203. O'Brart DP, Kwong TQ, Patel P, McDonald RJ, O'Brart NA. Long-term follow-up of riboflavin/ultraviolet A (370 nm) corneal collagen cross-linking to halt the progression of keratoconus. Br J Ophthalmol. 2013;97:433–7.

204. Greenstein SA, Shah VP, Fry KL, Hersh PS. Corneal thickness changes after corneal collagen crosslinking for keratoconus and corneal ectasia: one-year results. J Cataract Refract Surg. 2011;37:691–700.

205. Kanellopoulos AJ, Kahn J. Topography-guided hyperopic LASIK with and without high irradiance collagen cross-linking: initial comparative clinical findings in a contralateral eye study of 34 consecutive patients. J Refract Surg. 2012;28(11 Suppl):S837–40.

206. Solomon KD, Fernández de Castro LE, Sandoval HP, et al. LASIK world literature review: quality of life and patient satisfaction. Ophthalmology. 2009;116(4):691–701.

207. Shortt AJ, Allan BD, Evans JR. Laser-assisted in-situ keratomileusis (LASIK) versus photorefractive keratectomy (PRK) for myopia. Cochrane Database Syst Rev. 2013;1, CD005135.

208. Shortt AJ, Bunce C, Allan BD. Evidence for superior efficacy and safety of LASIK over photorefractive keratectomy for correction of myopia. Ophthalmology. 2006;113(11):1897–908.

209. Liu Z, Li Y, Cheng Z, et al. Seven-year follow-up of LASIK for moderate to severe myopia. J Refract Surg. 2008;24(9):935–40.

210. Güell JL, Muller A. Laser in situ keratomileusis (LASIK) for myopia from −7 to −18 diopters. J Refract Surg. 1996;12(2):222–8.

211. Oruçoglu F, Kingham JD, Kendüsim M, et al. Laser in situ keratomileusis application for myopia over minus 14 diopter with long-term follow-up. Int Ophthalmol. 2012;32(5):435–41.

212. Magallanes R, Shah S, Zadok D, et al. Stability after laser in situ keratomileusis in moderately and extremely myopic eyes. J Cataract Refract Surg. 2001;27(7):1007–12.

213. Chayet AS, Assil KK, Montes M, et al. Regression and its mechanisms after laser in situ keratomileusis in moderate and high myopia. Ophthalmology. 1998;105(7):1194–9.

214. Alió JL, Muftuoglu O, Ortiz D, et al. Ten-year follow-up of laser in situ keratomileusis for myopia of up to −10 diopters. Am J Ophthalmol. 2008;145(1):46–54.

215. Kanellopoulos AJ, Asimellis G. Refractive and keratometric stability in high myopic LASIK with high-frequency femtosecond and excimer lasers. J Refract Surg. 2013;29(12):832–7.

216. Binder PS. Analysis of ectasia after laser in situ keratomileusis: risk factors. J Cataract Refract Surg. 2007;33(9):1530–8.

217. Randleman JB. Post-laser in-situ keratomileusis ectasia: current understanding and future directions. Curr Opin Ophthalmol. 2006;17(4):406–12.

218. Kanellopoulos AJ. Long-term safety and efficacy follow-up of prophylactic higher fluence collagen cross-linking in high myopic laser-assisted in situ keratomileusis. Clin Ophthalmol. 2012;6:1125–30.

219. Celik HU, Alagöz N, Yildirim Y, et al. Accelerated corneal crosslinking concurrent with laser in situ keratomileusis. J Cataract Refract Surg. 2012;38(8):1424–31.

220. Kanellopoulos AJ, Asimellis G. Combined laser in situ keratomileusis and prophylactic high-

fluence corneal collagen crosslinking for high myopia: Two-year safety and efficacy. J Cataract Refract Surg. 2015;41(7):1426–33.

221. Mi S, Dooley EP, Albon J, et al. Adhesion of laser in situ keratomileusis-like flaps in the cornea: effects of crosslinking, stromal fibroblasts, and cytokine treatment. J Cataract Refract Surg. 2011;37(1):166–72.

222. A. John Kanellopoulos, George Asimellis, Joseph B. Ciolino, Borja Salvador-Culla, and James Chodosh. High-irradiance CXL combined with myopic LASIK: flap and residual stroma biomechanical properties studied ex-vivo. Br J Ophthalmol. 2015;99(6):870–4.

223. Hersh PS, Greenstein SA, Fry KL. Corneal collagen crosslinking for keratoconus and corneal ectasia: one-year results. J Cataract Refract Surg. 2011;37(1):149–60.

224. Cennamo G, Intravaja A, Boccuzzi D, Marotta G, Cennamo G. Treatment of keratoconus by topography-guided customized photorefractive keratectomy: two-year follow-up study. J Refract Surg. 2008;24(2):145–9.

225. Lin DT, Holland SR, Rocha KM, Krueger RR. Method for optimizing topography-guided ablation of highly aberrated eyes with the ALLEGRETTO WAVE excimer laser. J Refract Surg. 2008;24(4):S439–45.

226. Kanellopoulos AJ. The management of cornea blindness from severe corneal scarring, with the Athens Protocol (transepithelial topography-guided PRK therapeutic remodeling, combined with same-day, collagen cross-linking). Clin Ophthalmol. 2012; 6:87–90.

227. Sakla H, Altroudi W, Muñoz G, Albarrán-Diego C. Simultaneous topography-guided partial photorefractive keratectomy and corneal collagen crosslinking for keratoconus. J Cataract Refract Surg. 2014;40:1430–8.

228. Vinciguerra P, Albe E, Frueh BE, et al. Two-year corneal cross-linking results in patients younger than 18 years with documented progressive keratoconus. Am J Ophthalmol. 2012;154(3):520–6.

229. Koller T, Seiler T. Therapeutic cross-linking of the cornea using riboflavin/UVA. Klin Monbl Augenheilkd. 2007;224(9):700–6.

230. Kymionis GD, Grentzelos MA, Liakopoulos DA, Paraskevopoulos TA, Klados NE, Tsoulnaras KI, Kankariya VP, Pallikaris IG. Long-term follow-up of corneal collagen cross-linking for keratoconus – the Cretan study. Cornea. 2014;33(10):1071–9.

231. Sideroudi H, Labiris G, Soto-Beobide A, Voyiatzis G, Chrissanthopoulos A, Kozobolis V. The effect of collagen cross-linking procedure on the material of intracorneal ring segments. Curr Eye Res. 2015;40(6):592–7.

232. Seiler TG, Fischinger I, Senfft T, Schmidinger G, Seiler T. Intrastromal application of riboflavin for corneal crosslinking. Invest Ophthalmol Vis Sci. 2014;55(7):4261–5.

233. Al Fayez MF, Alfayez S, Alfayez Y. Transepithelial versus epithelium-off corneal collagen cross-linking for progressive keratoconus: a prospective randomized controlled trial. Cornea. 2015;34 Suppl 10:S53–6.

234. Sabti S, Tappeiner C, Frueh BE. Corneal cross-linking in a 4-year-old child with keratoconus and down syndrome. Cornea. 2015;34(9):1157–60.

235. Gaster RN, Caiado Canedo AL, Rabinowitz YS. Corneal collagen cross linking for keratoconus and post-LASIK ectasia. Int Ophthalmol Clin. 2013;53(1):79.

236. Seiler T, Quurke AW. Iatrogenic keratectasia after LASIK in a case of forme fruste keratoconus. J Cataract Refract Surg. 1998;24(7):1007–9.

237. Vinciguerra P, Camesasca FI. Custom phototherapeutic keratectomy with intraoperative topography. J Refract Surg. 2004;20(5):S555–63.

238. Alpins N, Stamatelatos G. Customized photoastigmatic refractive keratectomy using combined topographic and refractive data for myopia and astigmatism in eyes with forme fruste and mild keratoconus. J Cataract Refract Surg. 2007;33(4):591–602.

239. Khakshoor H, Razavi F, Eslampour A, Omdtabrizi A. Photorefractive keratectomy in mild to moderate keratoconus: outcomes in over 40-year-old patients. Indian J Ophthalmol. 2015;63(2):157–61.

240. Kapasi M, Dhaliwal A, Mintsioulis G, Jackson WB, Baig K. Long-term results of phototherapeutic keratectomy versus mechanical epithelial removal followed by corneal collagen cross-linking for keratoconus. Cornea. 2016;35(2):157–61.

241. Kymionis GD, Grentzelos MA, Kankariya VP, Liakopoulos DA, Karavitaki AE, Portaliou DM, Tsoulnaras KI, Pallikaris IG. Long-term results of combined transepithelial phototherapeutic keratectomy and corneal collagen crosslinking for keratoconus: Cretan protocol. J Cat Refract Surg. 2014;40(9):1439–45.

242. Yilmaz OF, Marshall J, Hersh P. Initial results with Keraflex ® KXL for treating kerato-

conus. 5th International congress of corneal cross linking for keratoconus, Leipzig, 5th Dec 2010.

243. Cummings AB, Corkin RH. Keraflex® and cross-linking for the treatment of keratoconus. Poster at the Irish College of Ophthalmology conference, 14th May 2011.

244. Vega-Estrada A, Alió JL, Plaza Puche AB, Marshall J. Outcomes of a new microwave procedure followed by accelerated cross-linking for the treatment of keratoconus: a pilot study. J Refract Surg. 2012;28:787–93.

245. Cummings AB, McQuaid R, Mrochen M. Newer protocols and future in collagen cross-linking. Indian J Ophthalmol. 2013;61:425–7.

246. McQuaid R, Cummings AB, Mrochen M. The theory and art of corneal cross-linking. Indian J Ophthalmol. 2013;61:416–9.

247. Keraflex® Clinical Trial Starts in the US. National Keratoconus Foundation Website, Available online: http://www.nkcf.org/keraflex-kxl/. Accessed 10 Jan 2016.

248. Kato N, Toda I, Kawakita T, Sakai C, Tsubota K. Topography-guided conductive keratoplasty: treatment for advanced keratoconus. Am J Ophthalmol. 2010;150(4):481–9.

249. Kymionis GD, Kontadakis GA, Naoumidi TL, Kazakos DC, Giapitzakis I, Pallikaris IG. Conductive keratoplasty followed by collagen cross-linking with riboflavin-UV-A in patients with keratoconus. Cornea. 2010;29(2):239–43.

250. Cummings A. Factors influencing the stability of Keraflex treatments for keratoconus. Poster presented at AAO, Chicago, 2012.

251. Leccisotti A. Refractive lens exchange in keratoconus. J Cataract Refract Surg. 2006;32(5):742–6.

252. Hill W. Expected effects of surgically induced astigmatism on AcrySof Toric intraocular lens results. J Cataract Refract Surg. 2008;34(3):364–7. Comment in: J Cataract Refract Surg. 2008;34(9):1425–6.

253. Freitas GO, Carvalho MJ, Boteon JE. Refractive lens exchange using SN60T5 Acrysof toric intraocular lens in stage 2 keratoconus. Rev Bras Oftalmol. 2011;70(5):296–9.

254. Thebpatiphat N, Hammersmith KM, Rapuano CJ, Ayres BD, Cohen EJ. Cataract surgery in keratoconus. Eye Contact Lens. 2007;33(5):244–6.

255. Bauer NJ, de Vries NE, Webers CA, Hendrikse F, Nuijts RM. Astigmatism management in cataract surgery with the AcrySof toric intraocular lens. J Cataract Refract Surg. 2008;34(9):1483–8.

256. Sanders DR, Shneider D, Martin R, et al. Toric implantable collamer lens for moderate to high myopic astigmatism. Ophthalmology. 2007;114:54–61.

257. Alfonso JF, Palacios A, Montés-Micó R. Myopic phakic STAAR collamer posterior chamber intraocular lenses for keratoconus. J Refract Surg. 2008;24:867–74.

258. Kamiya K, Shimizu K, Igarashi A, et al. Comparison of collamertoric [corrected] contact lens implantation and wavefront-guided laser in situ keratomileusis for high myopic astigmatism. J Cataract Refract Surg. 2008;34:1687–93; erratum, 2011.

259. Sanders DR, Sanders ML. Comparison of the toric implantable collamer lens and custom ablation LASIK for myopic astigmatism. J Refract Surg. 2008;24:773–8.

260. Alfonso JF, Fernández-Vega L, Fernandes P, et al. Collagen copolymer toric posterior chamber phakic intraocular lens for myopic astigmatism: one-year follow-up. J Cataract Refract Surg. 2010;36:568–76.

261. Kamiya K, Shimizu K, Ando W, et al. Phakic toric implantable collamer lens implantation for the correction of high myopic astigmatism in eyes with keratoconus. J Refract Surg. 2008;24:840–2.

262. Alfonso JF, Baamonde B, Madrid-Costa D, et al. Toric phakic intraocular collamer posterior chamber lenses to correct high degrees of myopic astigmatism. J Cataract Refract Surg. 2010;36:577–86.

263. Shaheen MS, El-Kateb M, El-Samadony MA, et al. Evaluation of a toric implantable collamer lens after corneal collagen crosslinking in treatment of early-stage keratoconus: 3-year follow up. Cornea. 2014;33:475–80.

264. Gonvers M, Bornet C, Othenin-Girard P. Implantable contact lens for moderate to high myopia; relationship of vaulting to cataract formation. J Cataract Refract Surg. 2003;29:918–24.

265. Sanders DR, Vukich JA. Incidence of lens opacities and clinically significant cataracts with the implantable contact lens: comparison of two lens designs; the ICL in treatment of myopia (ITM) study group. J Refract Surg. 2002;18:673–82.

266. Jiménez-Alfaro I, Benítez del Castillo JM, García-Feijoó J, et al. Safety of posterior chamber phakic intraocular lenses for the correction of high myopia; anterior segment changes after posterior chamber phakic intraocular lens implantation. Ophthalmology. 2001;108:90–9; discussion by SM MacRay, 99. Cornea _ Volume 33, Number 5, May 2014 Toric Implantable

Collamer Lens.

267. Chung TY, Park SC, Lee MO, et al. Changes in iridocorneal angle structure and trabecular pigmentation with STAAR implantable collamer lens during 2 years. J Refract Surg. 2009;25:251–8.

268. Chun YS, Park IK, Lee HI, et al. Iris and trabecular meshwork pigment changes after posterior chamber phakic intraocular lens implantation. J Cataract Refract Surg. 2006;32: 1452–8.

269. Sanders DR. Anterior subcapsular opacities and cataracts 5 years after surgery in the visian implantable collamer lens FDA trial. J Refract Surg. 2008;24:566–70.

270. Lovisolo CF, Reinstein DZ. Phakic intraocular lenses. Surv Ophthalmol. 2005;50:549–87.

271. Alfonso JF, Baamonde B, Fernández-Vega L, et al. Posterior chamber collagen copolymer phakic intraocular lenses to correct myopia: five-year follow up. J Cataract Refract Surg. 2011;37:873–80.

272. Ghanem RC, Santhiago MR, Berti T, Netto MV, Ghanem VC. Topographic, corneal wavefront, and refractive outcomes 2 years after collagen crosslinking for progressive keratoconus. Cornea. 2014;33(1):43–8.

273. Arora R, Jain P, Goyal JL, Gupta D. Comparative analysis of refractive and topographic changes in early and advanced keratoconic eyes undergoing corneal collagen crosslinking. Cornea. 2013;32(10):1359–64.

274. Touboul D, Trichet E, Binder PS, Praud D, Seguy C, Colin J. Comparison of front-surface corneal topography and Bowman membrane specular topography in keratoconus. J Cataract Refract Surg. 2012;38(6):1043–9.

275. Piñero DP, Alio JL, Klonowski P, Toffaha B. Vectorial astigmatic changes after corneal collagen crosslinking in keratoconic corneas previously treated with intracorneal ring segments: a preliminary study. Eur J Ophthalmol. 2012;22 Suppl 7:S69–80.

276. Coskunseven E, Jankov II MR, Hafezi F. Contralateral eye study of corneal collagen crosslinking with riboflavin and UVA irradiation in patients with keratoconus. J Refract Surg. 2009;25:371–6.

277. Roy AS, Dupps Jr WJ. Patient-specific computational modeling of keratoconus progression and differential responses to collagen cross-linking. Invest Ophthalmol Vis Sci. 2011;52:9174–87.

278. Tayapad JB, Viguilla AQ, Reyes JM. Collagen cross-linking and corneal infections. Curr Opin Ophthalmol. 2013;24(4):288–90.

279. Kanellopoulos AJ. Novel myopic refractive correction with transepithelial very high-fluence collagen cross-linking applied in a customized pattern: early clinical results of a feasibility study. Clin Ophthalmol. 2014;8:697–702.

280. Kanellopoulos AJ, Dupps WJ, Seven I, Asimellis G. Toric topographically customized transepithelial, pulsed, very high-fluence, higher energy and higher riboflavin concentration collagen cross-linking in keratoconus. Case Rep Ophthalmol. 2014;5(2):172–80.

281. Bottós KM, Schor P, Dreyfuss JL, et al. Effect of corneal epithelium on ultraviolet-A and riboflavin absorption. Arq Bras Oftalmol. 2011;74:348–51.

282. Leccisotti A, Islam T. Transepithelial corneal collagen cross-linking in keratoconus. J Refract Surg. 2010;26:942–8.

283. Stojanovic A, Zhou W, Utheim TP. Corneal collagen cross-linking with and without epithelial removal: a contralateral study with 0.5 % hypotonic riboflavin solution. Biomed Res Int. 2014;2014:619398.

284. Elsheikh A, Anderson K. Comparative study of corneal strip extensiometry and inflation tests. J R Soc Interface. 2005;2:177–85.

285. Sánchez P, Moutsouris K, Pandolfi A. Biomechanical and optical behavior of human corneas before and after photorefractive keratectomy. J Cataract Refract Surg. 2014;40:905–17.

286. Kanellopoulos AJ, Kontos MA, Chen S, Asimellis G. Corneal collagen cross-linking (CXL) combined with simulation of femtosecond laser assisted refractive lens extraction: an ex-vivo biomechanical effect evaluation. Cornea. 2015;34(5):550–6.

287. Holden B, Davis S, Jong M, Resnikoff S. The evolution of uncorrected error as a major public health issue. J Proc Roy Soc NSW. 2013;147(147 & 153):101–6.

288. Mutti DO, Mitchell GL, Moeschberger ML, Jones LA, Zadnik K. Parental myopia, near work, school achievement, and children's refractive error. Invest Ophthalmol Vis Sci. 2002;45:3633–40.

289. Saw S-M, Katz J, Schein OD, Chew S-J, Chan T-K. Epidemiology of myopia. Epidemiol Rev. 1996;18:175–87.

290. Dolgin E. The myopia boom. Nature. 2015;519:276–8.

291. Mo Y, Wang M-F, Zhou L-L. Risk factor analysis of 167 patients with high myopia. Int J Ophthalmol. 2010;1:80–2 (high myopia).

292. Brien Holden Vision Institute. The risk of myopia. 2015. www.brienholdenvision.org.

293. Cooper J, Schulman E, Jarnal N. Current status on the development and treatment of myopia. American Optometric Association (defocus). Optometry. 2012;83(5):179–99.

294. Chen S-J, Lu P, Zhang W-F, Lu J-H. High myopia as a risk factor in primary open angle glaucoma. Int J Ophthalmol. 2012;5(6):750–3.

295. Ruiz-Moreno J, Quintas LL. Retinal detachment and high myopia. Cataract and Refractive Surgery Today (Europe). April 2008.

296. Kakita T, Hiraoka T, Oshika T. Influence of overnight orthokeratology on axial elongation in childhood myopia. Invest Ophthalmol Vis Sci. 2011;52(5):2170–4.

297. Euclid Systems Corporation. Orthokeratology lens approval in U.S., Korea, China, Taiwan, Russia, Japan; CE Mark for Europe, Distribution in Australia.

298. Sun Y, Xu F, Zhang T, Liu M, Wang D, Chen Y, Liu Q. Orthokeratology to control myopia progression: a meta-analysis. PLoS One. 2015;10(4):e0124535.

299. Nieto-Bona A, Gonzalez-Mesa A, Nieto-Bona MP, Villa-Collar C, Lorente-Velazquez A. Long-term changes in corneal morphology induced by overnight orthokeratology. Curr Eye Res. 2011;36(10):895–904 (changes in epithelium).

300. Alharbi A, Swarbrick HA. The effects of overnight orthokeratology lens wear on corneal thickness. Invest Ophthalmol Vis Sci. 2003;44(6):2518–23.

301. Swarbrick HA. Orthokeratology review and update. Clin Exp Optom. 2006;89:124–43.

302. Orgel JPRO, Eid A, Antipova O, Bella J, Scott JE. Decorin core protein (decoron) shape complements collagen fibril surface structure and mediates its binding. PLoS One. 2009;4:1–10.

303. Scott JE, Dyne KM, Thomlison AM, Ritchie M, Bateman J, Valli M. Human cells unable to express decoron produced disorganised extracellular matrix lacking 'shape modules' (interfibrillar proteoglycan bridges). Exp Cell Res. 1998;243:59–66.

304. Rada JA, Cornuet PK, Hassell JR. Regulation of corneal collagen fibrillogenesis in vitro by corneal proteoglycan (lumican and decorin) core proteins. Exp Eye Res. 1993;56:635–48.

305. Galacorin ® (Catalent Pharma Solutions). https://trademarks.justia.com/858/36/galacorin-85836485.html.

306. DeVore DP, DeWoolfson B. Decorin corneal stabilization. 2009. ARVO Abstract 1758/A387.

307. Roberts CJ, Metxler KM, Mahmoud AM, Liu J. 2014. Biomechanical Changes in ex-vivo human and porcine corneas in response to treatment with human decorin core protein. 10th International congress of corneal crosslinking, 5 and 6 Dec 2014.

308. DeWoolfson B, DeVore DP. US 2011/0086802, April 2011.

第 5 章

临床应用与决策

Joseph Frucht-Pery，Denise Wajnsztajn

摘　要　角膜交联术(CXL)治疗进展期圆锥角膜(KC)已成为一种共识。角膜交联术治疗进展期圆锥角膜的适应证包括1年内最大角膜曲率值(Kmax)或主觉验光柱镜度数增长超过1D,和(或)矫正远视力(CDVA)下降;每两年(或两年以内)角膜接触镜度数变化需要更换镜片。有研究者认为等效球镜(SE)增加≥0.5D或角膜厚度减小≥5%提示圆锥角膜进展,需要实施CXL。目前,许多KC患者能够被及时诊断并立即转诊给专家,而这些患者长期的角膜地形图或屈光度数变化的病史并不支持KC进展诊断。是等到这些患者出现圆锥角膜进展、视功能恶化时再接受CXL治疗,还是发现KC时就进行CXL治疗,是一个难以抉择的问题。对于那些进展可能很快,或者即使是很小进展但也可导致明显视功能损害的高危人群,应当仔细考虑后做出决策。这一群体包括年龄小于20岁的KC患者、单眼KC患者、矫正视力低于6/12的患者,以及功能性视力依赖于巩膜镜的较严重KC患者。使用类固醇药物的KC患者也可能进展更快。对于这些群体中的每个患者,在做出临床决策前应当再三权衡KC进展造成功能性视力丧失的风险与CXL的风险。

　　CXL禁忌证包括对核黄素溶液成分过敏、角膜厚度小于300μm、角膜手术史、角膜病史如单纯疱疹病毒性角膜炎(HSK)或严重的角膜神经性疾病、妊娠或哺乳期。患有系统性结缔组织病和免疫性疾病的患者接受CXL治疗风险更大。相对禁忌证包括严重的眼表感染(睑缘炎或干眼)和上皮愈合延迟病史。一些手术医生认为角膜混浊和Vogt条纹也是禁忌证。

关键词:标准交联;CXL;跨上皮交联;跨上皮CXL(TE-CXL);保留上皮(Epi-On)CXL;适应证;禁忌证;圆锥角膜;薄角膜;最大角膜曲率值(Kmax);圆锥角膜年轻患者

1998 年，T. Seiler 教授带领的团队在 Dresden 首次应用角膜交联术（CXL）治疗圆锥角膜（KC）。2003 年，Wollensak、Spoerl 和 Seiler 发表了关于 CXL 治疗 KC 的首篇报道[1]。目前，CXL 主要应用于治疗 KC。

同行评议文献中治疗圆锥角膜的适应证

对读者而言，同行评议文献中 CXL 用于治疗圆锥角膜的适应证是简单明了的。显然，任何有进展迹象的 KC 都是 CXL 的适应证。几乎所有论文中都赞同 Dresden 适应证[2]：1 年内最大角膜曲率值（Kmax）或矫正远视力（CDVA）下降；每两年（或两年以内）角膜接触镜度数变化需要更换镜片（提示 KC 进展）。Vinciguerra[3]认为 KC 进展指标为：在 6 个月内平均中央角膜曲率值（K 值）增加≥1.5D 或角膜厚度减小≥5%，以及近视或散光增加≥3D。Hersh[4]建议适应证为：24 个月内 Kmax 或主觉验光的柱镜度数增加≥1.00D，以及等效球镜（SE）增加≥0.50D。其他同行评议文献中所描述的适应证与上述类似。CXL 适应证的共识虽然可以从同行评议文献中获得，但在临床上应用起来并不是那么简单。

圆锥角膜进展的确定

大部分患者初次就诊于角膜病专家时表现为确诊或者疑似 KC。然而，多数病例难以确定 KC 是否进展。视光师或全科眼科医生诊断患者为 KC 的时间点，通常是在将他们转诊给专家前不久。一旦视光师怀疑是 KC，就会把患者转诊给角膜病诊所的专家。大多数 KC 患者没有角膜地形图、验光的长期随访数据或验光结果的病历记录来证明 KC 的进展。不同的角膜地形图仪器的结果不具有可比性也是一个问题。此外，即使角膜地形图的测量是由同一个专业技术员完成，对 KC 眼而言，测量结果也可能会有很大波动[5]。即使是在短时间内进行连续的测量，得出的 Kmax 值也可能相差好几个屈光度（D）。

儿童或青少年情况更为复杂，年轻患者可能会忽略显著但缓慢进展的视力下降，初次检查时角膜膨隆就已较为严重并且还在进展。

在 KC 患者的初次就诊中，许多专家面临的一个重要问题是确定 KC 是否进展。并且，专家还要评估 KC 继续进展带来的风险，并决定是否施行以及何时施行 CXL。在初次检查中，专家们能获得的资料是患者眼镜/角膜接触镜的屈光度数，以及最近测量的角膜地形图，但缺少确切的历史数据。专家们只能依赖视光师的验光结果，或者根据患者主诉如视力下降和视物模糊、散光增加及既往视力能达到 6/6 来做出判断。一些患者会抱怨夜间视力下降，以及光散射和光晕的加重。

根据已发表的适应证，在许多 KC 病例中，专家在进行初次检查后将面临一个问题，即根据现有数据判断 KC 是否有进展。专家们只能等待患者的角膜地形图进一步恶化和（或）功能性视力丧失后，才能做出实施CXL 的决策。但是这样的决策对于那些严重和 CDVA 下降的 KC 患者，进展风险大的患者，以及那些害怕 KC 进一步进展的患者，是无法接受的。因此，能够识别 KC 进展风险较大或轻微进展就可能导致功能性视力明显下降的"高危人群"十分重要。对这些患者实施 CXL 的方法不尽相同，专家经验和临床判断在决策的过程中扮演重要角色。此外,在确定 KC 进展并做出 CXL 治疗的决策前,应该认真考虑将非标准化的信息作为充分证据。这些信息可能包括主观但无记录的视力下降的主诉,比如声称既往有 6/6 的视力但现在无法达到,目前的验光结果和旧镜片之间的比较(散光增加或 SE 增加),或在没有精确记录的屈光度数变化以及最近的适配时间的记录下更换了角膜接触镜,以及任何其他来自视光师的部分信息记录。

基于风险评估的圆锥角膜人群分类

圆锥角膜:高危人群

"高危人群"包含不同的患者亚群,这些患者 KC 进展的风险更大,进展速度更难预测,视觉功能的丧失可能对生活质量造成极大影响。对这些患者的治疗方法应因人而异,临床决策应更加慎重。

(1)年轻的 KC 患者进展的风险更高。年轻患者特别是儿童,KC 进展快速而且不可预测,据我们的经验,最快的可以每月进展 1D。CLEK 研究表明,在长达 8 年的随访期内,53%的 KC 患者在十几岁时 K 值增加 3D。预测 KC 进展的另一个独立因素是初次检查时主觉验光结果欠佳[6]。其他预测 KC 进展的重要因素包括"揉眼"、角膜瘢痕和非高加索人[6]。

(2)KC 患者的"健侧眼"也有很高的 KC 进展风险。临床表现为单眼 KC 的患者中,约 1/3 的"健侧眼"在 8 年随访时间内出现 KC 进展[7]。

(3)经常使用类固醇药物可能会影响 KC 的进展[8]。已有个别报道,在怀孕期间 KC 会加速进展,即使长期稳定不进展的 KC 也会再次开始进展,这可能是由激素变化引起[9]。我们的经验支持这一观点。因此,计划多次妊娠的年轻女性患者也应当被视为"高危人群"。

(4)轻微的进展可能会引起 KC 患者功能性视力的明显下降。CDVA 为 6/9 到 6/12 的患者正好通过驾驶执照审批的要求,但很有可能因为轻微的角膜膨隆就失去驾照资格。角膜接触镜能矫正至 6/6 的 KC 患者仍应尽一切努力保持框架眼镜 CDVA 达到 6/12。依靠角膜接触镜获得功能性视力的严重 KC 患者属于高危人群,因为 KC 的进展可能导致角膜接触镜验配失败,并需要角膜移植术来治疗。

有意思的是,严重 KC 的家族史并不能预测其他患病家庭成员的 KC 进展[10]。

圆锥角膜:低危人群

"低危人群"KC 进展的可能性较低。这些患者通常年龄较大,KC 病史长,而且病史中每次验光度数是稳定的或改变缓慢,这些患者只需要定期随访即可。但是,KC 进展在 30~40 岁之间停止的观点并不准确[9,11]。

此外,还应考虑诸如吸烟等习惯或糖尿病等疾病,这些可能会由于人体组织中增强的自然 CXL 过程而延缓 KC 的进展[12,13]。

圆锥角膜患者的临床适应证和决策

对于长期随访评估和记录提示 KC 进展的患者,临床决策是简单的。在那些 Kmax、近视或散光度数增加 1D,频繁更换角膜接触镜或角膜明显变薄的患者中,CXL 均有明确指征。

然而,这些适应证只是做出治疗 KC 患者决定的一部分原因。在决策过程中的经验法则是"如果有一些视功能可以保留,那么就应该实施 CXL。"

现在,CXL 治疗 KC 的观点有了更好地普及, 视光师和眼科医生更清楚地认识到漏诊和延误治疗的风险。因此,他们能够更早地在患者更小的年龄并且还具有更好视觉功能时就诊断出 KC,立即转诊给角膜专家,而不是等待长期随访提示 KC 进展,这样专家可以更早地给出临床决策。

在我们的角膜病诊疗中, 过去 7 年里我们做了约 600 例 CXL, 大多数病例是在最近两年接受治疗。与以往不同,最近我的门诊中大多数 KC 病例都是不久前明确诊断的,在初次被确诊的一两个月内就来我这里接受了检查。如此看来,将来专家诊所中出现具有长期随访的 KC 患者将越来越少。

在高危人群中, 特别是在儿童,KC 进展的风险较高, 其临床决策的重要性超出了明确进展证据这一条,但仍需要仔细的临床评估。

在儿童和青少年 KC 患者中,许多专家倾向于不再等待 KC 进展的临床证据,而是在初次检查后就建议 CXL 治疗。然而,CXL 的决策不应太过轻率。我们需要考虑 KC 快速进展的风险与实施 CXL 的风险如 CDVA 的丢失;我们还要考虑如何面对担忧的父母,因为他们"健康的孩子本来戴镜视力良好",却突然患上了威胁视力的眼病。

中度或重度的 KC 患儿应立即接受治疗。但是,建立进展的一些标准也十分重要。在大多数病例中,我们可以从视光师那里获得一些提示进展的数据如视力从 6/6 开始下降、近视或散光的增加。当患者第一次在视光专科检查完成并转诊后, 专家也可以从孩子或父母那里获得一些与进展相关的信息:患儿最近在学校里的一些问题如坐得离黑板更近了或不明原因的表现变差;或父母那儿保存的患儿既往视力良好的记录。因为父母不能接受因 CXL 引起的术后视力下降,我们应更加谨慎治疗轻度 KC 或还具有 6/6 视力的患儿。当父母不能接受患儿术后视力下降的可能或者犹豫不决时, 我们应每隔 1~3 个月对患儿进行密切随访。

在单眼发病或双眼临床表现不对称的病例中, 对于轻度 KC、视力为 6/6 的对侧眼,CXL 不是默认的适应证。这些对侧眼中只有一部分可能发生进展而需要 CXL 治疗[7]。在较严重眼接受 CXL 治疗后,患者应被密切随访观察, 如果我们发现任何对侧眼开始进展的证据,就可以给予 CXL 治疗。术前,我们应与患者和父母讨论 CXL 后可能引起 CDVA 下降的问题,并取得他们的认同。

对于青少年时期的 KC 患者,我们也会做出类似的决策。

矫正视力 6/12 的圆锥角膜的适应证

保持驾照要求的法定视力(6/12)应该是每个患者的目标。在 KC 患者中,用框架眼镜或角膜接触镜保持 6/12 的矫正视力是很重要的。因此,框架眼镜 CDVA 为 6/12 或稍好一点的 KC 患者处于高风险之中,即使是微小的进展也会导致他们失去驾驶的机会。10 几岁或 20 几岁的患者应及时接受 CXL 治疗,而不是等待屈光度数或角膜形态恶化。较年长的 30 几岁或 40 几岁的 KC 患者在病情稳定的情况下, 应每 6 个月复查一次。任何提示 KC 进展的主观症状或屈光度数的变化都需要 CXL 治疗。

多次妊娠

文献中有种观点认为怀孕可能是 KC 进展的诱因[9]。认识到这一点，我们就应该在女性患者 20~30 多岁时进行检查，她们长期稳定的 KC 可能会在第 1 次到第 4 次妊娠期间出现"意外"的进展。这个问题应在将来进行仔细的评估，并且得到检查专家的注意。有怀孕计划的 KC 女性属于高风险病例，我们建议实施 CXL，尤其是那些严重的 KC 患者。

双眼还是单眼角膜交联的适应证

在许多病例中，双眼都符合 CXL 的适应证。我更倾向于一次手术只做一只眼，只有在极少数情况下同时行双眼手术。

CXL 术后的视力恢复可能是缓慢的，可能需要几周时间才能恢复到术前水平。双眼同时手术可能会造成患者上学或工作的明显不便，持续时间较难预测。那些术前佩戴角膜接触镜的患者可能会在 CXL 后出现适配问题，这是由于浅层点状角膜炎（SPK）的角膜上皮愈合较慢（可能持续数周），而且角膜生物力学的变化可能需要验配新的角膜接触镜。我们不应低估术后同时发生双眼角膜瘢痕及 CDVA 下降的风险，尤其是对于 CDVA 为 6/6 和正处于父母担忧的儿童阶段的患者。

单眼 CXL 更加安全，一旦术眼恢复了功能性视力后，可以行对侧眼 CXL。根据个人经验，年轻患者在一两个月内对侧眼出现明显进展的风险极低，在相对年长患者中这种风险就更低了。

标准方法是在手术室一次只行一眼 CXL，那么我们需要决定哪只眼先做。当双眼都显示有 CXL 适应证时，我更倾向于先对较差眼行 CXL，因为先接受手术的 KC 眼术后的组织反应情况可能与对侧眼的治疗决策相关。在怀疑 KC 进展但没有充分证据时，一只眼的框架眼镜 CDVA 约 6/12 而对侧眼小于 6/12 的，应该先对较好眼行 CXL，目的是为了保住驾驶所需的最低视力，对侧眼可以随访，如果记录到进展时再治疗。

再次治疗的适应证

我们注意到一些 KC 病例在 CXL 术后仍继续进展，或在暂时性改善后出现回退[14]，这些病例应行二次 CXL。不过，再次手术前，应该通过连续的角膜地形图和屈光状态的变化来证实进展。根据我们的经验，那些严重和年轻的 KC 患者可能会行二次 CXL，我们已经再次治疗了 3 例这样的患者。

保留上皮角膜交联术的适应证

保留上皮（Epi-On）或者跨上皮 CXL 的效果低于标准 CXL，但是它似乎也可以阻止 KC 的进展[15,16]，这在之前章节中已有详细讨论。目前还没有一种核黄素溶液和促渗剂为大多数专家所接受，因此也没有 CXL 唯一方案的共识。

这种方法术后康复相对容易。术后通常没有疼痛而且恢复很快。根据我们的经验，患者在一天之后，偶尔在两天之后就能恢复正常活动。这些优势使得该方法适用于某些患者群体。

因此，施行 Epi-On CXL 的决定需要更多的临床判断，需要衡量患者的需要与标准 CXL 的风险。基本上，标准 CXL 的适应证同样适用于 Epi-On CXL。但是，对于明确有进展的严重 KC 患者和进展期年轻 KC 患者，Epi-On CXL 不应作为常规治疗方法。

目前基于我们的经验，当轻度 KC 患者出现快速且明显进展的可能性较低时，可以对其行 Epi-On CXL。有可疑进展的大龄 KC 患者同样适合 Epi-On CXL。单眼 KC 或者双眼 KC 程度差异大的患者，如果进展眼已接受过标准 CXL，那么对侧眼可以接受 Epi-On CXL 和长期随访。对配合欠佳的患者、儿童或精神障碍患者，由于标准 CXL 手术过程和术后随访可能会十分复杂，这时 Epi-On CXL 是更好的选择。

有严重眼表疾病（如干眼或显著的特异性反应）的患者上皮愈合可能会有问题，Epi-On CXL 可能会是一个更好的选择。对于角膜很薄或内皮细胞计数低的患者，标准 CXL 可能会损害内皮细胞功能，更倾向于行 Epi-On CXL[16]。

适合保留上皮 CXL 的患者筛选

因为害怕手术过程特别是上皮刮除的过程，或者是 CXL 后的疼痛和并发症的风险，一些有进展的 KC 患者不愿意接受标准 CXL。也有些患者不能接受术后长期的不便。我们认为这些患者可能更适合行 Epi-On CXL。

面对两种可选的手术方式，患者可能会选择较舒适的保留上皮法，并同意万一手术失败（KC 继续进展）的话，可能需要再接受标准 CXL 治疗。

Epi-On CXL 具有很大的发展潜力。将来，更好的促渗剂将使核黄素更好地渗透到角膜中，并且 Epi-On CXL 的效果将会更显

著。因其术后恢复快、无并发症或较少的并发症，大多数病例将优先考虑 Epi-On CXL。

角膜交联术的临床处理：病例和决策

病例1(图 5.1)

在学校进行常规视力检查后，一名 14 岁患儿被转诊来眼科检查。过去他从未在视光师或眼科医生那里检查过。2014 年 8 月，他来我们眼科诊所检查时，不停地揉眼睛。他的表弟患有 KC。他的裸眼远视力（UDVA）：OD 6/9，OS 6/10。主觉验光：OD +1.00/−1.50×55°=6/6，OS +1.00/−1.75×20°=6/7.5。角膜地形图显示为 KC，Kmax：OD 47.4D，OS 45.4D。中央角膜厚度（CCT）：OD 458μm，OS 460μm。双眼角膜透明。我们建议双眼都要行 CXL。母亲很惊讶并要求重新检查，并在 2014 年 10 月完成复查。角膜地形图显示右眼 Kmax 增加到 48.7D，左眼增加到 47.3D。我们计划行双眼 CXL：先行左眼手术。

决策

这是一例较难做出决策的病例。这个孩子被诊断为正在进展中的双眼 KC 之前，从来没有关于视功能方面的抱怨。医生应该向父母详细解释 CXL 的利弊，特别是 CDVA 为 6/6 的那只眼存在术后 CDVA 下降的风险。然而患儿母亲对孩子患病的事实非常惊讶和担心，医生把复查时间定在 2 个月后是合理的，可以帮助父母有时间去接受事实。这个病例行 CXL 是毋庸置疑的，更何况 2 个月内角膜变陡超过 1D。有些患儿进展可能会较慢，父母就会进一步推迟手术时间。在这种情况下，

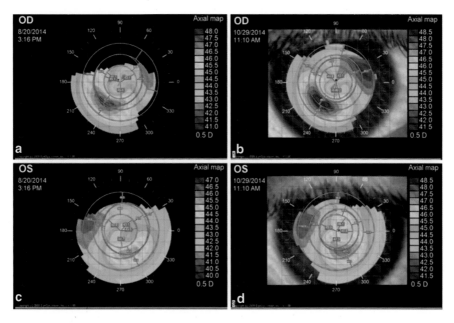

图 5.1　病例 1。(a)右眼 Kmax 为 47.4D。(b)2 个月后右眼 Kmax 为 48.7D。(c)左眼 Kmax 为 45.4D。(d)2 个月后左眼 Kmax 为 47.3D。

建议咨询一位该领域有声望的专家。

病例 2(图 5.2)

一名 17 岁女性患者,15 岁发病, 诉去年视力下降。所戴眼镜是 7 个月前验配的,眼镜度数及戴镜矫正视力为:OD−0.75/−3.50×56°= 6/24,OS −0.25/−1.50×56°=6/12。主觉验光:OD−0.50−4.50×80°=6/18,OS plano/−3.00×80°=6/10。患者没有角膜地形图的历史记录,我们测量的角膜地形图显示角膜中央膨隆的 KC 形态 ,Kmax:OD 51.7D,OS 46.7D。CCT:OD 463μm,OS 462μm。

决策

这是一名进展期 KC 的年轻患者。在 7 个月的时间里, 从框架眼镜和主觉验光度数来看,右眼和左眼的散光分别增加了 1.0D 和 1.50D,提示这位年轻患者 KC 在进展,需要行 CXL。我们先对较严重的右眼实施 CXL,然后是左眼。一年后, 右眼 Kmax 没有变化(51.5D),CDVA 也提高到 6/12。但左眼 KC 进展仍在继续:散光增加了 0.75D(plano/−3.75×90°), 角膜地形图 Kmax 增加了 2.70D(49.4D),CDVA 降低到 6/12。我们对左眼也施行了 CXL。

关键点:对于有证据提示双眼 KC 进展(散光增加)的年轻患者,一旦先手术的 KC 眼恢复功能性视力后,应尽快治疗对侧眼。

病例 3(图 5.3)

患者男性,31 岁,电脑技术员,2013 年 11 月第一次来我们诊所就诊,3 年前就知道自己患有 KC。他在过去的 3 年里一直佩戴度数相同的巩膜接触镜(SCL),没有佩戴框架眼镜。他自觉去年一年视力有下降,特别是在开车和夜间的时候。患者非常担心将来视力会进一步恶化。他没有任何与视力相关的历史验光数据。患者双眼的 UDVA 均为 6/18−;戴

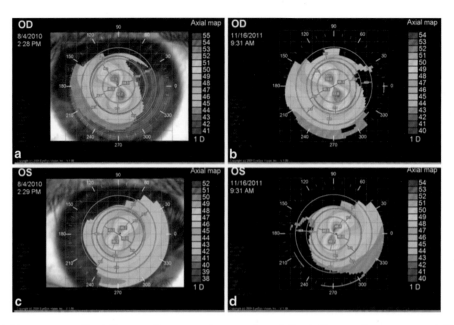

图 5.2　病例 2。(a)CXL 前，右眼 Kmax 为 51.7D。(b)CXL 后 15 个月，右眼 Kmax 为 51.5D。(c)左眼 Kmax 为 46.7D。(d)15 个月后左眼 Kmax 进展到为 49.4D。

SCL 后视力：OD 6/15，OS 6/12。主觉验光：OD +0.25/−2.75 ×5°=6/10，OS +0.50/−4.00 ×145°=6/10+。双眼角膜透明。CCT：OD 485μm，OS 462μm。角膜地形图显示双眼 KC，Kmax：OD 48.1D，OS 51.5D。

决策

2013 年 11 月，我们决定对其左眼行 CXL，右眼继续随访。虽然没有角膜地形图或屈光数据证实 KC 进展，但患者自觉驾驶时视力下降，由于害怕视力继续下降，患者要求尽快行 CXL。他戴框架眼镜时双眼 CDVA 均为 6/10，刚好达到开车的视力要求。

患者 31 岁，一方面他有视力下降的主观症状，但没有验光等客观数据支持 KC 进展，另一方面他害怕 CDVA 继续下降而失去驾驶资格。我们认为应该继续随访，但是考虑到患者的情绪，还是予以行 Epi-On CXL，这种手术方法不会影响他目前的工作。但是患者非

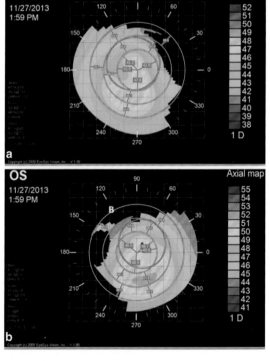

图 5.3　病例 3。(a)CXL 前，右眼 Kmax 为 48.1D。(b)CXL 前，左眼 Kmax 为 51.5D。

常担心并坚持要用标准 CXL 术式,因此左眼采用了标准 CXL。

2014 年 10 月,患者的左眼角膜地形图有略微改善,屈光状态仍然保持稳定。右眼散光增加了 0.75D,但角膜地形图和 CDVA 不变。患者担心右眼 KC 进展,也担心标准 CXL 术后恢复时间太长。与标准 CXL 相比,他更愿意选择行 Epi-On CXL,以防右眼进展。

病例 4(图 5.4)

患者,女性,25 岁,10 岁开始戴框架眼镜。在过去的几年里,她的视力稳定;在过去的两年里她使用同一副眼镜,不记得最近一次换眼镜处方的时间。2011 年 8 月,在首次妊娠早期,她开始抱怨视力下降和视物不适。患者去视光师那儿检查,经过角膜地形图评估后,确诊为 KC,并被转诊到我们诊所。2011 年 11 月,患者妊娠第 5 个月时,我们对其进行检查。她的眼镜度数及戴镜视力:OD−1.00/−

1.75×117°=6/15,OS−0.50/−0.50×22°=6/7.5。主觉验光:OD−1.00/−2.50×130°=6/10,左眼度数和视力同框架眼镜。角膜地形图显示双眼KC,Kmax:OD 47.4D,OS 45.9D。CCT:OD 460μm,OS 487μm。其余眼部检查结果都在正常范围内。

决策

妊娠期间诊断为 KC 一直是个难题,因为患者被认为是屈光状态稳定的,又无法获得屈光方面的历史数据。没有证据表明 KC 是在妊娠期间而不是之前开始进展。

我们猜想右眼原为轻度 KC 但处于稳定状态,在怀孕期间开始进展。我们决定不在妊娠期间行 CXL,并建议分娩后随访。患者在 7 个月后,也就是 2012 年 7 月回到诊所,仍然戴着那副旧的框架眼镜。主觉验光:OD−0.75/−3.75×120°=6/10,CDVA 较前没有变化,但散光有增加;OS plano/−1.25×5°=6/6。角膜地形

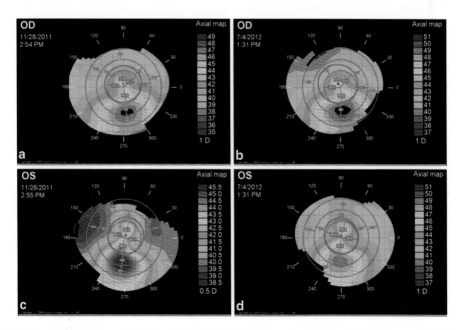

图 5.4　病例 4。(a)右眼 Kmax 为 47.4D。(b)7 个月后右眼 Kmax 为 49.8D。(c)左眼 Kmax 为 45.9D。(d)7 个月后左眼 Kmax 为 48.8D。

图 Kmax：OD 49.8D，OS 48.8D。CCT 提示双眼变薄：OD 450μm，OS 470μm。双眼角膜透明。数据显示两眼 KC 有进展。我们建议行双眼标准 CXL，先做右眼，后做 CDVA 为 6/6 的左眼。患者因为术后疼痛和恢复期长而拒绝接受标准 CXL，选择了 Epi-On CXL，并立即进行了右眼手术。5 个月后，左眼接受了 Epi-On CXL。

病例 5(图 5.5)

　　患者，男性，21 岁。15 岁发现患有 KC。两年前即 2010 年 11 月，患者第一次来我们诊所就诊。回顾病史，2008 年他曾使用硬性透氧性角膜接触镜(RGP CL)，矫正视力为：OD 6/5，OS 6/9+。他的双眼角膜已有瘢痕。因为视力有下降，患者在 2010 年 1 月做了角膜地形图评估并开始使用 SCL。我们检查发现，他戴 SCL 的 CDVA 为：OD 6/9，OS 6/10-，他不适合佩戴其他类型的角膜接触镜或框架眼镜。CCT：OD 354μm，OS 391μm。双眼角膜中央都有明显的瘢痕。右眼 Kmax 为 66D，较 10 个月前的 60.6D 有增加；左眼 Kmax 为 61.6D，在10 个月内变化不大。他是两家医院角膜移植术的候选患者。

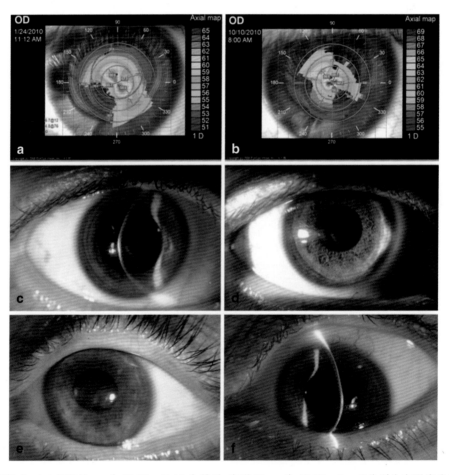

图 5.5　病例 5。(a)右眼 Kmax 为 60.6D。(b)9 个月后，右眼 Kmax 为 66.0D。(c,d)分别为右眼窄光束和宽光束下 KC 照片，显示角膜变薄与瘢痕。(e,f)分别为左眼宽光束和窄光束下 KC 照片，显示角膜变薄与瘢痕。

决策

这是一例严重 KC,角膜非常陡峭,变薄明显,伴有瘢痕。KC 很可能还在进展,但是因为患者完全依赖于角膜接触镜而无法停戴超过 24 小时,所以他的角膜地形图结果是有偏差的。有些文献里建议不要对有中央瘢痕的角膜行 CXL。此外,也有文献提示治疗薄角膜可能增加内皮细胞损伤和瘢痕形成的风险[16]。患者尚可以佩戴 SCL,而且担心角膜移植术的风险。显然,CXL 的风险小于角膜移植术,但将来必要时角膜移植术仍是一种选择。为了防止 KC 进一步进展,我们决定对患者行双眼 CXL。

我们对右眼施行了 CXL。经过 5 个月的长时间恢复期后,我们为对侧眼做了 CXL。此时左眼 Kmax 又增加了 5D,变成 66.5D。2014 年 8 月,他每天使用 SCL 12 小时,双眼视力均为 6/9+。左眼角膜瘢痕有一些增大。

病例 6(图 5.6)

患者,男性,24 岁。20 岁发现 KC,平时只戴框架眼镜。他的父亲是一名内科医生。视光师发现患者左眼散光增加,诊断为 KC,将其转诊来我们诊所。2010 年 5 月,患者第一次来诊所检查时,主诉左眼视力下降数年。左眼主觉验光为 −2.50/−4.00×120°=6/9−,而 2009 年 11 月的度数为 −2.00/−3.00×102°=6/9+(由视光师提供)。右眼主觉验光为 −3.25/−1.00×180°=6/6,和之前视光师的数据比较没有改变。角膜地形图显示为 KC,Kmax:OD 44.9D,OS 52.9D。CCT:OD 546μm,OS 466μm。双眼角膜透明。他拒绝行左眼 CXL。2012 年 8 月,患者再次来诊所检查,其左眼 CDVA 下降到 6/10−,验光为 −1.00/−6.00×120°,散光有所增加,Kmax 增加到 54.9D,CCT 减少到 456μm,所有指标都提示 KC 进展。右眼则无变化。我们再次建议患者行左眼 CXL。由于疼痛和恢

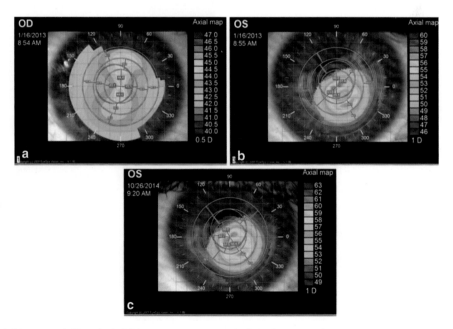

图 5.6 病例 6。(a)右眼正常地形图。(b)Epi-On CXL 术前左眼。Kmax 为 55.1D。(c)Epi-On CXL 后 1 年左眼 Kmax 为 58.4D。

复期长，他不同意接受标准 CXL。最终在 2013 年 2 月，他接受了左眼 Epi-On CXL。2014 年 10 月，检查显示左眼 KC 依然在进展。左眼框架眼镜 -0.75/-7.50×130° 可以矫正到 6/10-，Kmax 增加到 58.4D。右眼还是 -3.25/-1.25×130° 矫正到 6/6，Kmax 变为 45.8D。他同意左眼接受标准 CXL，并要求右眼行 Epi-On CXL。

决策

在 2010 年的初次检查中，左眼 KC 进展是显而易见的。我们基于视光师提供的数据做出了 KC 进展的判断，但是患者和他的父母并不愿意接受。因为对侧眼有 6/6 的矫正视力，患者拒绝了 CXL。两年后，患者也知道左眼 KC 在进展，同时我们强烈建议采用标准 CXL，但他还是拒绝了，并选择了 Epi-On CXL。2014 年 10 月，左眼进展仍在继续，他接受了左眼行标准 CXL。因为右眼 Kmax 也开始增加，他出于担心而要求对右眼行 Epi-On CXL。

这是一个很聪明的单眼 KC 患者，他从互联网和家人那里获得相关信息。他向我们询问反映 KC 进展的客观确切的证据，并知道 KC 进展会随着时间的推移而停止。他还知道 Epi-On CXL，并拒绝接受有疼痛和恢复期长的标准 CXL。我们不宜与这样的患者争辩，可以在得到患者认同后做出合理决策。我们需要向患者解释，进行常规随访是必需的，万一将来 KC 进展，出现角膜情况恶化和 CDVA 下降，就可能需要行标准 CXL。

患者右眼矫正视力是 6/6 但是 Kmax 在变化，并且他也担心右眼视力会下降，所以右眼行 Epi-On CXL 是合理的。

病例 7（图 5.7）

患者，男性，18 岁。16 岁发现患有 KC。他的双眼视力原来是相同的。他主诉左眼视力下降 6 个月。无法获得验光或角膜地形图的历史记录。他现有的框架眼镜是在 6 个月前验配的：OD +0.25/-0.75×56°，OS +0.50/-1.50×90°。主觉验光：OD +0.50/-1.50×90°=6/6.6，OS +1.00/-3.50×85°=6/9-。角膜地形图表现为左眼角膜中央膨隆的轻度 KC，Kmax：OD 43.9D，OS 46.1D。CCT：OD 444μm，OS 429μm。

决策

我们决定对左眼行 CXL。

这名年轻的患者，左眼是轻度 KC 但是在

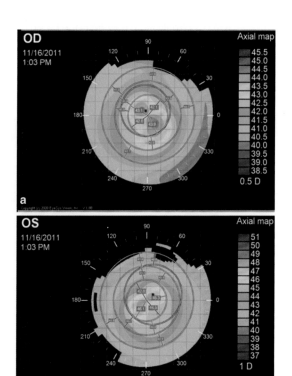

图 5.7　病例 7。(a) 右眼 Kmax 为 43.9D。(b) 左眼 Kmax 为 46.1D。

进展，表现为散光比框架眼镜增加 2.00D，加上自觉左眼视力下降 6 个月。另外，左眼 CDVA 是 6/9-，明显比对侧眼差。左眼 CDVA 进一步下降可能会失去合法的驾驶资格。

右眼散光比框架眼镜增加了 0.75D。因为右眼戴镜 CDVA 非常好，而 CXL 之后会有因瘢痕形成导致 CDVA 下降的风险，所以我们当时决定不对右眼行 CXL。不过，如果有任何新的临床数据支持 KC 进展，我们将对右眼行 CXL。

病例 8(图 5.8)

患者，男性，21 岁。2011 年 6 月第一次来诊所检查。他从 18 岁起就知道自己患有 KC，但过去从未做过角膜地形图检查。他喜欢频繁揉眼，并佩戴 RGP，已经多年不戴框架眼镜。在本诊所检查的几个月前，他更换了右眼的角膜接触镜，但是左眼不能耐受镜片，就停戴了 RGP。他主诉过去两年双眼视力都下降了。右眼佩戴 RGP 的视力是 6/6。主觉验光：OD +0.50/-1.50 ×90° =6/10，OS -3.50/-3.00 × 115°=6/15-。角膜地形图显示双眼 KC，Kmax：OD 51.3D，OS 57.1D。5 个月后（2011 年 11 月），右眼 Kmax 增加到 54.6D，验光度数为+1.25/-2.50×90°，矫正视力下降到 6/12。左眼验光或角膜地形图都没有变化。

决策

在这个病例中，右眼 KC 进展的依据是 Kmax 增加了 3D，以及主觉验光散光增加了 1D。2011 年 11 月，我们决定对右眼行 CXL，并等术后恢复视力后对左眼行 CXL。

同样的情况放在现在，我们不会再等待 5 个月，而是在 2011 年 6 月第一次检查之后就

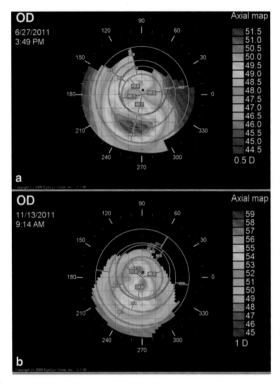

图 5.8　病例 8。(a)右眼 Kmax 为 51.3D。(b)5 个月后，右眼 Kmax 为 54.6D。

行 CXL。虽然在 2011 年 6 月我们没有右眼 KC 进展的数据，但还是有足够的信息支持 KC 是不稳定的：这位年轻患者双眼 KC 程度不对称，长期揉眼，主诉双眼视力下降，几个月前更换了右眼 RGP，而几个月前还适合 RGP 的左眼无法再继续佩戴了。另外，他戴框架眼镜的 CDVA：OD 6/10，OS 6/15，刚好满足驾驶资格。必须维持戴框架眼镜后可以驾驶的 CDVA。5 个月后，右眼 CDVA 下降到 6/12，已经是申请驾照的最低要求了。

病例 9(图 5.9)

患者，男性，33 岁，20 岁时发现双眼 KC。左眼 KC 进展更加明显。他主诉左眼视力下降 1 年。2009 年 11 月，其右眼角膜地形图显示轻度 KC，Kmax 为 45.7D， 左眼 Kmax 为

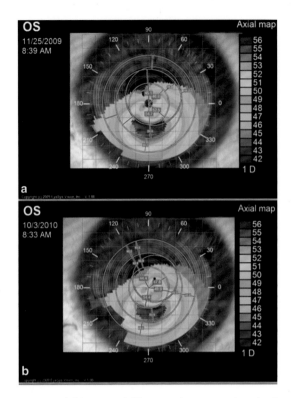

图 5.9 病例 9。(a)左眼 Kmax 为 54.7D。(b)1 年后 Kmax 为 54.4D。

54.7D，一直到 2010 年 10 月双眼都保持稳定。他用的框架眼镜是两年前验配的，度数和 CDVA 为：OD +0.50/−1.25×72°=6/6，OS +1.00/−1.50×144°=6/7.5。从 2009 年 11 月至 2010 年 10 月期间主觉验光没有变化。CCT：OD 444μm，OS 429μm。双眼角膜透明，左眼角膜可见 Vogt 条纹。

决策

33 岁，男性，患有双眼 KC 但矫正视力都好，角膜地形图和验光也长期稳定，这种 KC 进展的可能性非常低。我们决定不做 CXL，而是继续每年随访一次。

病例 10

患者，男性，23 岁，阿拉伯裔，未通过驾照视力检查后才知道视力下降了。之后，一名视光师诊断他为 KC。他以前从来没有做过眼科检查，也没有佩戴框架眼镜，甚至也没有抱怨视力不好。其父亲说他的家族里其他成员有 KC。患者 UDVA：OD 6/60，OS 6/15+。主觉验光：OD +1.00/−4.50×40°=6/15，OS−0.50/−1.50×125°=6/7.5。角膜地形图显示中央 KC，Kmax：OD 56.8D，OS 45.8D。CCT：OD 424μm，OS 489μm。双眼角膜透明，右眼角膜可见 Vogt 纹。

决策

我们决定对患者行 CXL，先右眼后左眼。

没有数据支持 KC 有进展，患者甚至没有主观症状。但是，这名年轻男性患者有双眼 KC，右眼更为严重，CDVA 只有 6/15+。据我们所知，CXL 后 50% 或更多病例的视力可以得到提高，这也和我们的长期经验相吻合。无论是进展还是稳定的 KC，角膜形态的细微改变可能会改善右眼视力，达到合格的驾照视力，因此 CXL 是有必要的。患者坚持右眼行 CXL。

我们决定先不对左眼行 CXL，直到有数据显示 KC 进展。

禁忌证

CXL 适用于所有可以保留视功能、避免角膜移植术的 KC 眼。当 CXL 的损害风险大于角膜移植术时，不能忽视相关的禁忌证。

文献中提到了一些禁忌证，如角膜手术史，对手术药物成分过敏，角膜厚度小于 400μm，角膜疾病史如单纯疱疹病毒性角膜炎（HSK）或严重的神经支配问题，怀孕或哺乳[2]。系统结缔组织疾病和免疫疾病也被归为禁忌证，但如果患者在服用药物并控制良好的情况下,某些病例可以酌情考虑行 CXL,但需要咨询有关专家,并对每个病例的 CXL 风险进行临床评估。

相对禁忌证包括严重的眼表炎症。不过,术前适当的炎症治疗可能允许患者在密切观察下行 CXL。

严重睑缘炎或干眼会带来术后角膜修复和上皮愈合延迟的隐患,应更加谨慎地对待并在术前给予适当治疗。这些病例可能更适合 Epi-On CXL。

对于角膜很薄的进展期 KC,应比较 CXL 与角膜移植术的风险,特别是变薄位置位于边缘的角膜。使用低渗的核黄素甚至是 Epi-On CXL 有可能是有用的选择。

我们认为,文献中列为禁忌证的角膜混浊和 Vogt 条纹也能安全接受 CXL 治疗。

> **要点**
> ●早期诊断和对 KC 进展风险因素的认识,是做出 CXL 决策的重要步骤。
> ●尽管许多适应证都有详细的描述,但是最终的决策还是要个性化。

（陈雍　张佳　译）

参考文献

1. Wollensak G, Spoerl E, Seiler T. Riboflavin/ultraviolet-A-induced collagen crosslinking for the treatment of keratoconus. Am J Ophthalmol. 2003;135:620–7.
2. Raiskup-Wolf F, Hoyer A, Spoerl E, et al. Collagen crosslinking with riboflavin and ultraviolet-A light in keratoconus: long-term results. J Cataract Refract Surg. 2008;34:796–801.
3. Vinciguerra P, Albe E, Trazza S, et al. Refractive, topographic, tomographic, and aberrometric analysis of keratoconic eyes undergoing corneal cross-linking. Ophthalmology. 2009;116:369–78.
4. Hersh PS, Greenstein SA, Fry KL. Corneal collagen crosslinking for keratoconus and corneal ectasia; one-year results. J Cataract Refract Surg. 2011;37:149–60.
5. Edrington TB, Szczotka LB, Begley CG, et al. Repeatability and agreement of two corneal-curvature assessments in keratoconus: keratometry and the first definite apical clearance lens (FDACL). CLEK Study Group Collaborative Longitudinal Evaluation of Keratoconus. Cornea. 1998;17:267–77.
6. McMahon TT, Edrington TB, Szczotka-Flynn L, Olafsson HE, Davis LJ, Schechtman KB, CLEK Study Group. Longitudinal changes in corneal curvature in keratoconus. Cornea. 2006;25:296–305.
7. Li X, Rabinowitz YS, Rasheed K, et al. Longitudinal study of the normal eyes in unilateral keratoconus patients. Ophthalmology. 2004;111:440–6.
8. Spoerl E, Zubaty V, Raiskup-Wolf F, et al. Oestrogen-induced changes in biomechanics in the cornea as a possible reason for keratectasia. Br J Ophthalmol. 2007;91:1547–50.
9. Bilgihan K, Hondur A, Sul S, et al. Pregnancy-induced progression of keratoconus. Cornea. 2011;30:991–4.
10. Raiskup F, Spoerl E. Corneal crosslinking with riboflavin and ultraviolet A. Part II. Clinical indications and results. Ocul Surf. 2013;11:93–108.
11. Soeters N, Van der Valk R, Tahzib NG. Corneal cross-linking for treatment of progressive keratoconus in various age groups. J Refract Surg. 2014;30(7):454–60.
12. Spoerl E, Raiskup-Wolf F, Kuhlisch E, Pillunat LE. Cigarette smoking is negatively associated with keratoconus. J Refract Surg. 2008;24(7):S737–40.
13. Naderan M, Naderan M, Rezagholizadeh F, Zolfaghari M, Pahlevani R, Rajabi MT. Association between diabetes and keratoconus: a case–control study. Cornea. 2014;33(12):1271–3.
14. Koller T, Mrochen M, Seiler T. Complications and failure rates after corneal crosslinking. J Cataract Refract Surg. 2009;35:1358–62.
15. Cerman E, Toker E, Ozarslan OD. Transepithelial versus epithelium-off crosslinking in adults

with progressive keratoconus. J Cataract Refract Surg. 2015;41(7):1416–25.

16. Caporossi A, Mazzotta C, Paradiso AL, Baiocchi S, Marigliani D, Caporossi T. Transepithelial corneal collagen cross-linking for progressive keratoconus: 24-month clinical results. J Cataract Refract Surg. 2013;39(8):1157–63. Spoerl E, Mrochen M, Sliney D, Trokel S, Seiler T. Safety of UVA-riboflavin cross-linking of the cornea. Cornea. 2007;26(4):385–9.

第 6 章

角膜胶原交联术的临床疗效

Paolo Vinciguerra，Fabrizio I. Camesasca，Leonardo Mastropasqua，
Elena Albè，Mario R. Romano，Vito Romano，Silvia Trazza，
Manuela Lanzini，Riccardo Vinciguerra

摘 要 本章通过对角膜胶原交联术(CXL)的术中情况、CXL治疗屈光手术后继发角膜膨隆、离子导入法CXL和根据年龄分组进行CXL的结果进行分析，从而对其临床疗效进行评价。

术中数据：对于进展期的圆锥角膜(KC)患者，在其接受CXL手术后，我们分别于术前和术后1、3、6、12和24个月评估患者裸眼远视力(UDVA)、矫正远视力(CDVA)、球镜度数、柱镜度数、角膜地形图、角膜断层地形图、像差和角膜内皮细胞计数等指标。我们在术中同步记录角膜形态的变化，并且通过眼反应分析仪(ORA)分析术中角膜生物力学的变化。

术中同步记录的角膜地形图结果显示，在刮除角膜上皮后，角膜陡峭子午线方向上的角膜屈光力、模拟柱镜度数和顶点角膜曲率值均增加。术后12个月时，瞳孔中心角膜厚度和角膜总体积均有明显下降，内皮细胞计数值并未发现显著变化。术后两年，患者的UDVA和CDVA显著提高，平均主觉验光等效球镜(MRSE)显著下降，模拟角膜曲率中的平坦和陡峭子午线方向上的屈光力、平均模拟角膜曲率值、平均瞳孔区屈光力和顶点角膜曲率值均有明显下降。

术中数据显示，角膜上皮可作为平滑剂，以降低角膜屈光力、散光度数和圆锥角膜的不规则性。此外，角膜厚度的显著减小是T-右旋糖酐(核黄素溶液的成分)的脱水作用所致。

术后两年的随访结果显示，CXL能通过降低瞳孔区角膜平均屈光力、角膜曲率值和总波前像差，从而有效提高进展期圆锥角膜患者的术后UDVA和CDVA。我们还发现，角膜厚度值越小的病变角膜越有可能获得视力的提高，因此我们认为CXL可用于治疗晚期圆锥角膜病例。对于角膜厚度值低于400μm的病例，可以使用让角膜水肿的溶液，使得手术过程更

加安全。

角膜生物力学参数——角膜滞后量(CH)和角膜阻力系数(CRF)在术中和术后出现了相似的变化。角膜上皮细胞的刮除不影响 CH 和 CRF 值的变化,但核黄素浸泡及随后的长波紫外线 A(UVA)照射能有效提高 CH 和 CRF 值。术后 1 个月的随访结果发现,CH 和 CRF 值仍较术前有显著提高,但术后 6 个月、12 个月的随访结果却未发现明显差异。研究结果表明,角膜上皮并不会影响角膜的结构稳定性,而脱水状态下的角膜具有更强的抵抗性,CXL 不会对 ORA 眼内压(IOP)测量值产生影响。

应用于屈光手术后继发角膜膨隆的疗效:角膜准分子激光屈光术后最严重的远期并发症是角膜膨隆。我们报告了 78 例 LASIK/PRK 术后角膜膨隆患者在 CXL (Dresden 方案)术后 5 年的随访结果,角膜厚度低于 $400\mu m$ 的病例在适当使用使角膜水肿的溶液后接受手术治疗。术后 3 个月,Klyce 指数 CVP、SDP、LogMAR 和 SRC 显著下降($P<0.05$);术后 6 个月,Ambrosio 指数、IVA 显著升高而 KCI 显著下降($P<0.05$);术后 6 个月及以上,UDVA 和 CDVA 均得到提高,平均球镜度数和散光显著下降($P<0.05$)。角膜厚度和角膜内皮细胞计数均无明显变化,也没有发现明显的眼部或全身性并发症。CXL 似乎对医源性角膜膨隆有一定的疗效,能有效稳定甚至提高 CDVA。

离子导入法 CXL 的结果:角膜上皮会阻止核黄素渗透和 UVA 穿透,而这也解释了保留上皮(Epi-On)CXL 疗效不佳的原因。而保留上皮是为了减少术后相关并发症的发生、不适感和手术时间。一种新的促进核黄素渗入角膜基质的方法是离子导入法,这是一种非侵袭性手段,能通过使用微小电流促进带电荷分子向组织中的传递。在此我们报告了关于离子导入法 CXL 的基础研究,以及去上皮(Epi-Off)CXL 对比离子导入法 CXL 的早期临床研究结果。

根据年龄分组进行 CXL:我们将进展期圆锥角膜患者按年龄段进行分组,分析 CXL 后 4 年内的随访结果。纳入对象为 2006 年 4 月至 2010 年 4 月间接受 CXL 治疗的 301 例患者,总计 400 只眼,按照年龄进行分组(A 组:18 岁以下,B 组:18~29 岁,C 组:30~39 岁,D 组:40 岁以上)。手术方式均统一为去上皮法 CXL:刮除上皮,0.1%核黄素和 20%右旋糖酐混合液点角膜 30 分钟,$3mW/cm^2$ 的 UVA 照射 30 分钟。在术前和术后 1、6、12、24、36 和 48 个月对患者进行视觉功能(包括 CDVA、像差、球镜度数和柱镜度数)和角膜结构(包括角膜形态和 Scheimpflug 断层成像) 方面的指标进行分析。视觉功能指标结果显示, 各组术后 CDVA 均有不同程度的提高, 其中 A 组 CDVA 的 LogMAR 值平均下降了 0.11 (术后 12 个月),B 组平均下降了 0.31(术后 36 个月),C 组平均下降了 0.33(术后 36 个月),D 组平均下降了 0.26(术后 36 个月)。角膜结构指标方面,各组术后角膜形态趋向规则化,其中 A 组的相对区域指数(OSI)平均下降了 0.53(术后 12 个月),B 组平均下降了 1.14(术后 36 个月),C 组平均下降了 1.10(术后 36 个月),D 组平均下降了 0.55(术后 12 个月)。各组术后的光学性能也得到一定程度的提高,其中 A 组的彗差平均下降了 $1.52\mu m$(术后 12 个月),B 组平均下降了 $1.58\mu m$ (术后 24 个月),C 组平均下降了 $2.57\mu m$ (术后 36 个月),D 组平均下降了

0.25μm(术后 36 个月)。

研究结果表明,CXL 对任何年龄组的进展期圆锥角膜均有较好的疗效,其中对于 18~39 岁的人群,CXL 在改善视觉功能和角膜形态方面能够获得更佳的效果。

关键词:圆锥角膜;术中数据;角膜厚度;角膜上皮;角膜生物力学;角膜胶原交联术;屈光手术;角膜膨隆;进展;离子导入法;初期结果;年龄

引言

角膜胶原交联术(CXL)延缓圆锥角膜和其他膨隆性角膜病变进展的效果受到诸多因素的影响,如手术指征(治疗或预防)、膨隆的严重程度、技术方案(Dresden 或其他方案)、与其他手术的联合治疗方案,甚至研究方案的设计[1]。

此外,术后结果还可能受纳入人群的基线特征影响,如患者年龄、矫正远视力(CDVA)、最大曲率值(Kmax)、最薄点角膜厚度(TCT),以及锥体位置[2-7]。

本章我们将从术中影响因素、CXL 应用于屈光手术后角膜膨隆、患者年龄和离子导入法等方面对 CXL 的手术疗效进行展示分析。CXL 对于儿童患者的疗效将在第 8 章进行叙述,而快速 CXL 技术和准分子激光屈光手术联合 CXL 的长期疗效详见第 4 章。若要更详尽地了解 CXL 的作用疗效,建议阅读第 3 章 CXL 生物力学效应的相关内容。

角膜胶原交联术的术中数据

随着 CXL 被广泛应用于治疗进展期圆锥角膜,我们对角膜术中、术后反应的了解逐步深入。在这里我们将展示 CXL 术中数据及其在预测 CXL 疗效方面的作用。

角膜上皮的作用

术中角膜地形图的分析结果揭示了角膜上皮对角膜的总屈光力的影响,它会掩盖圆锥角膜的真实角膜曲率值[8-12]。

我们评估了 28 例(28 只眼,女/男 =8/20)进展期圆锥角膜患者术后结果,所有病例均通过角膜地形图差异分析和光学厚度测量法分析确认[13]。纳入标准:过去 6 个月内确诊为进展期圆锥角膜的患者、TCT 至少达到 400μm、年龄 18~60 岁。排除标准:TCT 不足 400μm[14-18]、怀孕、既往有疱疹病毒性角膜炎病史、严重干眼症状、同期伴有角膜感染性疾病、自身免疫性疾病或曾有眼部手术史的患者。

研究实际纳入患者的年龄分布在 24~52 岁,接受治疗的圆锥角膜眼为 Ⅲ 级(Amsler-Krumeich 分级法),而未接受治疗的对侧眼为 Ⅰ 级或 Ⅱ 级。手术采用核黄素联合长波 UVA 照射的 CXL 常规手术步骤和既往研究中[13]介绍的去上皮法(Epi-Off)。利用 Placido-角膜地形图仪在刮除患眼角膜上皮前后进行角膜地形图检查。在术前和术后的每个随访阶段(术后 1、3、6、12 和 24 个月),所有患者均接受系统的眼部检查。

术后 12 个月的随访结果显示,瞳孔中心角膜厚度和角膜总体积也有明显下降。术后 2 年,患者的 UDVA 和 CDVA 显著提高,平均主觉验光等效球镜(MRSE)显著下降;模拟角膜曲率中的平坦和陡峭子午线方向上的屈光力、平均模拟角膜曲率值、平均瞳孔区屈光力和顶点角膜曲率值均有显著下降,内皮细胞计数值并未显著变化。

术中同步记录的角膜地形图结果显示,在刮除角膜上皮后,角膜陡峭子午线方向上的角膜屈光力、模拟柱镜度数和顶点角膜曲率值均增加(图 6.1 和图 6.2)。切线曲率图显示所有锥体均由环形平坦区包绕。角膜上皮刮除前后的角膜前表面最平点屈光力发生了变化(36.44D 变为 32.77D),表明角膜上皮可能起着填充锥体周围"山谷"区的作用,从而使得角膜基质相对较薄的区域增厚;相反,角膜上皮刮除前后的角膜前表面最陡点的屈光力由 58.82D 变为 61.05D。

这种差异可能是由锥体顶点处(基质层

较陡峭)角膜上皮层较薄所致。我们所观察到的这种曲率变化与既往的研究结果一致。既往的研究通过光镜、透射电镜和扫描电镜观察,发现病变角膜的上皮层普遍进行性变薄,角膜中央区的上皮厚度显著变薄,而下方角膜的上皮厚度相对增厚[19-23]。前段光学相干断层成像术(AS-OCT)和超高频数字超声扫描结果表明圆锥顶部的角膜上皮厚度总是偏薄[24,25],因此我们认为,角膜上皮可作为平滑剂,从而降低角膜屈光力、散光度数和圆锥角膜的不规则性[26-30],这也解释了为何 CXL 术后 1 个月锥体反而变得更加陡峭。这一结果为角膜上皮刮除所致,而与 CXL 术式本身无关。角膜上皮愈合后,CXL 使角膜平坦化和规则化的效果直到术后 6 个月后才逐渐显露出来。

然而,刮除角膜上皮而未行 CXL 的角膜

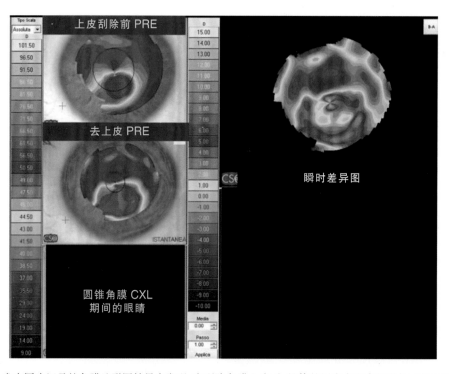

图 6.1　术中同步记录的角膜地形图结果中发现,在刮除角膜上皮后,锥体的屈光力和直径增加,周围区变平坦。

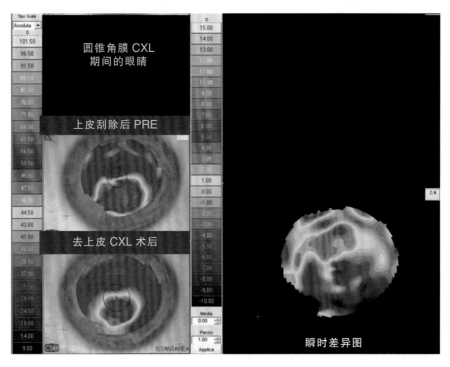

图 6.2　术中同步记录的角膜地形图结果中发现,在 CXL 术后,锥体的屈光力和直径减小。

地形图与术后 1 个月相比较,CXL 能有效降低角膜曲率和改善角膜形态的规则性。切线曲率图显示角膜前表面最陡点的曲率由 61.05D 变为 60.54D,角膜前表面最平点的曲率由 32.77D 变为 34.12D [13];CXL 术后圆锥角膜膨隆程度得到缓解,角膜陡峭区变平坦,高度值下降幅度达平均 11μm,而周边平坦区变得相对陡峭,使得角膜形态更加规则,上下方存在的不对称性减小。远期随访结果显示,除了初期由于角膜上皮刮除造成的各项圆锥角膜评估参数变差外, 之后这些评估参数都在慢慢改善,直到术后 24 个月才趋于稳定[13]。下一步的研究拟依据 AS-OCT 和超高频数字超声扫描技术来探究 CXL 术后角膜上皮的再分布情况。

术中角膜厚度

对于角膜厚度过薄的晚期圆锥角膜病例,使用常规的右旋糖酐等渗溶液,会使中央角膜厚度(CCT)进一步变薄,造成角膜内皮损伤和角膜深基质层混浊[31]。为防止此类并发症的发生,监测术中 CCT 很有必要;当 CCT<400μm 时,首选使角膜水肿的溶液[32]。

Vetter 等在研究中指出,CCT 与术中所使用的核黄素的渗透压并无显著相关性,但与右旋糖酐溶液的浓度呈负相关[33]。作者认为, 高渗或低渗溶液不会对角膜基质厚度产生明显影响,因为基质中仅含有 2%~3% 的细胞组分,而右旋糖酐因其带有丰富的亲水基团具有高亲水性,从而产生脱水作用,因此我们建议同时关注溶液的渗透压和右旋糖酐的浓度。

总之，我们的研究验证了文献的结论，即术前角膜曲率值大是术后出现深基质混浊的一个预测因素[31,32]。我们还发现，对于角膜厚度很薄的圆锥角膜眼，术后更可能会改善。因此，我们认为 CXL 可用于治疗严重圆锥角膜病例，而对于角膜厚度值低于 400μm 的病例，可以通过使用水肿溶液提高手术安全性。

角膜生物力学：眼反应分析仪参数

初期的临床研究通过 Reichert 眼反应分析仪(ORA)揭示圆锥角膜的角膜生物力学性能有所下降。这种仪器能够在活体状态下对角膜的黏弹性进行动态测量[33]。多项研究指出，圆锥角膜的两个 ORA 测量参数——角膜滞后量(CH)和角膜阻力因子(CRF)均显著低于正常眼[34,35]。

CH 是角膜向内正向压平振幅峰值 1 与向外逆向压平振幅峰值 2 的差值，反映角膜的黏滞阻尼特性，其可能与角膜基质胶原的水合状态有关[36]。CRF 也是一个黏弹性参数，它通过峰值 1 和峰值 2 的线性组合计算得出，更侧重于角膜的内在弹性性能[37]。角膜校正眼内压(IOP)的数值与 Goldmann 眼压计获得的数值有非常密切的关系，且也通过峰值 1 和峰值 2 的特定线性组合计算而得出[37]。角膜校正眼内压的值与 CCT 无关，并且有报告指出，屈光手术后该数值会保持相对稳定[36]。峰值 1 和峰值 2 反映了在压平角膜过程中红外检测仪所监测到的光量；压平的角膜范围越大，则振幅峰值越大，反之亦然。Kérautret 等指出，角膜膨隆所致的形态畸形会产生异常的信号波形[38]。

我们在一项研究中使用 ORA 对圆锥角膜眼在 CXL 术中发生的变化进行了记录[39]。患者在接受生理盐水点眼后，分别使用 ORA、

OPD-Scan 和 Pentacam 系统进行图像采集，然后患眼用平衡盐溶液(BSS)冲洗后进行 CXL 手术。

在该研究中，CH 和 CRF 在术中和术后表现出了相似的变化，角膜去上皮状态没有对 CH 和 CRF 产生影响，但是在核黄素浸泡和 UVA 照射最后阶段，CH 和 CRF 均出现显著升高。Muller 等在研究中指出，角膜上皮层似乎并不会对角膜结构的稳定性产生影响，而角膜前基质层(100~120μm)可能才是影响角膜形态稳定性的主要因素[40]。

角膜去上皮状态使得振幅峰值明显下降。Kérautret 等在研究中指出，振幅峰值与圆锥角膜的严重程度呈负相关，提示角膜压平范围小和非均匀的形变[38]。术后 1 个月的随访结果显示，CH 和 CRF 值较术前明显提高，但术后 6 个月、12 个月的随访结果却未发现明显差异。去除角膜上皮、核黄素浸泡、UVA 照射显著降低峰值 1 和峰值 2[39]。当角膜接触镜取出后，CH 和 CRF 均明显下降；然而术后 6 个月、12 个月的随访结果发现峰值 1 和峰值 2 的数值均提高至术前的 2 倍水平。角膜校正眼内压和 Goldmann 测量所得的眼内压值在手术过程中均未发生变化。该研究表明去除角膜上皮、核黄素浸泡、UVA 照射增加了圆锥角膜的陡峭程度和不对称性，使得角膜厚度进行性变薄，峰值 1 和峰值 2 的数值显著降低。

术中同步记录的角膜地形图显示，去除角膜上皮后，角膜顶点的屈光力增加，角膜变得更加陡峭，ORA 所能压平的角膜区域变小，振幅峰值下降，角膜的变形也显得更加不规则。此外，去除角膜上皮使得角膜表面变得粗糙、不均匀，这可能降低了 ORA 检查中获得

的信号幅度。为了进一步理解 CH 和 CRF 值在核黄素浸泡和 UVA 照射过程中的变化，评估 CXL 过程中角膜厚度的变化情况至关重要。正如所预期的一样，去除上皮后 TCT 值明显下降，核黄素浸泡过程中下降了 15%，在 UVA 照射过程中下降了 21%[39]。

如前所述，角膜厚度的下降与核黄素成分右旋糖酐的脱水作用密切相关。尽管角膜厚度有所下降，在术后随访 1 年时间内我们并未观察到角膜内皮细胞的任何损害。CH 和 CRF 值（与角膜的阻尼性质有关，如胶原纤维结构和水合状态）在核黄素浸泡和 UVA 照射过程中均显著提高（图 6.3），而振幅峰值并未出现任何显著变化，可能与粗糙、不均匀的角膜表面形态降低了 ORA 检查中可获得的信号幅度有关。上述这些结果说明，脱水状态下的角膜具有更强的抵抗性。

在角膜上皮再生的过程中，由于角膜基质水肿，绷带型角膜接触镜取掉后可观察到角膜厚度短期内有所增加；CH 和 CRF 值下降，但与术前相比并无统计学差异，振幅峰值也维持在低水平。这些发现表明水肿的角膜弹性差，抵抗性差，且比较脆弱；而术后 CH 和 CRF 值没有较术前显著提高的原因可能是 ORA 不能测出 CXL 所产生的角膜刚度的变化，或者是 CH 和 CRF 这两个参数不能反映 CXL 所产生的角膜黏弹性的变化[41]。CXL 对 ORA 所测眼内压不产生影响；除了术后 1 个月内因使用激素引起的眼内压偏高外，角膜校正眼内压和 Goldmann 测量所得的眼内压值在 1 年的随访时间内均未发现异常改变。

角膜胶原交联术应用于屈光手术后角膜膨隆的疗效

引言

接受准分子激光屈光手术的患者都渴望

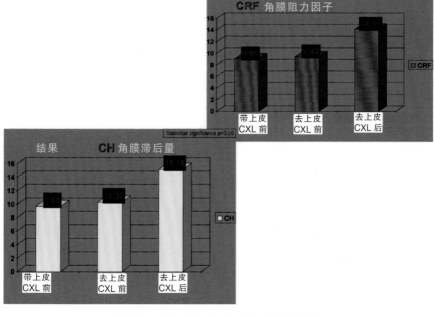

图 6.3 CXL 术后 CH 和 CRF 值显著提高。

得到高质量的视觉效果。术后角膜膨隆的发生率虽然不高，但一旦发生将对这些人群产生极大的影响，造成视力的持续性下降，并可能因此引发严重的诉讼事件[42]。应对此类并发症的传统医疗措施包括佩戴硬性透氧性角膜接触镜(RGP)、降低眼内压、角膜基质环(ISCR)植入术和过去最常用的手术方式——角膜移植术[43,44]。在此我们将对角膜胶原交联术应用于准分子激光屈光手术后角膜膨隆的临床疗效进行展示分析。

个人经验

我们在 Humanitas 临床研究所的眼科角膜病中心研究了 54 例(78 只眼，女/男=36/18)屈光手术后角膜膨隆的病例。角膜膨隆的进展通过不同随访时间点的角膜地形图之间和光学厚度分析结果之间的差异来确认[45,46]。

纳入人群的年龄范围为 30~59 岁，平均年龄 40 岁。排除标准：角膜最薄点厚度<350μm、既往有疱疹病毒性角膜炎病史、严重干眼、同期伴有感染性角膜疾病、角膜混浊、伴有自身免疫性疾病或曾有眼部手术史（屈光手术除外）[14-18]。此外还要排除孕妇或哺乳期妇女、依从性差的患者，以及在检查前 4 周内佩戴过 RGP 的患者。

在术前和术后的每个随访时间点(3、6 和 12 个月)，所有患者均接受常规的系统检查，包括 UDVA、CDVA、裂隙灯显微镜、基础 Schirmer 试验、Goldmann 眼压计、散瞳眼底检查、内皮细胞计数(Konan Specular Microscope,Konan Medical Inc,Hyogo,Japan)、角膜地形图、眼内和全眼像差（测量光程差的仪器(OPD,NIDEK,Gamagori,Japan)、Pentacam HR 测量的角膜中央厚度和光学断层角膜地形图(Oculus Inc.,Lynnwood,WA,USA)。

Nidek OPD 设备用于测量 21 项 Klyce 指数（由 Corneal Navigator Topo-Classifier Map 提供）。Pentacam HR 提供了 7 项 Ambrosio 圆锥角膜指数的分析结果[47]，还分析了眼前节参数，包括 TCT 和瞳孔中心角膜厚度[48-52]。

内皮细胞检查通过 Konan Noncon Robo 设备实现。具体操作方法详见 Prinz 等的研究[53]。

角膜胶原交联术过程

CXL 手术操作过程遵循标准 Dresden 方案[13,32,39,54,55]，在既往研究中已有详细描述。在 UVA 照射之前，0.1%核黄素溶液（10mg 核黄素溶解于 10mL 的 20%右旋糖酐溶液）频繁点眼（每分钟一次，持续 30 分钟），以促进核黄素溶液充分渗入角膜基质层。患者角膜厚度至少达 400μm 时才进行手术。

纳入研究的其中 6 只眼角膜厚度为 350~400μm，在进行 UVA 照射前，先使用水肿溶液增加角膜厚度。通常须使用核黄素溶液持续点眼 15 分钟以有效增加角膜厚度。一旦角膜厚度达到 400μm，即可进行下一个步骤。

照射角膜所需的紫外线由一固态器件(UV-X™ System Peschke Meditrade GmbH,Huenenberg,Switzerland)产生，可生成波长为 370±5nm、辐照度为 3mW/cm²(能量 5.4J/cm²)的 UVA。UVA 照射持续 30 分钟，在此期间仍须应用核黄素溶液点眼，频率为每 5 分钟一次。UVA 的照射直径为 7.5mm，在治疗开始前使用校准 UVA 计(LaserMate-Q;Laser 2000,Wessling,Germany)在距离 1.0cm 处核查辐照度。术后患者应每日接受常规检查直至角膜上皮完全愈合，之后按照 1、3、6、12 个月和之后每年一次的随访计划进行复查。

结论

本研究中共治疗 78 只眼，最长随访时间为 5 年，平均随访时间为 1.94 年。所有患者都曾接受过准分子激光屈光手术，其中 PRK 占 20%，LASIK 占 80%。屈光手术后造成角膜生物力学稳定性下降的原因如下：约 40% 患者因术前未确诊顿挫型圆锥角膜（FFKC），10% 患者因术后角膜厚度下降引起，而余下的 50% 则机制不明。UDVA 和 CDVA 检查在术后的每个随访阶段的情况详见表 6.1，CDVA 的变化趋势见图 6.4。在分析的最后随访点（术后 2 年）患者 UDVA 显著提高，术后 6 个月后患者 CDVA 也可见显著提高（$P<0.05$）。屈光结果详见表 6.1；术后 6 个月及以后，患者球镜度数和散光均显著下降（$P<0.05$）。

表 6.2 展示了随访期间 NIDEK OPD 设备测得的患者角膜散光结果。术前的平坦子午线、陡峭子午线和平均角膜屈光力分别为 43.29D、45.76D、40.63D，而术后 12 个月分别为 42.44D、44.77D、40.42D，上述差异无统计学意义。术后 3 个月，Nidek OPD 设备所测得的 Klyce 指数（包括 CVP、SDP、LogMAR、SRC）均显著下降（$P<0.05$）[56]。

表 6.1　CXL 术前和术后的 UDVA 和 CDVA 结果（13 只眼）

	CXL 术前	术后 3 个月	术后 6 个月	术后 2 年
眼数	78	78	68	45
UDVA	1.08±0.43	1.05±0.45	0.93±0.39	0.87±0.43
CDVA	0.19±0.15	0.14±0.12	0.09±0.10	0.05±0.08
SE	−4.16±2.90	−3.05±3.54	−2.16±2.43	−2.80±2.42
球镜度数	−2.80±2.42	−1.96±3.24	−1.33±2.53	−1.95±1.61
柱镜度数	−2.40±2.06	−2.19±2.14	−1.68±1.74	−2.33±1.90

UDVA，裸眼远视力；CDVA，矫正远视力；SE，等效球镜；CXL，角膜胶原交联术。

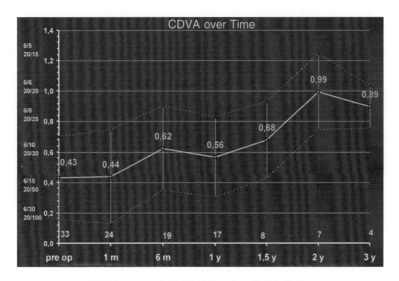

图 6.4　CXL 术后 3 年间 CDVA 的变化趋势。

表 6.2　NIDEK OPD 测得的散光结果

	CXL 术前	术后 2 年
眼 数	78	45
Sim-K_Kf	43.29±5.23	42.44±3.43
Sim-K_Ks	45.76±6.25	44.77±4.83
Sim-K AVG	40.63±4.38	40.42±3.85

Sim-K_Kf，平坦子午线的模拟角膜屈光力；Sim-K_Ks，陡峭子午线的模拟角膜屈光力；Sim-K AVG，平均模拟角膜屈光力；CXL，角膜胶原交联术。

图 6.5 和图 6.6 分别展示了术前与术后 6 年的角膜地形图差异，角膜中央变平坦清晰可见。

术前和术后 3、6、12 个月，Pentacam HR 的 Ambrosio 指数显示术后 6 个月，IVA 指数显著升高，而 KCI 指数显著下降（$P<0.05$）[47]。

在术前和术后 3、6、12 个月，还通过 Nidek OPD 测量患者的角膜高阶像差（包括彗差、球差和高阶散光）。术后 1 年，上述三种像差均有下降，但变化无统计学意义。

术前瞳孔中心角膜厚度和角膜总体积的平均值分别为 436.92±45.28μm 和 57.44±2.58mm³，术后 12 月，两者分别降至 409.75±13.35μm（差异有统计学意义，$P<0.05$）和 55.30±2.878mm³。TCT 由术前的 427.55±47.33μm 降至术后 1 年的 396.75±18.57μm（$P<0.05$），前房体积由 223.27±38.31mm³ 降至 222.00±28.90mm³（$P<0.05$），前房深度未见明显改变，前、后表面高度分别由 5.63±0.65μm、7.47±1.00μm 变为 7.48±0.93μm（$P<0.05$）、5.56±0.71μm。对照组在术后 6 个月，距角膜中心 0mm 和 2mm 处的角膜厚度显著增加，而在术后 12 个月时距角膜中心 0mm 处的角膜厚度反而下降（$P<0.05$），距角膜中心 2mm 处的角膜厚度未见明显变化。

术前和术后 12 个月的内皮细胞计数未

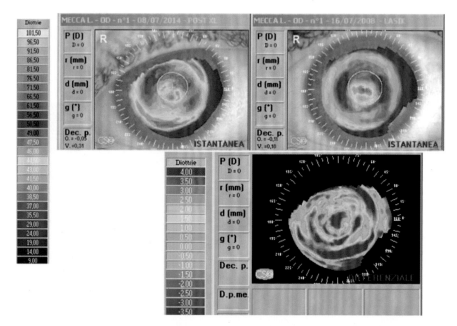

图 6.5　病例 12，右眼，LASIK 术前屈光不正度数为-4.25/-0.75×145。CXL 术前的验光结果为：-3.00/-5.50×70=0.30（LogMAR），角膜地形图见右上方；CXL 术后 6 年的验光结果为：plano/-3.00×70=0.00（LogMAR），角膜地形图见左上方。下方差异图显示角膜膨隆程度减轻。

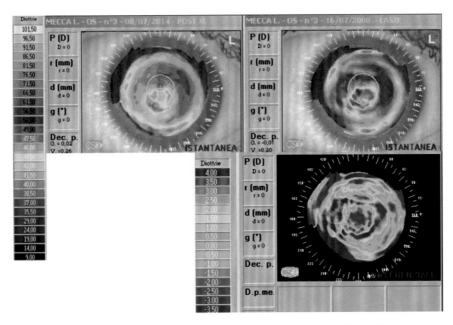

图 6.6　病例 13，左眼，LASIK 术前屈光不正度数为 −4.00/−0.50×125。CXL 术前验光结果为：+2.75/−6.00×95=0.40（LogMAR），角膜地形图见右上方；CXL 术后验光结果为 −0.50/−4.00×95=0.00（LogMAR），角膜地形图见左上方。下方差异图显示角膜膨隆程度减轻。

见明显改变（P>0.05），显示 CXL 对内皮细胞无明显损伤。术后未见任何全身性或眼部（如角膜上皮内生、弥漫性层间角膜炎或眼内压改变）并发症。

讨论

Kohlhaas 等在 2005 年发表了 CXL 治疗 LASIK 术后角膜膨隆的首篇病例报告[57]，类似病例报告是由 Kanellopoulos 在 2007 年发表的 CXL 术后行 PRK[58]。同年，Hafezi 等对 10 例无法耐受角膜接触镜的圆锥角膜眼做了类似报告，随访 1 年后发现 5 只眼保持稳定，另 5 只眼的角膜膨隆继续进展[59]。Kymionis 等报道了 5 例（5 只眼）LASIK 术后角膜膨隆病例，CXL 术后随访 1 年，共焦显微镜显示 CXL 术后 3 个月角膜浅基质层和深基质层内角膜细胞消失，在圆锥角膜和 LASIK 术后角膜膨隆中表现类似[60,61]。众所周知，即使在 CXL 术

后，妊娠也可能引起角膜膨隆的进展[62]。

从心理学的角度来看，屈光手术后角膜膨隆患者可能与原发性圆锥角膜患者存在明显差异：前者更加适应正视眼的状态，会较早地抱怨视觉问题，所以在膨隆进展尚不严重时便就诊了。

因此，我们认为 CXL 治疗圆锥角膜的入选标准仅部分适用于屈光手术后的角膜膨隆，另外我们不建议将角膜最薄点厚度<400μm 作为绝对禁忌证。角膜膨隆进展可能最终需要行穿透性角膜移植术（PKP），因此对于角膜厚度<400μm 的病例，我们选择术中使用核黄素−5−磷酸盐溶液[63]。到目前为止，用这种方法治疗的 3 只眼没有出现任何并发症，并且效果与其他较厚角膜眼相似。

在这项研究中所观察到的角膜变化与圆锥角膜 CXL 术后的变化相似，但不如后者明显[13,39,54]。和圆锥角膜一样，屈光手术后的角

膜膨隆在 CXL 术后 6 个月内保持稳定；在 6 个月的时间间隔内，屈光度和 CDVA 逐渐改善。角膜地形图显示，角膜曲率在 1 年内保持稳定。由于 SimK 值不考虑整个角膜表面，我们分析了圆锥角膜的 Klyce 和 Ambrosio 指数，这些指标在术后 1 年内并没有变差，角膜曲率保持稳定，并且存在中央平坦化的趋势，屈光状况也得到了改善，这与 Hafezi 的报道一致[62]。重要的是，LASIK 手术后的角膜最初是一个扁椭圆形的表面，因此中央仅较小的平坦化即可导致光学区和中央角膜屈光力的变化。CXL 似乎稳定了这些医源性角膜膨隆，在 6 个月的时间内球镜度数减少、CDVA 提高、中央角膜明显平坦化和彗差减少的趋势可能表明角膜膨隆获得改善，同时重塑了光学区的中央位置。

众所周知，在晚期 KC（角膜较薄）中，使用包括右旋糖酐的标准等渗溶液可导致 CCT 下降、内皮细胞损伤和深层基质混浊[31]。为避免这些并发症，建议检查术中 CCT 情况，对于角膜厚度<400μm 的病例，建议使用水肿溶液[7,32]。在屈光手术后的角膜膨隆患者中，由于潜在的内皮细胞损伤风险，可能会不适用标准 Epi-Off 技术；使用低渗溶液诱导角膜水肿，从而增加术中角膜厚度是解决问题的关键。精确控制术中角膜水肿情况为 Epi-Off 技术提供了机会，也能通过去除角膜上皮层这道最主要的障碍以实现核黄素的充分渗透。由于保留上皮（Epi-On）CXL 技术中核黄素渗透有限，在 LASIK 术后角膜膨隆中，CXL 的作用主要局限于角膜瓣，可能会引起或加重瓣皱褶，而剩余基质的硬度则不能得到实质性的增加。

值得提及的另一个重要观点是 CXL 的可预测性有限。术后角膜平坦化效果会持续下去，且无法确定。CXL 术后，医生可能会再次进行准分子激光角膜屈光手术来修复患者的视功能，但缺乏可靠的可以改善远期视力的屈光矫正算法。

最后，我们还必须考虑 CXL 治疗 LASIK 术后角膜膨隆患者的心理反应。患者希望通过屈光手术来减少屈光不正带来的日常不便，然而可能几年后又经历与角膜膨隆相关的高度不稳定的屈光状态，不得不接受新的诸如 PKP 之类的眼部手术，重新回到了一个影响生活的屈光不正状态。根据我们的经验，LASIK 术后需要接受 PKP 的角膜膨隆患者往往对他们的医生有明显的不满情绪，导致医疗纠纷。

总之，CXL 可以提高屈光手术后角膜膨隆患者的 CDVA，没有观察到 Klyce 和 Ambrosio 指数的恶化，也没有远期并发症发生。

离子导入法进行角膜胶原交联术的结果

离子导入法的基本原理

在标准 CXL 方案中，去除角膜上皮是实现角膜基质中核黄素充足渗透的主要手段，但会导致患者不适、视力暂时下降和感染的风险[32,64,65]。人们一直在寻求一种既保证上皮完整性又保留最大功效的 CXL 手术方案。然而，Epi-On CXL 的结果存在争议，有证据显示患者接受治疗后膨隆仍继续进展，而其他人则发现该方法有良好的结果[66-69]。

角膜上皮细胞可阻止紫外线穿透和核黄素渗透，这就解释了为何 Epi-On CXL 的有效性较 Epi-off CXL 低[70,71]；多年来，角膜上皮细胞层已被认为是紫外线的生理屏障[70,71]。然而，Kolozsvári 等报道，角膜上皮细胞层和 Bowman 层主要吸收 UV-B 光（最高 300nm），而不吸收 UV-A 光[72]；而后 Bottós 等推论角膜上皮减少了核黄素渗透，所以 Epi-On CXL 相对于标准 CXL 的功效有所降低[73]。

离子导入法是一种增强核黄素渗透到角膜基质的新方法，它是一种非侵入性方法，旨在利用小电流增强带电分子向组织的导入[74]。离子导入法通过两个主要机制增强药物的输送：电排斥（electro-repulsion）和电渗（electro-osmosis）。电排斥是对带电分子施加电场的直接效应，电渗则基于组织在生理 pH 值下负电荷亲和性更高的机制。离子导入药物基于电流影响下促成离子的移动；通过在电路的正极和负极之间建立一个电位差，使离子向与其电荷相反的方向移动[74,75]。

与无离子法相比，离子导入法被证实可产生更高的分子浓度。这种方法被用于各种医学领域以增强药物疗效，包括皮肤病学、骨科、肿瘤学和眼科，特别是用于治疗眼后段疾病[76,77]。CXL 中使用离子导入法进行核黄素角膜内给药也在最近被提出[78]。用于离子导入法的核黄素带负电荷。已有研究证实，持续 5 分钟的离子导入法可使角膜基质获得足够的核黄素浓度，这同时具有缩短点药时间和保持上皮完整性的优势。

基础研究成果

已有科学文献中的一些基础研究证据，证实了在体外将离子导入法应用于 CXL 的有效性。

为了评估离子导入法角膜基质的核黄素浓度，将高效液相色谱法（HPLC）用于兔和人眼模型[79,80]。检测兔整个角膜，HPLC 显示传统

Epi-off 法的基质核黄素浓度为离子导入法的两倍[79]。在离体人眼角膜中，应用 HPLC 技术来评估 Epi-Off、Epi-On 和离子导入法后不同基质深度核黄素浓度的差异[80]。该研究使用飞秒激光将角膜分成 3 部分（前、中、后），然后测量每部分样品中核黄素的含量；正如在兔试验中所观察到的，Epi-Off 中核黄素的总体基质浓度约为离子导入法中的两倍，而与 Epi-On 技术相比，离子导入法中整个角膜基质中的核黄素浓度是 Epi-On 技术的两倍。平均核黄素含量随着深度的增加而呈现明显减少的趋势，在前部角膜切片中具有较高值，在中间和后部切片中逐渐减少[80]。

将免疫组织化学分析用于研究不同 CXL 术式后角膜基质中分子和蛋白的变化情况。有研究对比了用标准 Epi-Off 技术和不同辐照参数的离子导入法处理离体人眼角膜的结果[81,82]。CD34 是正常角膜细胞增殖和分化的标志物，在正常角膜和用离子导入法以 $10mW/cm^2$ 照射的样本中得到相似的 CD34 结果。TUNEL（TdT 介导的 dUTP-生物素缺口末端标记，一种凋亡标记物）、MMP-1（基质金属蛋白酶-1，其表达涉及组织重塑过程）和 I 型胶原在用离子导入法处理并以 $10mW/cm^2$ UVA 照射 9 分钟的角膜中明显增加，表明该过程对组织的损伤较少并且具有很好的基质重塑功能（图 6.7）[81]。使用 Bax 和 Ki67（两种兔单克隆抗体）进行蛋白质印迹分析，检测角膜细胞凋亡和增殖，证实了上述结果[82]。通过离子导入法或标准方案处理的兔角膜在 10% 应变下的应力表现出类似的结果[79]。

我们进行了一项对照研究，比较离子导入法 CXL、标准 CXL 和 Epi-On CXL 在生物力学效应、核黄素渗透及核黄素分布上的差异[83]。该研究通过基质辅助激光解吸附电离

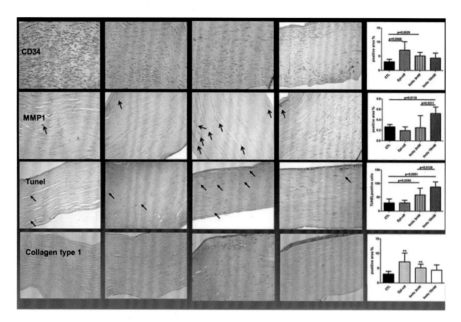

图 6.7　不同交联术式后基质标记物表达的差异。

成像质谱(MALDI-IMS)技术和应力-应变测量对兔和人的尸体角膜进行分析。与标准 CXL 相比,MALDI-IMS 在离子导入法 CXL 中表现出较深的核黄素渗透深度,且在最深层中的浓度略低于标准 CXL;而在 Epi-On CXL 中核黄素渗透能力相当差。在兔角膜中,与对照组和 Epi-On CXL 相比,离子导入法 CXL 诱导的角膜硬度显著增加,并且具有更好的核黄素渗透;而标准 CXL 的渗透优于所有其他技术。离体人眼角膜的应力-应变测量并未显示技术之间的显著差异,这可能与各组的样本量较小有关[83]。

最近在人眼上使用特定膨胀测试的离体研究显示,使用离子导入法进行 Epi-On CXL 治疗后人眼角膜生物力学硬度增加,这与通过标准交联技术获得的生物力学硬度增加是相当的;这些数据表明,离子导入法是 CXL 治疗中核黄素渗透进入角膜的有效替代方法,并且可以保护角膜上皮[84]。

在体形态学结果

体内共聚焦显微镜和 AS-OCT 被认为是检查 CXL 术后角膜的早期和晚期形态学变化的有效诊断设备。

众所周知,标准 CXL 术后角膜会在前 6 个月出现水肿和细胞活化,随后可以观察到角膜细胞密度的显著降低和基质纤维化的存在。Epi-On CXL 术后这些改变并不明显[85]。此外,AS-OCT 显示标准 CXL 的分界线比 Epi-On CXL 更深、更持久[85]。

离子导入法辅助的 CXL 术后共聚焦显微镜检查结果的最近报道显示,在 3 个月时,标准和快速 CXL 术后基底神经纤维密度显著下降,而在离子导入法辅助的 CXL 术后恢复到术前水平[86]。

此外,在离子导入法辅助的 CXL 术后,通过共聚焦显微镜可观察到浅表性和暂时性上皮损伤,而前后基质中的角膜细胞密度在术后早期和晚期保持稳定[87]。

早期临床结果

我们回顾性分析了离子导入法辅助 Epi-On CXL 术后 1 年的随访结果(手术过程已在前文中描述)[78];图 6.8 显示了离子导入法辅助 CXL 的装置。随访 3、6 和 12 个月后,CD-VA 显著改善。随访期间角膜形态学参数无明显改善,可能与随访 1 年的患者数量较少有关;然而,角膜曲率和彗差存在减少的趋势(图 6.9)。即使经过 12 个月的随访,最小角膜厚度也是稳定的,没有出现持续进展的 KC 或需要再次进行 CXL 的病例。内皮细胞数量保持稳定,证明了该技术的安全性。离子导入法辅助的 CXL 术后没有可测量到的明显分界线,这一发现可用离子导入法诱导的不同浓度梯度或减少的 CXL 效应来解释[78]。这些原始的 1 年随访结果显示了离子导入法辅助的 CXL 在稳定膨隆性角膜疾病变进展中的功效。

总之,通过离子导入法辅助的 CXL 有可能成为阻止膨隆性角膜疾病变进展的有效替代方法,可以减少术后患者的疼痛、降低感染风险和缩短治疗时间。更多的研究正在进行中,以评估其与标准方案相比的长期安

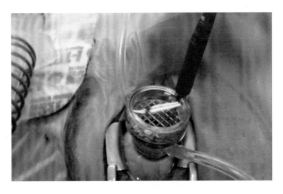

图 6.8　离子导入法辅助的 CXL 装置。

全性和有效性。

根据年龄分组进行角膜胶原交联术的分析结果

引言

KC 的确诊时间通常是青春期或儿童期[88-90],由于年轻患者具有更快速的进展倾向,他们的角膜移植风险增加[91,92]。与 PKP 相关的术中和术后风险（移植失败或移植术后弱视治疗失败的高风险）儿童高于成年人群[93],而 CXL 是唯一可以延缓或阻止膨隆性角膜疾病进展的治疗方法,但对 CXL 的反应可能因患

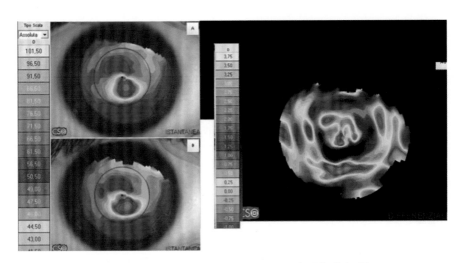

图 6.9　一例圆锥角膜在离子导入法 CXL 术后角膜变平坦。

者的年龄而有差异[54,94-96]。为此,我们研究了一个大型的 CXL 人群,并根据不同年龄组对结果进行评估。

大样本人群中角膜胶原交联术结果的评估

在一项回顾性单中心非随机临床研究中,我们评估了 2006 年 4 月至 2010 年 4 月在意大利米兰罗扎诺医院眼科中心进行 CXL 治疗的所有病例。纳入标准:患者必须年满 9 岁,签署知情同意书,记录 KC 的进展情况且角膜厚度>400μm。术前 KC 的进展评估至少包括两次角膜厚度测量和角膜地形图测量;小于 18 岁的患者,检查间隔时间为大约 6 个月或 3 个月,年龄小于 12 岁的患者,检查间隔时间为 1 个月;术前评估时间的差异是因为有文献证明儿童 KC 比成人进展更迅速[92]。排除标准见表 6.3。

在术前和术后(1、6、12、24、36 和 48 个月)检查和评估:CDVA、裂隙灯显微镜检查、Goldmann 眼压计测量眼内压、散瞳后眼底镜检查、角膜地形图、低阶和高阶像差(OPD II;Nidek,Gamagori,Japan)、光学断层成像、Pentacam 测量角膜厚度(Oculus Inc,Lynnwood,WA)。

表 6.3　CXL 的排除标准

角膜厚度<400μm
疱疹病毒性角膜炎病史
干眼病史
严重角膜感染病史
伴有眼部自身免疫性疾病
伴有全身自身免疫性疾病
怀孕或哺乳期
中央或周边角膜混浊
在评估之前使用硬性角膜接触镜超过 4 周

使用 Nidek OPD II 对 KC 的角膜地形指数进行检测。表面不对称指数(SAI)检测角膜的规则性,即相隔 180°等距离经线上对应点的屈光力差值加权总和。相对扇形区域指数(OSI)和不同扇形区域指数(DSI)将角膜表面分成 8 个角度为 45°的扇形区域。OSI 指两个相对的 45°扇形区域屈光力的最大差值,DSI 指任意两扇形区域的屈光力的最大差值。模拟角膜曲率计数 1(SimK1)为陡峭子午线上的平均屈光力,SimK2 则为垂直于陡峭子午线的子午线平均屈光力。Nidek OPD II 也被用于进行全面(角膜和眼内)波阵面分析,但本研究特别关注的是角膜产生的像差。

Pentacam 软件用于前房和角膜全区域厚度的测量,包括中央、上、下、鼻侧、颞侧、最小和顶点厚度。

如先前发表的研究所述,核黄素 UVA 诱导的 Epi-Off CXL 作为日间手术进行,所有术前和术后视觉功能和角膜形态学检查均与先前发表的临床研究相同[54]。

我们对 301 例患者的 400 只眼进行了评估,年龄组见表 6.4。患者的平均年龄为 29±10 岁,其中 27.25%为女性(109 只眼),患者的随访时间长达 4 年,没有患者需要再次接受 CXL 治疗。

结论

表 6.4　年龄组

年龄(岁)	眼数	百分比(%)
9~17	49	12.25
18~29	185	46.25
30~39	115	28.75
≥40	51	12.75

301 例进展期 KC 患者的 400 只眼在 2006 年 4 月至 2010 年 4 月接受 CXL 治疗。CDVA 随时间提高(图 6.10),图 6.11 显示了随着时间的推移 MRSE 的变化,显示了手术的稳定性,球镜和散光的变化如图 6.12 和图 6.13,图 6.14 显示了在两年内散光面积和度数降低的一个病例。

青少年人群(9~17 岁)

青少年人群的角膜地形图分析结果显示,与基线相比,SimK1、SimK2、OSI 和 DSI 在术后 1 个月时显著增加,而 SAI 在 12 个月时

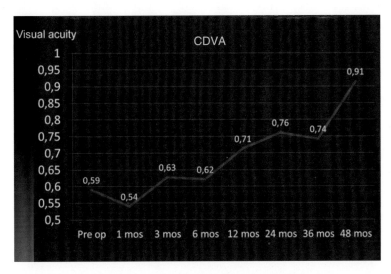

图 6.10 CDVA 随时间推移的变化情况。

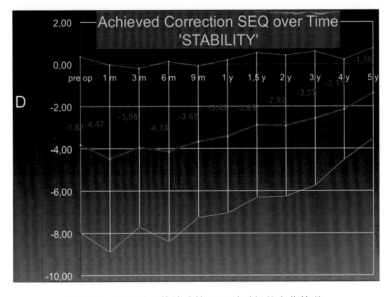

图 6.11 实际矫正等效球镜(SE)随时间的变化情况。

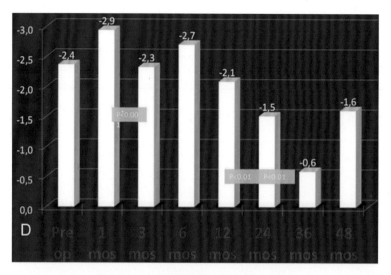

图 6.12   球镜度数随时间的变化情况。

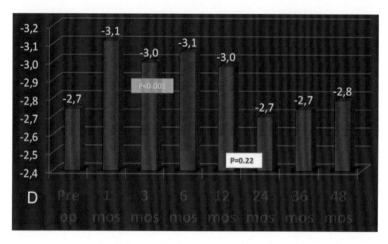

图 6.13   散光随时间的变化情况。

有显著改善,其他参数则显示无明显改善。最小和顶点厚度在第 1 个月显著降低,而在之后 24 个月的随访时间内无显著变化。

在视力方面,术后 6 个月和 12 个月 CD-VA 显著提高(图 6.15 和图 6.16);除了术后 1 个月外,MRSE 无明显改善。

总体像差的结果没有任何显著差异,而彗差在 1、6 和 12 个月时显著下降。除术后 1 个月显著增加外,球差在 12 个月与基线相比无显著变化。

18~29 岁人群

SimK1、SimK2、OSI 和 DSI 在第 1 个月与基线相比有显著增加;1 个月后,该组在 12、24 和 36 个月时 SimK1 显著降低;SimK2 在 6、12 和 24 个月时也显著降低;SAI 在所有随访期间显著降低;OSI 在 12、24 和 36 个月时也显著下降;DSI 在 6、12、24 和 36 个月时增加。

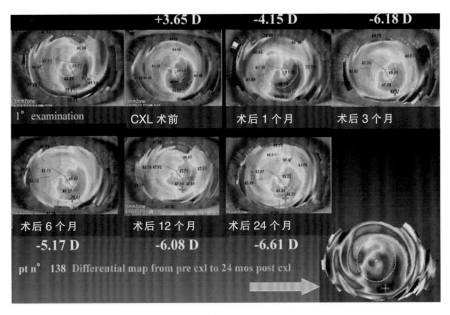

图 6.14 散光的面积和度数在两年内减少的情况。

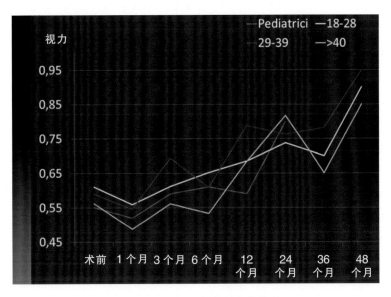

图 6.15 视力在 4 年内的变化情况。

在术后第 1 个月显著降低后，最小角膜厚度测量值在 6 个月和 12 个月与 1 个月相比显著增加；同样，与 1 个月相比，顶点角膜厚度在 6、12 和 24 个月显著增加。与之相似，除术后 1 个月外，18 至 29 岁年龄段人群的 CDVA 至术后 36 个月均显著提高（图 6.15 和

图 6.16），48 个月随访期内未报告 MRSE 或柱镜度数显著增加。

总体像差在术后 6、12、24 和 36 个月显著降低。在 24 个月的随访中，彗差与基线相比显著下降；术后 1 个月球差显著增加，在随后的 24 个月和 36 个月随访中无明显下降（P

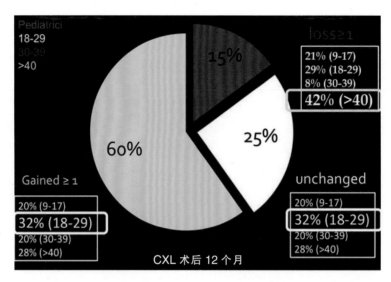

图 6.16　CDVA 的变化：安全性百分比。

值分别为 0.062 和 0.068）。

30~39 岁人群

与基线相比，SimK1、SimK2、SAI、OSI 和 DSI 在术后 1 个月均显著增加。在此之后，角膜地形指数显著改善：6、12、24 和 36 个月的 SimK1，6 和 12 月的 SimK2，所有随访阶段的 SAI，6、12、24 和 36 个月的 OSI，以及 6、12、24 和 36 个月的 DSI。最小角膜厚度测量值在术后 1 个月显著减少，而术后 12 和 24 个月与 1 个月相比有所增加。CDVA 在术后 12、24 和 36 个月显著改善（图 6.15 和图 6.16）。MRSE 在最初变差之后，术后 12 个月和 24 个月时显著改善。柱镜度数在最初增加之后，在术后 24 个月显著下降。术后 6、12 和 48 个月，总体像差显著降低；彗差在第 1、6、12、24 和 36 个月显著下降。在随访期间内，球差与基线相比无显著差异。

40 岁以上人群

术后 1 个月，SimK1 和 SimK2 显著增加；6、12 和 24 个月 SimK1 显著减少，SimK2 仅在 24 个月显著下降。角膜地形指数显示术后 12 个月 SAI 和 OSI 显著下降，DSI 没有显著下降。最小和顶点角膜厚度测量结果在术后 1 个月显著减少后，在随后的 48 个月随访期间内无显著变化。该组的 CDVA 在术后 24 个月与基线相比有显著差异（图 6.15 和图 6.16），MRSE 显著改善。在 48 个月的随访中，柱镜度数没有显著变化。术后 1 个月，总体像差显著降低；术后 1、6 和 12 个月，彗差显著下降。在随访 48 个月期间内，球差与基线相比没有显著变化。

1 年结果比较

上述研究结果表明，与其他年龄组相比，30~39 岁年龄组术后效果较好，视力（青少年组 P 值为 0.059，18~29 岁组 P 值为 0.014，40 岁以上组 P 值为 0.071）、柱镜度数和 SimK1（与儿童组相比，P 值为 0.006 和 0.042）有显著差异。

讨论

CXL 可稳定角膜组织、预防和减缓膨隆

性角膜病变的进展,从而显著改变进展期 KC 的不良结局[32,54,94-96]。

该研究中的 KC 患者,其视力在术后初期短暂变差后,在长达 48 个月的随访之后有明显改善。同样,角膜形态的变化也比较明显。尤其是 MRSE 的显著下降和角膜形态参数(如 SimK1、SimK2、SAI、OSI 和 DSI)的减少证实了 CXL 可以改善角膜形状的既往报道[13,54,94,95]。在像差方面,分析结果显示除了术后 1 个月的整个随访期内总体像差明显下降,彗差在术后 1 个月之后的随访期内显著下降。这些结果表明,CXL 诱发的角膜重塑和随后的视力改善不仅源于屈光和角膜形态参数的改善,还源于像差的改善。最后,顶点和最小角膜厚度显示,随访 1 个月角膜厚度显著减少,随后逐渐增加;初始下降是由于角膜胶原纤维间距的减小,而随后的增加则源于纤维直径的增加[97,98]。36 个月随访后最小或顶点角膜厚度与术前的差异均无统计学意义。

CXL 可以诱导较高程度的角膜稳定性,甚至超过角膜胶原代谢更新所需的 2~3 年时间[99,100]。这种现象可用 3 种假设来解释:角膜细胞的特征变化,交联后的胶原纤维代谢更新更慢,或角膜胶原纤维的更新速度比我们估计的更慢[18,101]。然而,目前尚不清楚 CXL 稳定角膜的最长时间。

青少年人群

青少年人群的 CDVA 在 6 个月和 12 个月的随访中显著提高,在此之后,由于数据量小,提高效果不明显。除术后 6 个月和 12 个月时的柱镜度数显著增加外,该组的角膜形态学结果显示所有参数(屈光力、角膜形态学参数、像差和厚度)均保持稳定。与基线相比,彗差在同一时期显著降低,这一证据可以解释在同样的随访期内 CDVA 显著提高。我们目前的结果比先前发表的青少年人群的效果略差[102]。

18~29 岁人群

这类人群的 CDVA 在随访期间(不包括术后 1 个月)都有显著提高,角膜形态学结果同样表明,SimK1、SimK2、SAI、OSI 和 DSI 等参数显著改善,最长可持续 36 个月。在术后 36 个月总像差显著降低,在 24 个月彗差和球差显著降低。角膜厚度在术后 1 个月显著减少,随后逐渐增加,这些结果与文献中的其他报道一致,表明由于胶原堆积引起的角膜厚度先降低后增加的趋势[97,98]。

30~39 岁人群

除术后 1 个月和 48 个月外,CDVA 在所有随访中都显著提高,术后 36 个月角膜屈光力、地形图和像差均有所改善。与 18~29 岁组相似,角膜厚度与术后 1 个月相比显著增加。我们的结果与 Caporossi 等进行的年龄相关研究不同,他们的结果显示 27 岁以上患者的交联效果较弱[102]。这种差异可能是因为作者没有考虑 30~39 岁的亚组,而分析了 27 岁以上的所有患者。由于 40 岁以上患者的存在,30~39 岁年龄组的改善可能未被该研究的统计分析发现。

40 岁以上人群

所有患者在 48 个月的随访期内 KC 并未进展。屈光度数、角膜地形图参数和像差(MRSE、SAI、OSI 和彗差)在术后随访期间均有所改善。

根据测量参数和统计分析结果,我们并未发现任何年龄组 KC 的显著进展。此外,年龄分组的结果显示 CXL 在改善特定年龄组的视觉功能和角膜形态参数方面的疗效；18~39 岁的患者是 CXL 治疗的最佳受益者。这一结果与最近一项研究报道 27 岁以上患者的较差结果相反[102]。

与其他年龄组相比，青少年和 40 岁以上的患者 CXL 成功率较低，但我们仍发现 CXL 能够稳定这些人群角膜膨隆的进展并改善视力，同时能改善角膜形态。青少年人群中膨隆进展更快可能导致观察到的 CXL 治疗的有效性更低[92,102]。在 40 岁以上的患者中，CXL 有限的改善能力可能与年龄相关性交联有关，这些自发或可由还原化酶催化的分子键更稳定[103]，因此不易形成新的交联。

据我们所知，没有其他手术方式对 18~39 岁年龄组有更好的疗效。一项研究报道了角膜移植术治疗的青少年患者的预后较好[104]，而另一项研究显示青少年患者预后较差[105]。2008 年的一份报告显示，在所有评估的年龄组中，飞秒激光辅助的 Intacs 角膜基质环植入术都有良好的效果[106]，这种差异可能是由所应用技术的类型不同所致。其他技术治疗 KC 是通过替代膨隆组织（角膜移植术）或对其进行形态重塑（屈光手术或 Intacs 角膜基质环植入术）；而 CXL 采用完全不同的方法，旨在增强组织的生物力学强度，这可能会导致结果的差异。

我们的分析表明 CXL 治疗 18~39 岁 KC 患者的效果更好，这些信息对于眼科医生选择合适的患者，以及预测 KC 治疗的效果很有价值。

要点

• CXL 延缓 KC 和其他角膜膨隆进展的效果因多种因素而不同，如适应证（治疗性或预防性，KC 或医源性角膜膨隆）、膨隆程度、手术方案（Dresden 方案对替代方案）、联合手术方案、基线人口统计学特征（患者年龄、CDVA、Kmax、TCT 和锥体的位置）。

• 按年龄分组的结果表明，CXL 可有效稳定所有年龄组的角膜膨隆的进展，并改善所有年龄组的视觉功能和角膜形态参数，其中在 18~39 岁人群这些参数的结果最好。

• 在屈光手术后角膜膨隆的患者中，术后 6 个月膨隆指数改善、角膜厚度减小、内皮细胞计数变化不明显。CXL 似乎提高了医源性角膜膨隆患者的 CDVA，未观察到眼部或全身的并发症。

• 离子导入法 CXL 的术后 1 年结果与标准 Epi-Off CXL 相比，虽然核黄素在基质中渗透较少，但疗效与 Epi-On CXL 相当，阻止了 KC 的进展，未诱发相关并发症，耐受性良好。

（黄锦海　王俊杰　译）

参考文献

1. Ziaei M, Barsam A, Shamie N, et al. Reshaping procedures for the surgical management of corneal ectasia. J Cataract Refract Surg. 2015;41(4):842–72.
2. Koller T, Mrochen M, Seiler T. Complication and failure rates after corneal cross-linking. J Cataract Refract Surg. 2009;35:1358–62.

3. Koller T, Pajic B, Vinciguerra P, Seiler T. Flattening of the cornea after collagen cross-linking for keratoconus. J Cataract Refract Surg. 2011;37:1488–92.

4. Greenstein S, Hersh PS. A multifactorial treatment analysis and algorithm for corneal collagen cross-linking. http://www.arvo.org.Association for Research in Vision and Ophthalmology Web site. Accessed 2013.

5. Greenstein SA, Fry KL, Hersh PS. Effect of topographic cone location on outcomes of corneal collagen cross-linking for keratoconus and corneal ectasia. J Refract Surg. 2012;28:397–405.

6. Toprak I, Yaylalı V, Yildirim C. Factors affecting outcomes of corneal collagen crosslinking treatment. Eye. 2014;28:41–6.

7. Vinciguerra P, Romano V, Romano MR, Azzolini C, Vinciguerra R. Comment on, 'Factors affecting outcomes of corneal collagen crosslinking treatment'. Eye. 2014;28(8):1032–3.

8. Reinstein DZ, Archer TJ, Gobbe M, Silverman RH, Coleman DJ. Epithelial thickness in the normal cornea: three-dimensional display with Artemis very high frequency digital ultrasound. J Refract Surg. 2008;24(6):571–81.

9. Vinciguerra P, Epstein D, Albè E, et al. Corneal topography-guided penetrating keratoplasty and suture adjustment: new approach for astigmatism control. Cornea. 2007;26(6):675–82.

10. Vinciguerra P, Munoz MI, Camesasca FI, Grizzi F, Roberts C. Long-term follow-up of ultrathin corneas after surface retreatment with phototherapeutic keratectomy. J Cataract Refract Surg. 2005;31(1):82–7.

11. Vinciguerra P, Camesasca FI. Custom phototherapeutic keratectomy with intraoperative topography. J Refract Surg. 2004;20(5):S555–63.

12. Vinciguerra P, Camesasca FI. One-year follow-up of custom phototherapeutic keratectomy. J Refract Surg. 2004;20(5):S705–10.

13. Vinciguerra P, Albè E, Trazza S, Seiler T, Epstein D. Intraoperative and postoperative effects of corneal collagen cross-linking on progressive keratoconus. Arch Ophthalmol. 2009;127(10):1258–65.

14. Wollensak G, Spoerl E, Seiler T. Stress–strain measurements of human and porcine corneas after riboflavin–ultraviolet-A–induced cross-linking. J Cataract Refract Surg. 2003;29(9):1780–5.

15. Spoerl E, Mrochen M, Sliney D, Trokel S, Seiler T. Safety of UVA-riboflavin crosslinking of the cornea. Cornea. 2007;26(4):385–9.

16. Spoerl E, Huhle M, Seiler T. Induction of cross-links in corneal tissue. Exp Eye Res. 1998;66(1):97–103.

17. Spoerl E, Seiler T. Techniques for stiffening the cornea. J Refract Surg. 1999;15(6):711–3.

18. Spoerl E, Wollensak G, Seiler T. Increased resistance of crosslinked cornea against enzymatic digestion. Curr Eye Res. 2004;29(1):35–40.

19. Efron N, Hollingsworth JG. New perspectives on keratoconus as revealed by corneal confocal microscopy. Clin Exp Optom. 2008;91(1):34–55.

20. Hollingsworth JG, Bonshek RE, Efron N. Correlation of the appearance of the keratoconic cornea in vivo by confocal microscopy and in vitro by light microscopy. Cornea. 2005;24(4):397–405.

21. Scroggs MW, Proia AD. Histopathological variation in keratoconus. Cornea. 1992;11(6):553–9.

22. Aktekin M, Sargon MF, Cakar P, Celik HH, Firat E. Ultrastructure of the cornea epithelium in keratoconus. Okajimas Folia Anat Jpn. 1998;75(1):45–53.

23. Jongebloed WL, Worst JF. The keratoconus epithelium studied by SEM. Doc Ophthalmol. 1987;67(1–2):171–81.

24. Haque S, Simpson T, Jones L. Corneal and epithelial thickness in keratoconus: a comparison of ultrasonic pachymetry, Orbscan II, and optical coherence tomography. J Refract Surg. 2006;22(5):486–93.

25. Reinstein DZ. Subsurface screening for keratoconus. Cataract Refract Surg Today. 2007;88–89.

26. Simon G, Ren Q, Kervick GN, Parel JM. Optics of the corneal epithelium. Refract Corneal Surg. 1993;9(1):42–50.

27. Patel S, Reinstein DZ, Silverman RH, Coleman DJ. The shape of Bowman's layer in the human cornea. J Refract Surg. 1998;14(6):636–40.

28. Gatinel D, Racine L, Hoang-Xuan T. Contribution of the corneal epithelium to anterior corneal topography in patients having myopic photorefractive keratectomy. J Cataract Refract Surg. 2007;33(11):1860–5.

29. Emre S, Doganay S, Yologlu S. Evaluation of anterior segment parameters in keratoconic eyes measured with the Pentacam system. J Cataract Refract Surg. 2007;33(10):1708–12.

30. Mencucci R, Mazzotta C, Rossi F, et al. Riboflavin and ultraviolet A collagen crosslinking: in vivo thermographic analysis of the corneal surface. J Cataract Refract Surg. 2007;33(6):1005–8.

31. Vinciguerra P, Albe E, Romano MR, Sabato L, Trazza S. Stromal opacity after cross-linking. J Refract Surg. 2012;28(3):165.

32. Vinciguerra R, Romano MR, Camesasca FI, Azzolini C, Trazza S, Morenghi E, et al. Corneal cross-linking as a treatment for keratoconus: four-year morphologic and clinical outcomes with respect to patient age. Ophthalmology. 2013;120(5):908–16.

33. Vetter JM, Brueckner S, Tubic-Grozdanis M, Vossmerbaumer U, Pfeiffer N, Kurz S. Modulation of central corneal thickness by various riboflavin eyedrop compositions in porcine corneas. J Cataract Refract Surg. 2012;38(3):525–32.

34. Shah S, Laiquzzaman M, Bhojwani R, Mantry S, Cunliffe I. Assessment of the biomechanical properties of the cornea with the ocular response analyzer in normal and keratoconic eyes. Invest Ophthalmol Vis Sci. 2007;48(7):3026–31.

35. Ortiz D, Piñero D, Shabayek MH, Arnalich-Montiel F, Alió JL. Corneal biomechanical properties in normal, post-laser in situ keratomileusis, and keratoconic eyes. J Cataract Refract Surg. 2007;33(8):1371–5.

36. Rouse EJ, Roberts CJ, Mahmoud AM. The measurement of biomechanical parameters as a function of peak applied pressure in the Reichert Ocular Response Analyzer. Invest Ophthalmol Vis Sci. 2007;48:ARVO E-Abstract 1247/B202.

37. Luce DA. Methodology for cornea compensated IOP and corneal resistance factor for the Reichert Ocular Response Analyzer. Invest Ophthalmol Vis Sci. 2006;47:ARVO E-Abstract 2266/B1009.

38. Kérautret J, Colin J, Touboul D, Roberts C. Biomechanical characteristics of the ectatic cornea. J Cataract Refract Surg. 2008;34(3):510–3.

39. Vinciguerra P, Albè E, Mahmoud A, Trazza S, Hafezi F, Roberts CJ. Intra- and postoperative variation in ocular response analyzer parameters in keratoconic eyes after corneal cross-linking. J Refract Surg. 2010;26(9):669–76.

40. Muller LJ, Pels E, Vrensen GF. The specific architecture of the anterior stroma accounts for the maintenance of corneal curvature. Br J Ophthalmol. 2001;85(4):437–43.

41. Glass DH, Roberts CJ, Litsky AS, Weber PA. A viscoelastic biomechanical model of the cornea describing the effect of viscosity and elasticity on hysteresis. Invest Ophthalmol Vis Sci. 2008;49(9):3919–26.

42. Rabinowitz YS. Ectasia after laser in situ keratomileusis. Curr Opin Ophthalmol. 2006;17:421–6.

43. Binder PS. Analysis of ectasia after laser in situ keratomileusis: risk factors. J Cataract Refract Surg. 2007;33:1530–8.

44. Randleman JB. Post-laser in-situ keratomileusis ectasia: current understanding ad future directions. Curr Opin Ophthalmol. 2006;17:406–12.

45. Maguire LJ, Lowry JC. Identifying progression of subclinical keratoconus by serial topography analysis. Am J Ophthalmol. 1991;112:41–5.

46. Vinciguerra P, Camesasca FI, Albè E, Trazza S. Corneal collagen cross-linking for ectasia after excimer laser refractive surgery: 1-year results. J Refract Surg. 2010;26(7):486–97.

47. Ambrósio Jr R, Alonso RS, Luz A, Coca Velarde LG. Corneal-thickness spatial profile and corneal-volume distribution: tomographic indices to detect keratoconus. J Cataract Refract Surg. 2006;32:1851–9.

48. De Sanctis U, Loiacono C, Richiardi L, Turco D, Mutani B, Grignolo FM. Sensitivity and specificity of posterior corneal elevation measured by pentacam in discriminating keratoconus/subclinical keratoconus. Ophthalmology. 2008;115:1534–9.

49. De Sanctis U, Missolungi A, Mutani B, et al. Reproducibility and repeatability of central corneal thickness measurement in keratoconus using the rotating Scheimpflug camera and ultrasound pachymetry. Am J Ophthalmol. 2007;144:712–8.

50. Ho JD, Tsai CY, Tsai RJ, Kuo LL, Tsai IL, Liou SW. Validity of the keratometric index: evaluation by the Pentacam rotating Scheimpflug camera. J Cataract Refract Surg. 2008;34:137–45.

51. Shankar H, Taranath D, Santhirathelagan CT, Pesudovs K. Anterior segment biometry with the Pentacam: comprehensive assessment of repeatability of automated measurements. J Cataract Refract Surg. 2008;34:103–13.

52. Al-Mezaine HS, Al-Amro SA, Kangave D, Sadaawy A, Wehaib TA, Al-Obeidan S. Comparison between central corneal thickness measurements by oculus pentacam and ultrasonic pachymetry. Int Ophthalmol. 2008;28:333–8.

53. Prinz A, Varga J, Findl O. Reliability of a video-based noncontact specular microscope for assessing the corneal endothelium. Cornea. 2007;26:924–9.

54. Vinciguerra P, Albè E, Trazza S, Rosetta P, Vinciguerra R, Seiler T, Epstein D. Refractive, topographic, tomographic and aberrometric analysis of keratoconic eyes undergoing corneal

cross-linking. Ophthalmology. 2009;116:369–78.

55. Hafezi F, Koller T, Vinciguerra P, Seiler T. Marked remodelling of the anterior corneal surface following collagen cross-linking with riboflavin and UVA. Br J Ophthalmol. 2011;95(8):1171–2.

56. Smolek MK, Klyce SD. Zernike polynomials are inadequate to represent higher order aberrations in the eye. Invest Ophthalmol Vis Sci. 2003;44:4676–81.

57. Kolhaas M, Spoerl E, Speck A, Schilde T, Sandner D, Pillunat L. A new treatment of keratectasia after LASIK by using collagen with riboflavin/UVA light cross- linking. Klin Monatsbl Augenheilkd. 2005;222:430–6.

58. Kanellopoulos AJ. Post-LASIK ectasia. Ophthalmology. 2007;114:1230–1.

59. Hafezi F, Kanellopoulos J, Wiltfang R, Seiler T. Corneal collagen crosslinking with riboflavin and ultraviolet A to treat induced keratectasia after laser in situ keratomileusis. J Cataract Refract Surg. 2007;33:2035–40.

60. Kymionis GD, Diakonis VF, Kalyvianaki M, Portaliou D, Siganos C, Kozobolis VP, Pallikaris AI. One-year follow-up of corneal confocal microscopy after corneal cross-linking in patients with post laser in situ keratosmileusis ectasia and keratoconus. Am J Ophthalmol. 2009;147(5):774–8, 778.

61. Mackool RJ. Crosslinking for iatrogenic keratectasia after LASIK and for keratoconus. J Cataract Refract Surg. 2008;34:879.

62. Hafezi F, Iseli HP. Pregnancy-related exacerbation of iatrogenic keratectasia despite corneal collagen crosslinking. J Cataract Refract Surg. 2008;34:1219–21.

63. Spoerl E, Raiskup-Wolf F, Pillunat LE. Biophysical principles of collagen cross-linking. Klin Monatsbl Augenheilkd. 2008;225:131–7.

64. Ghanem VC, Ghanem RC, de Oliveira R. Postoperative pain after corneal collagen cross-linking. Cornea. 2013;32(1):20–4.

65. Dhawan S, Rao K, Natrajan S. Complications of corneal collagen cross-linking. J Ophthalmol. 2011;2011:5 p. 869015.

66. Caporossi A, Mazzotta C, Paradiso AL, Baiocchi S, Marigliani D, Caporossi T. Transepithelial corneal collagen crosslinking for progressive keratoconus: 24-month clinical results. J Cataract Refract Surg. 2013;39(8):1157–63.

67. Filippello M, Stagni E, O'Brart D. Transepithelial corneal collagen crosslinking: bilateral study. J Cataract Refract Surg. 2012;38(2):283–91.

68. Magli A, Forte R, Tortori A, Capasso L, Marsico G, Piozzi E. Epithelium-off corneal collagen cross-linking versus transepithelial cross-linking for pediatric keratoconus. Cornea. 2013;32(5):597–601.

69. Salman AG. Transepithelial corneal collagen crosslinking for progressive keratoconus in a pediatric age group. J Cataract Refract Surg. 2013;39(8):1164–70.

70. Baiocchi S, Mazzotta C, Cerretani D, Caporossi T, Caporossi A. Corneal crosslinking: riboflavin concentration in corneal stroma exposed with and without epithelium. J Cataract Refract Surg. 2009;35(5):893–9.

71. Wollensak G, Iomdina E. Biomechanical and histological changes after corneal crosslinking with and without epithelial debridement. J Cataract Refract Surg. 2009;35(3):540–6.

72. Kolozsvári L, Nógrádi A, Hopp B, Bor Z. UV absorbance of the human cornea in the 240- to 400-nm range. Invest Ophthalmol Vis Sci. 2002;43(7):2165–8.

73. Bottós KM, Schor P, Dreyfuss JL, Nader HB, Chamon W. Effect of corneal epithelium on ultraviolet-A and riboflavin absorption. Arq Bras Oftalmol. 2011;74(5):348–51.

74. Dhote V, Bhatnagar P, Mishra PK, Mahajan SC, Mishra DK. Iontophoresis: a potential emergence of a transdermal drug delivery system. Sci Pharm. 2012;80(1):1–28.

75. Herr NR, Wightman RM. Improved techniques for examining rapid dopamine signaling with iontophoresis. Front Biosci. 2013;5:249–57.

76. Prasad R, Koul V. Transdermal delivery of methotrexate: past, present and future prospects. Ther Deliv. 2012;3(3):315–25.

77. Yasukawa T, Ogura Y, Tabata Y, Kimura H, Wiedemann P, Honda Y. Drug delivery systems for vitreoretinal disease. Prog Retin Eye Res. 2004;23(3):253–81.

78. Vinciguerra P, Randleman JB, Romano V, Legrottaglie EF, Rosetta P, Camesasca FI, Piscopo R, Azzolini C, Vinciguerra R. Transepithelial iontophoresis corneal collagen cross-linking for progressive keratoconus: initial clinical outcomes. J Refract Surg. 2014;30(11):746–53. doi:1 0.3928/1081597X-20141021-06.

79. Cassagne M, Laurent C, Rodrigues M, Galinier A, Spoerl E, Galiacy SD, Soler V, Fournié P, Malecaze F. Iontophoresis transcorneal delivery technique for transepithelial corneal collagen crosslinking with riboflavin in a rabbit model. Invest Ophthalmol Vis Sci. 2016;57(2):594–603.

80. Mastropasqua L, Nubile M, Calienno R, Mattei PA, Pedrotti E, Salgari N, Mastropasqua R,

Lanzini M. Corneal cross-linking: intrastromal riboflavin concentration in iontophoresis-assisted imbibition versus traditional and transepithelial techniques. Am J Ophthalmol. 2014;157(3):623–30.

81. Mastropasqua L, Lanzini M, Curcio C, Calienno R, Mastropasqua R, Colasante M, Mastropasqua A, Nubile M. Structural modifications and tissue response after standard epi-off and iontophoretic corneal crosslinking with different irradiation procedures. Invest Ophthalmol Vis Sci. 2014;55(4):2526–33.

82. Mencucci R, Ambrosini S, Paladini I, Favuzza E, Boccalini C, Raugei G, Vannelli GB, Marini M. Early effects of corneal collagen cross-linking by iontophoresis in ex vivo human corneas. Graefes Arch Clin Exp Ophthalmol. 2015;253(2):277–86.

83. Vinciguerra P, Mencucci R, Romano V, Spoerl E, Camesasca FI, Favuzza E, Azzolini C, Mastropasqua R, Vinciguerra R. Imaging mass spectrometry by matrix-assisted laser desorption/ionization and stress–strain measurements in iontophoresis transepithelial corneal collagen cross-linking.Biomed Res Int. 2014;2014:404587. doi:10.1155/2014/404587.

84. Lombardo M, Serrao S, Rosati M, Ducoli P, Lombardo G. Biomechanical changes in the human cornea after transepithelial corneal crosslinking using iontophoresis. J Cataract Refract Surg. 2014;40(10):1706–15.

85. Mastropasqua L, Nubile M, Lanzini M, Calienno R, Mastropasqua R, Agnifili L, Toto L. Morphological modification of the cornea after standard and transepithelial corneal crosslinking as imaged by anterior segment optical coherence tomography and laser scanning in vivo confocal microscopy. Cornea. 2013;32(6):855–61.

86. Bouheraoua N, Jouve L, ElSanharawi M, Sandali O, Temstet C, Loriaut P, Basli E, Borderie V, Laroche L. Optical coherence tomography and confocal microscopy following three different protocols of corneal collagen-crosslinking in keratoconus. Invest Ophthalmol Vis Sci. 2014;55(11):7601–9. doi:10.1167/iovs.14-15662.

87. Lanzini M, Calienno R, Salgari N, Nubile M, Mastropasqua L. Corneal collagen crosslinking with Iontophoresis imbibition: clinical and morphological reults. Chicago: American Academy of Ophthalmology; 2014.

88. Hall KG. A comprehensive study of keratoconus. Br J Physiol Opt. 1963;20:215–56.

89. Rabinowitz YS, Rasheed K, Yang H, Elashoff J. Accuracy of ultrasonic pachymetry and videokeratography in detecting keratoconus. J Cataract Refract Surg. 1998;24:196–201.

90. Rabinowitz YS. Keratoconus. Surv Ophthalmol. 1998;42:297–319.

91. Reeves SW, Stinnett S, Adelman RA, Afshari NA. Risk factors for progression to penetrating keratoplasty in patients with keratoconus. Am J Ophthalmol. 2005;140:607–11.

92. Tuft SJ, Moodaley LC, Gregory WM, et al. Prognostic factors for the progression of keratoconus. Ophthalmology. 1994;101:439–47.

93. Vanathi M, Panda A, Vengayil S, et al. Pediatric keratoplasty. Surv Ophthalmol. 2009;54:245–71.

94. Caporossi A, Mazzotta C, Baiocchi S, Caporossi T. Long-term results of riboflavin ultraviolet A corneal collagen cross-linking for keratoconus in Italy: the Siena Eye Cross Study. Am J Ophthalmol. 2010;149:585–93.

95. Raiskup-Wolf F, Hoyer A, Spoerl E, Pillunat LE. Collagen crosslinking with riboflavin and ultraviolet-A light in keratoconus: long-term results. J Cataract Refract Surg. 2008;34:796–801.

96. Wollensak G, Spoerl E, Seiler T. Riboflavin/ultraviolet-A-induced collagen crosslinking for the treatment of keratoconus. Am J Ophthalmol. 2003;135:620–7.

97. Wollensak G, Wilsch M, Spoerl E, Seiler T. Collagen fiber diameter in the rabbit cornea after collagen crosslinking by riboflavin/UVA. Cornea. 2004;23:503–7.

98. Mencucci R, Marini M, Gheri G, et al. Lectin binding in normal, keratoconus and crosslinked human corneas. Acta Histochem. 2011;113:308–16.

99. Nishida T. Cornea. In: Krachmer JH Mannis MJ, Holland EJ, editors. Cornea, Basic science, vol. 1. St Louis: Mosby; 1997. p. 3–28.

100. Smelser GK, Polack FM, Ozanics V. Persistence of donor collagen in corneal transplants. Exp Eye Res. 1965;4:349–54.

101. Mencucci R, Marini M, Paladini I, et al. Effects of riboflavin/UVA corneal cross-linking on keratocytes and collagen fibres in human cornea. Clin Experiment Ophthalmol. 2010;38:49–56.

102. Caporossi A, Mazzotta C, Baiocchi S, et al. Age-related long-term functional results after riboflavin UV A corneal cross-linking. J Ophthalmol [serial online]. 2011;2011:608041. Available at: http://www.hindawi.com/journals/jop/2011/608041/. Accessed 24 Sept 2012.

103. Cannon DJ, Davison PF. Aging, and crosslinking in mammalian collagen. Exp Aging Res.

1977;3:87–105.
104. Lowe MT, Keane MC, Coster DJ, Williams KA. The outcome of corneal transplantation in infants, children, and adolescents. Ophthalmology. 2011;118:492–7.
105. Limaiem R, Chebil A, Baba A, et al. Pediatric penetrating keratoplasty: indications and outcomes. Transplant Proc. 2011;43:649–51.
106. Ertan A, Ozkilic E. Effect of age on outcomes in patients with keratoconus treated by Intacs using a femtosecond laser. J Refract Surg. 2008;24:690–5.

第 7 章

角膜胶原交联术的并发症

R.Doyle Stuling

摘 要 角膜胶原交联术中经典 Dresden 方案可能出现的并发症包括内皮细胞损伤、持续性上皮缺损、角膜瘢痕及感染性角膜炎。其中多数是由于角膜上皮的去除引起，可通过应用保留上皮法来避免。

关键词：角膜胶原交联术；保留上皮（Epi-On）；去上皮（Epi-Off）；感染性角膜炎；角膜瘢痕

在角膜胶原交联术（CXL）刚问世时，人们最关注的是该技术存在细胞毒性的可能性，以及损伤内皮细胞造成角膜水肿的可能性。如果 CXL（Dresden 方案）术前患者角膜厚度<400μm，术后会发生角膜内皮细胞失代偿导致角膜水肿[1]。

随着 CXL 手术量的增多，有关去除角膜上皮引起的并发症的报道相继出现。上皮愈合延迟或不良会导致角膜瘢痕。眼睑对角膜锥顶的摩擦、软性角膜接触镜、局部激素滴眼液和防腐剂会影响上皮缺损的愈合。

长时间的上皮缺损通常会增加感染性角膜炎和无菌性角膜浸润的风险。CXL 术后引起感染性角膜炎的病原体包括细菌[2-4]、真菌、单纯疱疹病毒[5,6]和棘阿米巴[7]，Abbouda 医生在 2014 年发表的综述中提到这些内容。去上皮 CXL（Epi-Off CXL）术后的患者发生感染性角膜炎的概率可能增加，原因包括佩戴角膜接触镜、使用局部激素滴眼液及 UVA 照射后角膜免疫力的下降。

虽然有文献报道 CXL 能有效治疗微生物角膜炎（细菌性、真菌性及棘阿米巴角膜炎），但它不能有效治疗甚至还可能诱发单纯疱疹病毒性角膜炎[9]，这可能与紫外线激活潜伏的单纯疱疹病毒有关[10]。

Seiler 和 Wollensak 提醒 CXL 可能会有角膜内皮细胞毒性作用，CXL 术后角膜水肿罕见。不同的是，Sharma 等报道了接受 CXL 的 350 例患者中，有 2.9% 患者在术后出现了角膜水肿，甚至包括术前角膜厚度>400μm 的患者。

可以观察到 LASIK 术后角膜膨隆患者在 CXL 术后 2 个月的双眼暂时性角膜水肿，右眼和左眼的角膜厚度分别为 456μm 和 464μm，内皮细胞计数分别为 2792 个/mm² 和 2116 个/mm²(Stulting，未发表)。也有医生发现术前角膜厚度为 448μm 的圆锥角膜眼在 CXL 术后出现短暂的角膜水肿，最后留下明显的角膜瘢痕，内皮细胞密度为 1776 个/mm²。这些提示 CXL 可能对角膜内皮细胞存在长期的影响。

Bagga 等报道了一例术前角膜厚度为 514μm 的圆锥角膜眼在 CXL 术后出现持续性的角膜水肿和虹膜炎[12]，其发病机制未明。

CXL 术中使用低渗核黄素溶液使角膜水肿的方法可以治疗角膜厚度低至 323μm(去除上皮后)的患者[13]。最薄角膜厚度低至 340μm 的圆锥角膜眼在 CXL 术后未出现并发症，提示为保护角膜内皮细胞，经典 CXL 术中最薄角膜厚度不应低于 400μm 这一共识可能过于保守[14]。

兔眼角膜经核黄素浸透饱和后，暴露在辐照度为 3mW/cm² 的 UVA 下 30 分钟，角膜细胞凋亡深及 300μm[15]。圆锥角膜眼经 Dresden 法治疗后，角膜细胞凋亡深及 250~280μm，直到 CXL 术后 30 个月才完成修复[16]。理论上来说，有活性的角膜细胞的缺乏会影响愈合和胶原的修复，不过，尚未发现 CXL 术后的并发症由于角膜细胞凋亡引起。

CXL 可能会损伤角膜缘干细胞，特别是对于透明性边缘性角膜变性患者，UVA 照射部位接近于角膜缘，损伤角膜缘干细胞的风险更大。但是，动物实验结果显示即使 UVA 直接照射角膜缘，并且采用两倍于经典 Dresden 法中 UVA 的能量(10.8J/cm²)，仍不影响角膜缘干细胞的功能，也不影响角膜上皮的再生速度[17]。

最近几年，保留上皮 CXL(Epi-On CXL) 开始应用于临床，这种技术避免了去除角膜上皮相关的并发症，但是 Epi-On CXL 似乎没有 Epi-Off CXL 有效(见第 4 章)。

放射状角膜切开术后行 CXL 的效果有争议，Elbaz 等总结 CXL 能够帮助稳定波动的视力[18]；但是，Abad 等报道 1 例患者在 CXL 术后出现放射状和横向角膜切口的裂开[19]。这可能是因为愈合良好的放射状和横向角膜切口可以经受住 CXL 的作用，但愈合不良的上皮填充切口会因为 CXL 收缩非切口角膜部分而裂开，失去加固效果。

总之，CXL 并发症很少，主要和去除角膜上皮相关(上皮愈合不良、感染性角膜炎和无菌性角膜浸润)。治疗时保证最薄角膜厚度 >400μm 能够防止角膜内皮细胞损伤，但是这种限制可能过于保守，治疗薄至 323μm 的角膜可能也是安全的。CXL 可能会造成放射状或横向角膜切口的裂开。

> **要点**
> ● 一般来说，CXL 并发症很少，主要与去除角膜上皮相关。
> ● 内皮细胞损伤罕见。

(张佳 译)

参考文献

1. Wollensak G, et al. Endothelial cell damage after riboflavin-ultraviolet-A treatment in the rabbit. J Cataract Refract Surg. 2003;29(9):1786–90.
2. Pollhammer M, Cursiefen C. Bacterial keratitis early after corneal crosslinking with riboflavin and ultraviolet-A. J Cataract Refract Surg. 2009;35(3):588–9.
3. Zamora KV, Males JJ. Polymicrobial keratitis after a collagen cross-linking procedure with postoperative use of a contact lens: a case report. Cornea. 2009;28(4):474–6.
4. Perez-Santonja JJ, et al. Microbial keratitis after corneal collagen crosslinking. J Cataract Refract Surg. 2009;35(6):1138–40.
5. Yuksel N, Bilgihan K, Hondur AM. Herpetic keratitis after corneal collagen cross-linking with riboflavin and ultraviolet-A for progressive keratoconus. Int Ophthalmol. 2011;31(6):513–5.
6. Kymionis GD, et al. Herpetic keratitis with iritis after corneal crosslinking with riboflavin and ultraviolet A for keratoconus. J Cataract Refract Surg. 2007;33(11):1982–4.
7. Rama P, et al. Acanthamoeba keratitis with perforation after corneal crosslinking and bandage contact lens use. J Cataract Refract Surg. 2009;35(4):788–91.
8. Abbouda A, Abicca I, Alio JL. Infectious keratitis following corneal crosslinking: a systematic review of reported cases: management, visual outcome, and treatment proposed. Semin Ophthalmol. 2014:1–7.
9. Ferrari G, et al. Impending corneal perforation after collagen cross-linking for herpetic keratitis. J Cataract Refract Surg. 2013;39(4):638–41.
10. Kymionis GD, Portaliou DM. Corneal collagen crosslinking and herpetic keratitis. J Cataract Refract Surg. 2013;39(8):1281.
11. Sharma A, et al. Persistent corneal edema after collagen cross-linking for keratoconus. Am J Ophthalmol. 2012;154(6):922–6.e1.
12. Bagga B, et al. Endothelial failure after collagen cross-linking with riboflavin and UV-A: case report with literature review. Cornea. 2012;31(10):1197–200.
13. Raiskup F, Spoerl E. Corneal cross-linking with hypo-osmolar riboflavin solution in thin keratoconic corneas. Am J Ophthalmol. 2011;152(1):28–32.e1.
14. Kymionis GD, et al. Corneal collagen cross-linking with riboflavin and ultraviolet-A irradiation in patients with thin corneas. Am J Ophthalmol. 2012;153(1):24–8.
15. Wollensak G, et al. Keratocyte apoptosis after corneal collagen cross-linking using riboflavin/UVA treatment. Cornea. 2004;23(1):43–9.
16. Messmer EM, et al. Morphological and immunohistochemical changes after corneal cross-linking. Cornea. 2013;32(2):111–7.
17. Richoz O, et al. The effect of standard and high-fluence corneal cross-linking (CXL) on cornea and limbus. Invest Ophthalmol Vis Sci. 2014;55(9):5783–7.
18. Elbaz U, et al. Collagen crosslinking after radial keratotomy. Cornea. 2014;33(2):131–6.
19. Abad JC, Vargas A. Gaping of radial and transverse corneal incisions occurring early after CXL. J Cataract Refract Surg. 2011;37(12):2214–7.

第 8 章

儿童角膜胶原交联术

Samer Hamada,Ankur Barua,Aldo Caporossi,Antonio Villano,
Orsola Caporossi,Romina Fasciani, Elias Jarade

摘　要　本章汇总了目前所有与儿童圆锥角膜(KC)公认治疗手段有关的研究证据。本章将为读者呈现 Caporossi 及其团队的最新研究成果,并阐述儿童圆锥角膜的异同点。

我们将对儿童圆锥角膜的定义及设想提出质疑,并基于目前的理论和研究成果对圆锥角膜在发病年龄和进展方面具有多变性的原因进行讨论。除此以外,我们也将对与发病相关的环境因素、遗传因素,以及潜在可避免的危险因素(如揉眼)等进行论述。

根据现有的流行病学证据,我们将对圆锥角膜发病早于预期这一现象做出解释。大量强有力的证据表明圆锥角膜的进展与揉眼及春季过敏性疾病有关,因此避免相关行为习惯、将其影响降到最低来预防圆锥角膜的发生是完全合理的做法。圆锥角膜被视为一种潜在的炎症性疾病,青少年时期是角膜变化的关键期,在这一时期一些儿童会发生严重的、快速进展的膨隆性角膜病变,我们将对此进行阐述。

近年来,角膜胶原交联术(CXL)是一热点课题,其研究聚焦于术后长期效果及各种手术方法和材料的优化。尽管动物模型研究、CXL 在其他材料上的应用研究及人类组织的实验室研究为成人 CXL 初步可控的试验性应用提供了基础支持,但依然不足以证明该手术的真实疗效。从大量研究数据来看,CXL 的效果不容置疑,但 Cochrane 协作网系统评价数据库中相关的一级证据和二级证据却非常有限。关于儿童 CXL 的随机对照研究远远不足,大量的依据直接来源于原本就有限的成人研究数据和病例分析。这种对数据的推断和解释意味着儿童圆锥角膜的治疗尚无任何全标准方案可循。

越来越多的证据表明 CXL 是一种有效的、微创的、能够减缓圆锥角膜进展的方法,那对于儿童患者来说,是否同样如此?去上皮 CXL(Epi-Off CXL)是否是目前的最佳选择方案?在角膜专家看来,如果现在有一种方法可以抑制圆锥角膜的进展,其避免未来角膜移植的可能性绝对不容忽视。CXL显著而确切的疗效可以真正改善儿童的生活质量、促进儿童的视觉发育以及社会和教育的发展。但目前的难题不仅在于缺乏针对儿童群体的有力证据,还在于对于术后长期疗效的未知。在做好充分准备的前提下,包括紫外线的精确校准、术前角膜厚度检查、术前内皮健康的确定、缩瞳剂的使用、适当的手术环境、术后抗生素和消炎滴眼液的使用以及充分的随访,CXL的短期安全性已得到有效证明。下一步是对并发症包括春季角结膜炎(VKC)等高危患者的鉴别。对高危患者及已经发现有角膜缘细胞应激改变或缺损的患者实施防护措施,包括检查角膜厚度和保护角膜缘。本章将对上述因素及其他有关因素进行详细论述。

接下来的问题是目前CXL的方案是否最佳,是否有更好的方法,比如不需要紫外线照射或者不需要去上皮的方法?从目前的证据和Caporossi等(已将其最新数据纳入本章)的研究成果来看,Epi-Off CXL作为治疗圆锥角膜的金标准已经成为共识。对于和成人有着相同治疗条件的儿童来说,这种手术方式可能会达到相同的疗效。值得补充的是,儿童患者可能需要二次治疗,因此密切监测尤为重要。现有的儿童随访证据长达3年,和其他研究中的随访时间相似。Epi-Off CXL的安全性似乎已经得到有力证实,对于频繁发生或者长期存在的并发症,几乎没有相关的研究报道。

我们总结出了两条临床决策路径,一是儿童圆锥角膜的治疗,二是儿童CXL。通过参考Siena儿童CXL试验结果,我们认为在儿童圆锥角膜治疗方面,Epi-Off CXL依然是金标准。尽管更理想的治疗手段应该有无须去除上皮、避免潜在不适性的特点,但Epi-off CXL依然是目前降低圆锥角膜进展风险最有效的方法。同时我们也在此强调,虽然这是一种安全的治疗方式,但仍无法避免手术的不良反应及并发症,只不过其远远低于角膜移植术的程度。鉴于CXL后圆锥角膜进展的风险仍然存在,我们也将指出密切随访的重要性,必要时可行二次CXL。儿童对CXL的反应可能不像成人一样具有较高的可预测性,但仍有改善角膜形态和视觉功能的作用,在Siena的儿童CXL试验中,80%的病例可见上述改善。这些发现和其他远期(3年左右)研究结果是一致的,但截至目前,保留上皮CXL(Epi-On CXL)的研究还未得到和Epi-Off CXL相当的预期结果。

关键词:角膜胶原交联术;圆锥角膜;上皮;角膜;儿童;儿科

引言

儿童圆锥角膜(KC)在早期易被漏诊,可能发生快速而持续的进展,影响患儿的视觉发育,并影响儿童成长和社交能力。手术后恢复时间长,会对发育中的儿童产生较大的影响。因此儿童KC的早期诊断至关重要,越来越多的诊断手段也因此相继出现。

角膜胶原交联术(CXL)是公认的、安全的可稳定成人KC的治疗方法,关于其有效治疗儿童患者的研究证据正在逐渐增多。但儿童 CXL 的失败率可能较高，需要二次治疗。延缓甚至避免角膜移植术是儿童阶段治疗的理想目标。由于这种新的治疗手段(CXL)的出现，医生对 KC 做出早期诊断的压力也逐渐增大[1]。

Epi-Off CXL 是目前治疗圆锥角膜的金标准，但去除上皮的方式要求有一定的可行性，即较高的安全性和耐受性。Epi-On 方案需要进一步改进以达到和 Epi-Off 方案相同的疗效，由于较高的安全性和耐受性，Epi-On CXL 将成为更理想的手术方式，尤其对于儿童患者而言。

KC 的传统定义是不对称的、累及双眼的角膜成圆锥形凸起、基质进行性变薄的非炎症性病变[1,2]。现在我们对这个定义提出质疑，尽管关于 KC 的发病原因、进展过程还有很多未知，但我们对该病的认识也逐渐增多。第一个疑点是炎症问题[3]。炎症在圆锥角膜发病中的作用已得到公认，有研究证据表明，揉眼和佩戴角膜接触镜可导致角膜炎症性变性，紫外线可诱发氧化应激，MMP-9、肿瘤坏死因子α(TNF-α)、白细胞介素 6(IL-6)等促炎因子对 KC 也起到一定作用[3-6]。KC 伴发春季过敏性角结膜炎和特应性疾病的病例逐渐增多[2,7-11]，这种关联不容忽视。

在以往报道中，传统观点认为 KC 在人群中的发病率是 1/1750，通常于青春期发病，持续进展 10~20 年，无种族和性别差异[1,2,6]。青春期发病的说法是假定 KC 在儿童期至青少年时期开始影响到角膜。随着关于全球 KC 患病率的研究逐渐增多，以及相关国际认知和文献的逐渐深入，上述观点不再绝对[5,7,8,12,13]。不同的地区、国家和文化之间 KC 发病率的差异较大。正如 Gokhale 在其综述中所说[8]，发病率的波动可从 0.0003 %(俄罗斯)至 2.3%(印度)。诊断 KC 最主要的问题是确定统一的标准和方法。在印度中部，2.3%的患病率明显偏高，但如果采用更严格的诊断阈值，患病率将显著下降。

发病率的地区差异也可能和气候有关，在炎热的、阳光充足的地区，KC 发病率往往高于寒冷地区。而国家内部的发病率差异则基于种族背景。比如在英国，南亚裔的发病率高达白色人种的 7.5 倍[8,10,11,14]。遗传因素或许也有一定作用，因为血缘近亲的发病率往往较高。6%~10% KC 患者具有家族史，在以色列该比率高达 21.74%[8,11,15]。

儿童和圆锥角膜

联合国大会《儿童权利公约》规定：儿童是指 18 岁以下的任何人，除非对其适用的法律规定成年年龄低于 18 岁。

当儿童出现早期 KC 时，需要比成人考虑更多其他因素，比如弱视、教育、成熟发育、行为处理等。在此人生至关重要的阶段，儿童必须得到最好的机会以茁壮成长。尽可能提高视力、尽快回归校园生活是儿童 KC 患者最希望得到的结果。为此，恢复视力和防止膨隆进展同等重要。确保父母和学校方完全了解儿童的病情及其影响，将有助于把圆锥角膜对儿童的伤害降至最低。

儿童圆锥角膜患者的分组

儿童 KC 患者的最佳分类方法为按年龄分组。一般将其分成两组：一组是眼睛处于发育阶段的患者，另一组是视觉成熟度基本达到成人水平的患者。小于 12 岁时，眼睛尚处于视觉发育期，与成人时期相比有不同的特性。例如，在检查儿童是否患有先天性青光眼或白内障时，其眼睛的反应特点和成人有所不同。未成熟的眼组织富有弹性，在受到外力后依然可以恢复原形。在评估先天性青光眼或儿童青光眼的视杯时，我们发现随着眼压控制的改善，视杯的结构可由凹陷回弹至几乎正常的状态，另外儿童白内障手术的操作方法也不同于成人，儿童晶状体囊的弹性较高，以上均可说明婴幼儿时期眼睛的特点。与之相似，在角膜手术中，年龄较小儿童角膜的反应特点与年龄较大儿童或者成人也有所不同。从出生到老年，角膜的生物力学特性会随年龄的增长而发生极大变化[16,17]。幼儿时期未成熟角膜的黏弹性使其极易恢复原形，此后角膜弹性逐渐减小、刚度逐渐增加，出现一个自然交联的过程。这个过程在成年时期依旧存在，但变化速度相对减缓。幼儿至成人的过渡期是容易发生 KC 的关键期，这期间的角膜具有一定刚度，但弹性依旧较大（图 8.1）。KC 的真正病因和机制尚未明确，但患者的角膜滞后量（CH）（吸收能量的能力）和角膜阻力系数（CRF）（抵抗外力的能力）均会降低[18]。

现已证明，20 至 100 岁期间，角膜的刚度会增加两倍[16]，且应力–应变关系可转换为弹性的定量表达，即弹性模量。KC 可能会影响角膜自然刚度的形成，使原本具有弹性的角膜出现类似塑性的转变，因此受到外力后，即便是正常角膜可承受的力量，KC 也无法恢复原形。当然，将角膜生物力学如此简单化考虑并不合理，但这有助于我们理解糖尿病患者不易发生严重的 KC 的原因[19,20]。

必须要说明的一点是，根据临床表现，很多患者会被误诊为圆锥角膜。并非所有医院都具有最新的诊断技术，以及由于患者接受众多检查时的依从性问题，对于疑似圆锥角膜的患者必须考虑到相关的鉴别诊断[21]。目前已经发现很多将产钳分娩所致的角膜损伤误诊为圆锥角膜的病例，这是由于该病和圆锥角膜都会造成后弹力层（DM）裂伤，继而发生急性角膜水肿。早在 1895 年就有关于产钳致角膜损伤的报道[22]。所以临床医生必须要清楚地了解患者病史，任何外伤史或者外伤迹象均应考虑是否为后弹力层裂伤的潜在病因。球形角膜（KG）、先天性青光眼等其他疾病也可能出现上述类似症状，所以细致的眼部和全身检查至关重要，同时也要记录角膜大小、眼轴、眼内压（IOP）以及包括视神经在内的眼底检查情况。

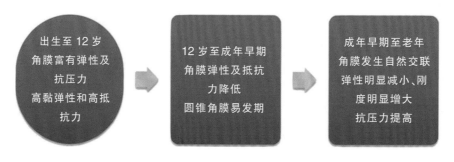

图 8.1　角膜随年龄变化的流程图。

圆锥角膜的发病年龄

KC 往往发病于青少年时期至成年初期,这段时期角膜生物力学最易受到影响。也有部分患者发病更早或更晚,可能是由异常的外部因素或者先天性的角膜生物力学异常所致。文献报道中年龄最小的 KC 患者是一名伴有唐氏综合征的 4 岁女孩,已接受 CXL 治疗[23]。文献报道时患儿 7 岁,在此之前病情一直保持稳定。类似关于儿童 KC 的报道认为,过早发病与长期揉眼有关[24,25]。我们曾治疗一对 4 岁和 6 岁的患有进展性 KC 的兄妹。环境因素可能会进一步触发儿童 KC 的进展。改进的 KC 检测技术,如角膜上皮分析,将有助于亚临床期儿童圆锥角膜得到尽早诊断和治疗,从而避免疾病恶化。

儿童时期出现圆锥角膜的原因

儿童时期出现的圆锥角膜是否是因为儿童圆锥角膜本身属于侵袭型,还是因为儿童角膜特性导致 KC 发病更早,进展更快?这是目前尚待解决的一个问题。为什么有些 KC 早在儿童时期就出现症状?这是变异的 KC 类型还是仅是 KC 的早期表现[26]?如果 CXL 能有效地增加角膜硬度从而减少 KC 的发生或阻止其进展,那 CXL 也将同样适用于儿童 KC 的治疗。但这只是理论上的说法,没有事实证据能够证实儿童角膜的反应与成人相同。在 CXL 技术出现之前,对 KC 的处理方法是尽最大可能进行视觉修复,直到需要角膜移植。那么,CXL 是阻止 KC 进展的必需治疗手段吗?

正常情况下,角膜的胶原纤维通过谷氨酰胺转移酶和赖氨酸氧化酶等途径形成交联。如果儿童缺乏天然的交联或交联出现错误,则表现为急性进行性 KC[27]。因此,如果基因组成有误或缺失重要组件来维持角膜滞后量和抗压性,角膜就容易进展成 KC。潜在的全身系统疾病或眼部状况也会导致早期 KC 的进展。因此,明确系统性疾病对于儿童 KC 的影响十分重要。表 8.1 是由 Rabinowitz 等[2]提出的一些与 KC 相关的系统性疾病。值得注意的是,疾病本身不是导致 KC 的原因,以图雷特综合征为例,患者反复揉眼的行为才是 KC 的病因[28]。

另一个需要考虑的因素是环境,包括成长环境的气候、种族背景、眼部炎症反应(如春季角结膜炎或特应性眼部疾病),或经常揉眼。揉眼是一个值得关注的相关因素。目前已经有假说分析揉眼和 KC 是否存在直接联系以及存在联系的可能原因[24,28,29]。最年轻的 KC 病例是一名有揉眼习惯的 4 岁女孩[23]。

儿童时期出现的 KC 可能只是进展型 KC 的早期表现,这解释了 KC 出现早、病情进展快的原因。历时 8 年的多中心协同纵向跟踪 KC 研究(CLEK)[26]分析了 1209 例年龄在 12 岁及以上 KC 患者的自然病程,确定年龄是与 KC 严重程度相关的一个主要因素,临床症状或体征出现越早,KC 越严重。尽管该相关性已经得到许多病例报告和观察性研究的支持[5,27,30-37],但仍需要进一步研究来证实。另外,该研究发现有一半的患者有频繁揉眼的习惯[26]。揉眼、特应性眼部疾病已公认与 KC 的进展有关,揉眼是一个可控因素。虽然并没有特别针对儿童,但这项研究提到了年龄偏小是导致角膜瘢痕的危险因素。

Leoni-Mesplie 等[38]发现,与成人相比,在

表 8.1　与圆锥角膜相关的疾病

相关系统疾病	眼部表现
Alagille 综合征	虹膜缺如
Albers–Schonberg 综合征	眼睑皮肤松弛、双眼囊膜下白内障
Angelman 综合征	睑缘粘连
Apert 综合征	双眼黄斑缺损
皮肤划纹症	蓝色巩膜
皮肤松弛	先天性白内障
Bardet–Biedl 综合征	眼球外胚层和中胚层异常
Crouzon 综合征	眼睑下垂
唐氏综合征	回旋状脉络膜视网膜萎缩
Ehlers–Danlos 综合征	虹膜劈裂
局限性皮肤发育不良	Leber 先天性黑蒙
高鸟氨酸血症	瞳孔残膜
鱼鳞癣	后圆锥形晶状体
Kurz 综合征	色素性视网膜炎
Laurence–Moon–Bardet–Biedl 综合征	视网膜脱离综合征
马方综合征	晶状体后纤维增生症
Mulvihill–Smith 综合征	春季角结膜炎
指甲–髌骨综合征	特应性角结膜炎
神经皮肤血管瘤病	Axenfeld 异常
多发性神经纤维瘤	Avellino 角膜营养不良
Noonan 综合征	Chandler 综合征
成骨不全症	角膜淀粉样变性
眼牙指综合征	遗传性深部丝状角膜营养不良
弹力纤维性假黄瘤	虹膜萎缩
Rieger 综合征	斑点状角膜营养不良
Rothmund 综合征	Fuchs 角膜营养不良
图雷特综合征	角膜虹膜发育不全
特纳综合征	格子状角膜营养不良
着色性干皮病	小角膜
先天性髋关节发育不良	透明边缘角膜变性
左室假腱索	后部多形性营养不良
关节活动过度	Terrien 角膜边缘变性
二尖瓣脱垂	
感染麻疹引起的视网膜病变	
高眼压症	
Thalesselis 综合征	

以上表格数据来源于参考文献[2]

确诊为 KC 时，儿童的 KC 严重程度更高（儿童 4 期 KC 比例为 27.8%，成人为 7.8%）。虽然儿童与成人的 KC 患病率基本一致，但儿童 KC 进展更快。

儿童圆锥角膜的诊断技术

角膜地形图对临床评估

第 1 章和第 2 章已提及，诊断 KC 的关键是角膜断层地形图。但是为儿童做角膜地形图检查十分困难，得到的结果也并不真实可靠。因此，检影镜观察到的影动类型、验光度数的改变及角膜体征等临床检查仍然是儿童圆锥角膜的主要诊断方法。

前节 OCT(AS-OCT)和上皮成像

通过傅里叶 AS-OCT 和角膜上皮厚度分布图，我们可以观察到单眼或双眼间的细微变化。有学者研究角膜上皮厚度改变在 KC 诊断中的作用，认为上皮厚度改变是 KC 的一个标志。KC 患者角膜上皮厚度发生改变，锥体处上皮层变薄。与正常角膜相比，KC 角膜上方比下方更厚[4]。考虑到 VKC、揉眼对于上皮细胞的影响，上皮厚度将随着角膜膨隆的严重程度而有所波动。上皮细胞厚度的变化提示上皮细胞可能正在适应早期角膜基质的不规则变化。没有对上皮层的分析，角膜地形图可能发现不了早期 KC。通过对上皮改变的分析得出正常变异范围及早期预警值有利于 KC 的早期诊断。这是一种理想的检测儿童 KC 的方法，但也有缺点，最突出的缺点是如何衡量揉眼及 VKC 对 KC 的影响。另一个问题是，是否每一个角膜上皮变异、厚度改变的患者都患有早期 KC？有些人可能存在轻度

的、在测量上皮层之前未发现征象的 KC 表现，但是角膜膨隆从来没有进展，如 FFKC，这些患者可能永远不需要干预。当然，将上皮层检查作为角膜激光屈光手术前的筛查是有益的，但要让这些群体接受频繁的筛查或进行 CXL 的早期干预，是否有必要？我们如何确定这些被检测出上皮层异常的角膜最后会进展成 KC？

角膜胶原交联术：为什么可用于儿童 KC？

最初，交联是用于超声乳化后人工晶状体材料[41]和表层角膜移植术(epikeratoplasty，一种已淘汰的使角膜表面变平坦的手术——译者注)[42]。后来，Spoerl 和 Seiler[20,39,40]提出，CXL 可用于 KC 等膨隆性角膜病变。目前，核黄素被认为是一种合适的光敏剂，它无毒、具有水溶性，在去除角膜上皮后，能够轻松地渗透到角膜基质中[39,43]。

CXL 使角膜硬度增加了 328%[20]，杨氏模量增加了 4.5 倍，提高了胶原纤维的组织机械强度和抵抗角膜膨隆的能力。当角膜弹性不足以使它在眼内压下仍保持正常形态时，CXL 则可以增强角膜刚性来防止角膜拉伸。

图 8.2 显示了应力-应变关系。不同颜色的线条代表不同弹性和脆性的材料。角膜的情况可能与黑线相似。当然，角膜是一种具有黏弹性的物质，生物力学要比黑线表示的复杂很多。

目前支持角膜胶原交联术用于儿童的证据

成人 CXL 缺少充分的前瞻性随机对照

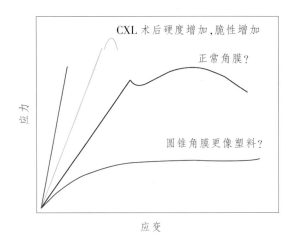

图 8.2　不同角膜的应力–应变关系曲线。黑线代表正常角膜。

试验(RCT)，而儿童 CXL 证据更少。最近一篇综述[14]综合了 3 篇 RCT，分析了 219 只眼。由于临床表现、测量结果不尽相同，不可能仅仅将成年人的数据汇集起来。就算观察术后 12 个月的结果，也存在证据不足、检测和失访偏倚等问题。尽管缺乏 RCT 证据，但研究人员普遍认为 CXL 确实阻止了 KC 的进展。这篇综述对 482 篇论文进行了分析，绝大多数支持使用 CXL，特别是 Epi-Off CXL。尽管这一证据不是最有力的，但呈压倒性的正面报告不容忽略。

　　尽管有短期随访的病例报告和研究表明 CXL 是有效的，但儿童 CXL 仍缺乏事实证据基础。最初，CXL 的使用范围被限制在 18 岁及以上人群。但是，角膜膨隆发生的时间早于 18 岁[2]。因此，Sorters 等[44]建议 CXL 用于进展型 KC 患儿。Arora 等[34]评估了 15 例患者，认为 CXL 是安全的，在术后 12 个月仍保持良好的视力和角膜形态。Chatzis 等[32]评估了 59 例 CXL 术后 3 年的效果，认为 CXL 能够有效延缓 KC 进展，但疗效并不持久，55%的患者在术后 36 个月时 Kmax 增加超过 1D。更重要

的是，在该研究中 88%的患者角膜膨隆仍在进展；Chatzis 认为早期 KC 行 CXL 后仍有较高的进展率，治疗应该一直持续到膨隆得到控制。Kankariya 等[30]回顾了儿童 KC 的治疗，认为目前的证据只适用于拟定成人的治疗方案，例如，等渗核黄素渗透前的角膜厚度至少为 400μm，该标准并不一定适用于儿童。该研究还指出没有一种治疗方法和去上皮法 CXL(Dresden 方案)一样有效。

儿童 CXL 的现有研究

　　表 8.2 是对儿童 CXL 现有研究的总结。其中，接受 CXL 治疗的最小儿童为 8 岁[46]。然而，有病例报道称对更小的儿童进行了 CXL[23,24]。

CXL 治疗方法及相关证据

去上皮法

　　在最初的 Dresden 方案中为使核黄素渗透至角膜基质，去上皮是很重要的步骤。这项技术目前仍是 CXL 的"金标准"。在儿童 CXL 的研究中，有 8 篇采用 Dresden 方案，2 篇采用去上皮法联合快速 CXL。因此，绝大多数的证据都基于去上皮法 CXL(Dresden 方案)。

保留上皮法

　　如果 CXL 能够避免去除上皮，对于患者特别是儿童来说是十分理想的。保留上皮可以减少疼痛，增加手术耐受性，减少感染风险和炎症反应。因为分子量较大，核黄素不能通过正常上皮细胞而渗透进入基质[10,11]。Pinelli 等创造了保留上皮法 CXL，通过使用 EDTA、庆大霉素、丁卡因、奥布卡因等促渗剂进行预处理来加强上皮细胞对核黄素的渗透性[47]。

表 8.2　目前已发表的关于儿童 CXL 的文献总结

	人数（眼数）	年龄范围	研究类型	被证实进展	CXL 方式	结果	随访时间	并发症
Soeter 等 2011[45]	4(5)	10~16	病例系列	是	Dresden	4例稳定,1例 PKP	1Y	无
Arora 等 2012[34]	15(15)	10~15	前瞻性	否	Dresden	稳定	1Y	无
Bakshi 等 2012[35]	9(9)	11~17	回顾性	是	Dresden	稳定	2Y	无
Vinciguerra 等 2012[33]	40(40)	9~18	前瞻性	是	Dresden	稳定	2Y	无
Caporossi 等 2012[36]	77(152)	10~18	前瞻性	是	Dresden	稳定	3Y	无
Chatzis 等 2012[32]	52(59)	9~19	回顾性	是	Dresden	稳定,但之后有进展	3Y	无,88%进展
Maghli 等 2013[46]	29(37)	12~18	回顾性	是	Epi-On 和 Epi-Off	稳定	1Y	Epi-Off 组术后水肿时间延长
Buzzonetti 等 2012[44]	13(13)	8~18	前瞻性	否	Epi-On	进展	18M	无,分界线在 105μm
Zotta 等 2012[31]	4(8)	11~16	病例系列	是	Dresden	稳定	3Y	无
Shetty 等 2014[47]	18(30)	11~14	前瞻性	是	快速 CXL	3 只 VKC 的眼进展(17%),其余稳定	2Y	17 例术后患 VKC
Salman 等 2013[48]	22(22)	13~18	前瞻性	否	Epi-On	稳定	1Y	无

（待续）

表 8.2(续)

	人数(眼数)	年龄范围	研究类型	被证实进展	CXL 方式	结果	随访时间	并发症
Ozgurhan 等 2014[49]	38(40)	9~18	前瞻性	是	快速 CXL	稳定	2Y	无
Buzzonetti 等 2015[50]	14(14)	10~18	病例系列	否	离子导入 Epi-On	稳定	15M	无,手术耐受性好
Bakshi 等 2014[103]	21(31)	11~17	前瞻性	是	Dresden	稳定	3~48M (80%1Y)	无
Barbara 等 2012[27]	20(29)	12~18	前瞻性	是	Epi-Off 和破坏上皮法	稳定	6~48M (平均 25M)	1 例术后出现角膜炎
总结	376(508)	8~18	6 篇回顾性, 9 篇前瞻性		8 例 Dresden(2 例)快速 CXL	多数稳定	1~4Y	

表 8.3 最初的 Dresden 方案目前仍应用于许多医疗机构

Dresden 方案
局部麻醉药(丁卡因);也可用 2% 毛果芸香碱
去除中央直径为 7~9mm 的角膜上皮 (用圆刮刀或推刀)
使用含 20% 右旋糖苷的 0.1% 核黄素磷酸盐溶液,每 5 分钟点眼一次,共 30 分钟
UVA 光(370nm,3mW/cm²)照射 30 分钟,并在照射过程中每 5 分钟点核黄素溶液一次
局部应用抗生素滴眼液,佩戴绷带型角膜接触镜

然而,O'Brart 等[10]对猪角膜的研究显示,为了保证核黄素最大量的吸收,把角膜上皮层的基底细胞完全清除十分重要。目前市面上可用的保留上皮交联的核黄素溶液都混合了能够增强核黄素渗透性的成分,如 Ricrolin TE (0.1% 5-磷酸核黄素、15% 右旋糖苷、依地酸钠、氨基丁三醇和氯化钠),Medio-Cross TE (0.25% 5-磷酸核黄素、羟丙基甲基纤维素、苯扎氯铵和氯化钠);ParaCel (0.25% 5-磷酸核黄素、羟丙基甲基纤维素、依地酸钠、苯扎氯铵和氯化钠);Ricrolin plus(0.1% 5-磷酸核黄素、依地酸钠、氨基丁三醇、无水磷酸二氢钠、无水磷酸氢钠)。

Buzzonetti 等[46]对接受保留上皮法 CXL 的儿童进行了为期 18 个月的随访,结果表明,虽然该手术方式是安全的,但术后的基质分界线是 105μm,对控制 KC 的进展疗效不显著。而几项更深入的研究却得出与之相反的结论。Magli 等[49]进行了为期 12 个月的随访,发现去上皮与保留上皮法 CXL 疗效相似。Caporossi 等[51]观察了 26 岁及以下年龄的接受保留上皮法 CXL 的患者,研究明确指出,虽然大多数患者在术后 12 个月表现了初步稳定性,但 18 岁及以下患者的术后远期结果是不稳定的。该研究的细节将在后续章节做详细介绍。Salman[47]发表了保留上皮法 CXL 术后儿童的系列病例对照研究,结果显示在术后 12 个月内有较好疗效。

目前几乎没有证据支持保留上皮法 CXL 应当常规用于儿童 KC 的治疗。

离子导入法

最近,离子导入辅助核黄素渗透角膜基质成为研究人员的关注热点。0.1% 的核黄素溶液因其亲水性,无法穿过健康角膜上皮形成的屏障。离子导入法是一种非侵入性的核黄素传递系统,通过电场的微电流增强核黄素渗透角膜的能力。将装有核黄素溶液(不含右旋糖酐)的电极负压吸附到角膜上皮,再将接收电极装在前额,两电极构成持续 5min 的电流通路,使得核黄素能够渗透到角膜基质。目前证据表明,该方法只能使核黄素渗透至 180μm 的角膜基质层,仍低于预期的渗透深度[4,10,11,52,53]。目前少有离子导入法 CXL 应用于儿童病例的证据。最近 Buzzonetti 的系列病例报道显示使用该方法的儿童术后角膜基质分界线为 180μm,在术后 15 个月内阻止 KC 进展的有效性显而易见。初步应用结果显示离子导入法 CXL 是有应用前景的,目前没有报道指出有并发症,患者也有很好的耐受性。但是,核黄素渗透的深度是否足够延缓 KC 进展仍需要进一步研究。

破坏上皮法

还有一种让核黄素渗透到角膜基质的方法,即不完全去除上皮细胞,而是造成排列规则的上皮破口,这种方法也应用于许多患者上。O'Brart 等[10,45]通过对猪眼角膜的研究发现，核黄素能通过被部分清除或破坏的上皮细胞渗入角膜基质，但渗透水平远不如完全去除上皮的方法(Epi-Off)。Daya 上皮破坏装置可以在角膜上造成网格样全层上皮破口，再用保留上皮法中应用的核黄素溶液浸泡角膜。该方法是安全有效的，术后 12 个月内角膜形态稳定，同时患者的不适感更少[50]。东格林斯特德的维多利亚女王医院对儿童 CXL 进行了研究。13~18 岁患者的 25 只眼接受了破坏上皮法 CXL，在 12 个月的术后随访中，只有 2 例患者角膜膨隆进展需要再次手术，57% 的患者 CDVA 比术前提升两行，7.14% 的患者 CDVA 丢失 2 行及以上，23.53% 的患者 Kmax 增加 1D 及以上，没有一例出现感染性或无菌性角膜炎。

Barbara 等[54]在 2012 年发表的综述中关注角膜上皮在 CXL 中的作用，同时提到其他避免去除上皮的方法，如飞秒激光制作一个基质囊袋用于核黄素浸泡[55]。但现在的共识认为去上皮法 CXL 是最有效的。

角膜胶原交联术的安全性

长波紫外线 A(UVA)具有细胞毒性，如果它的浓度达到一定阈值会影响角膜内皮。如果眼睛暴露在 UVA 下时间过长，晶状体和视网膜都会受到损伤。角膜厚度是 CXL 安全性的重要指标。合适的角膜厚度和核黄素能在 CXL 术中保护内皮细胞免受 UVA 的影响。尽管术前角膜厚度测量在安全范围内，但在 UVA 照射之前最好再次检查角膜厚度。0.1% 核黄素和 20% 右旋糖酐能使角膜变薄 75~87μm，可能导致内皮细胞受损。角膜变薄可能是基质床表面的蒸发作用或者是右旋糖酐的基质脱水作用。同样，将低渗核黄素溶液用于厚度 <400μm 的角膜时，在照射 UVA 之

前也一定要再次测量角膜厚度，因为溶液导致的角膜水肿可能仅持续 10~30 分钟。

CXL 术后立即使用共焦显微镜观察，可以发现角膜水肿、浅表神经损失、浅中基质层角膜细胞稀疏和内皮细胞损伤等表现。这些是否会导致儿童眼睛的长期损伤，特别是将来可能需要多次手术的儿童？Vinciguerra 等[33]研究了 40 例患有 KC 的儿童，发现在去上皮 CXL 术后两年，内皮细胞密度没有改变。总体来说，在对儿童 CXL 的研究中，几乎没有出现安全问题和术后并发症。而在成人 CXL 研究中，有角膜混浊、无菌性浸润和感染性角膜炎等术后并发症的报道[57-60]。据报道，当浸润深度为 300~350μm 时会出现角膜混浊；有 8.6% 的患者在术后 12 个月混浊仍未消退[61]。研究人员认为在圆锥角膜的进展期，即锥顶曲率更高、Km 值更大、角膜更薄的情况下，儿童角膜也会出现混浊，但没有具体的数值。如果儿童患有急性进展型 KC，CXL 术后也会出现角膜混浊。7.6% 的病例有不同类型的无菌性浸润表现，也可能发生更严重的早期术后并发症，导致特应性反应性疾病，视力恢复时间延长。由于许多儿童合并遗传性疾病或春季角结膜炎，儿童拟行 CXL 前要注意术后可能的并发症。

CXL 可激活潜伏在角膜里的单纯疱疹病毒(HSV)，导致角膜融解。因此，在儿童行 CXL 前要对任何疑似 HSV 造成的瘢痕进行排查。HSV 对角膜的影响可以非常严重，即使轻微的角膜炎或者是角膜葡萄膜炎也会在愈合后留下角膜瘢痕。Ran 等[62]报道了 2 例 CXL 术后严重的感染性角膜炎导致的角膜融解。Shetty 等[63]的综述显示，感染性角膜炎发病率极低(0.0017%)，通常金黄色葡萄球菌为主要

致病菌。假单胞菌[64]、多种微生物感染[65]、表皮葡萄球菌[59]和大肠杆菌[60]都是感染因素。因此,在 CXL 术后一周内建议使用双重抗生素眼药水,如氟喹诺酮(0.3%氧氟沙星)和氯霉素,一天 4 次。

同时,临床实践中应当关注 CXL 对角膜缘干细胞的影响,特别是术前角膜缘干细胞缺乏的患者。使用 UVA 照射角膜组织,会使促进细胞凋亡的基因表达,从而阻止受损角膜进行组织修复。目前缺少核黄素对活体角膜缘干细胞影响的研究,但是对于角膜缘干细胞缺乏或者透明边缘角膜变性的儿童应当保护其角膜缘干细胞。Richoz 等[66]研究了 CXL 对兔眼角膜缘的影响,认为在角膜缘扇形区域行 CXL 是安全的。Wollensak 等[67]的研究也支持上述观点。然而,对人类尸眼的研究发现,尽管没有直接的证据表明 CXL 损害角膜缘干细胞,但角膜缘的反应与可能存在的氧化或促凋亡的变化相一致[4,10,68]。动物试验认为 CXL 对角膜缘是安全的。未发现 CXL 术后角膜缘干细胞缺乏或诱导变异的报道。然而,目前还没有明确的证据表明行 CXL 对儿童的角膜缘干细胞来说是安全的。因此,对角膜缘干细胞缺乏或者有角膜缘干细胞数量不足风险的患者,仍建议尽量减少 UVA 对角膜缘区域的照射[69]。

CXL 术后角膜硬度增加会造成其他问题吗?CXL 的长期疗效仍不明确。研究人员担心角膜硬度增加后会影响角膜对局部药物的吸收能力[5,11,70]。角膜生物力学的改变可能会导致眼压测量结果的变化。角膜硬度增加,眼压测量结果偏高[11],导致高眼压的测量结果不一定准确。对于成人,视野检查和准确的 C/D 评定等全套术前检查的结果都是理想的,然而儿童不可能完成全部的术前检查。

术中 AS-OCT

在 CXL 手术过程中,我们可以通过 AS-OCT 评估 UVA 照射前后核黄素的渗透深度。最近,对去上皮和保留上皮法加速 CXL 的对照研究发现,两组渗透深度大约相差 40μm[70]。总体深度比标准 CXL 低得多,该结果也得到了其他研究的支持[71]。这种技术可能有助于核查薄角膜在照射 UVA 之前的厚度,并有助于减少薄角膜行 CXL 术时可能出现的一些安全问题。

CXL 的其他应用和方法

Cretan 方案把准分子激光治疗性角膜切削术(PTK)与 CXL 相结合[72,73]。一些团队尝试应用 CXL 联合 PRK,发现可以稳定 KC 并提高视力[72-75]。该方法可以改善 KC 患者角膜的不规则形态,去除上皮并对角膜基质进行交联。两种手术结合既能提高角膜稳定性又可提高视力。Kymionis[75]的研究结果看似很有前景,但是这种方法适用于成人,对于儿童不一定适用,去除角膜上皮可能会对处于视觉发育期的儿童造成影响,而且儿童 CXL 的术后效果不一定持久。

还有其他 CXL 方法,如用近红外光致敏的细菌叶绿素和叶绿素介导的光化学 CXL。绿光可以激活孟加拉玫瑰,治疗时间只需要 12 分钟,不会造成角膜细胞死亡[76],这对薄角膜可能是很好的选择。理论上,不需要照射的化学性 CXL 是最安全的。目前甲醛和戊二醛为比较理想的交联剂,但存在毒性。如果京尼平和 β-果硝基醇类(Beta-nitroalcohols)的安全性能够被证实,它们就可能成为替代的交联剂[10,77,78]。对于儿童,特别是患有春季角结膜炎或角膜缘干细胞缺乏的患儿，应当避免可能存在的有毒性的 UVA 辐射。很难预测哪种方式最适用于儿童 KC 的治疗，但最理想的方式是交联剂能直接穿过上皮屏障，不需要照射就可被激活，在尽可能浅的深度形成长期的交联。

现行儿童角膜胶原交联术指南

目前，儿童 KC 的最佳治疗方法是按照成人治疗方案行 Epi-Off CXL。该方案限用于：使用等渗核黄素时角膜厚度应>400μm，角膜厚度<400μm 时推荐使用低渗核黄素[8-13]。Epi-On CXL 方案用于薄角膜（<400μm）患者；如前文所述，Epi-On CXL 的分界线约位于105μm（100~140μm）[45]，治疗安全性更高。这已成为成人 KC 患者的可选治疗方案之一[79]。使用角膜厚度图引导的去上皮法，保留薄角膜区域的上皮，可以使核黄素渗透更佳。其他选择有快速交联（增加辐照度，缩短时间），目前研究显示其与标准方法疗效相当，且对角膜内皮无副作用[26,37,80,81]。有效辐照度为 9mW/cm²，治疗时间为 10 分钟；效果已在成人和儿童中得到证实。

基于角膜厚度的角膜胶原交联术

在 CXL 治疗的不同阶段需要确认角膜厚度。接受 CXL 时，尤其是儿童，最重要的是确保没有发生 CXL 引起的角膜内皮损伤。在为患儿安排手术前，角膜厚度是衡量患儿能否行 CXL 以及使用哪种溶液的决定性因素，也是知情同意的主要内容，如果在 UVA 照射前角膜太薄，则需要中止治疗。如果术前等候时间较长，在 CXL 当天应重新测量角膜厚度。成人患者如果最后一次检查时间距离手

术日期少于 3 个月，通常不复测角膜厚度，但患儿手术排期超过 6 周时，通常建议复测。核黄素溶液点眼后通常要测量角膜厚度，该厚度为去上皮后角膜厚度，同时确认低渗溶液是否使角膜充分水肿，或者等渗溶液是否使角膜变薄。UVA 照射期间也建议核对角膜厚度。每次术后随访都需要测量角膜厚度和角膜内皮密度（术前也应测量），再次确认无进行性角膜变薄和内皮细胞丢失。

等渗核黄素溶液建议用于厚度>400μm 的角膜，但需要考虑 VKC/特应性疾病等使角膜上皮层假性增厚的情况。

虽然有多种方法用于厚度<400μm 的角膜，但低渗溶液（低渗透压 0.1%核黄素）能有效增厚角膜，同时允许核黄素渗透进入组织。用该方法治疗的最薄角膜厚度范围为 331~389μm，无并发症和角膜内皮毒性，但对于儿童患者还应格外小心[79]。有少数个例报道，在薄角膜上使用低渗溶液交联后角膜内皮细胞减少，对薄角膜进行交联不能阻止疾病进展[56]。

其他方法包括 Epi-On 技术（如 Ricrolin 等使用添加氨基丁三醇和 EDTA 的特殊核黄素溶液，不需要去除角膜上皮）和离子导入技术，但这些核黄素溶液用于儿童的证据十分有限，应谨慎应用[82,83]。

网格样角膜上皮松解联合 Epi-On 溶液（如 Ricrolin），可能是既能够让合适的核黄素渗入角膜基质，又能使角膜上皮快速愈合的最佳折中方法。

儿童角膜胶原交联术的效果

儿童 CXL 的成功率低于成人 CXL。治疗儿童患者时，应接受更高的失败率，并做好充分的术前检查。

为何 CXL 对一些患者无效？学者们提出

了不同的理论，包括基因的作用可能导致对 CXL 的反应不同等。角膜生物力学行为可能随角膜形态不同而不同，也可能受到其他疾病（如特应性或过敏性疾病等）进程的反作用，阻止有效分子键的形成（或加速分解）。KC 的早期表现，通常是 KC 的进展期，可导致一些患儿角膜厚度在数月内显著下降。CXL 在一定程度上增加了角膜对抗这种进行性恶化的抵抗力；CXL 治疗后膨隆可能继续进展，但进展速度下降，或术后初期稳定，之后突然继续进展。治疗后膨隆进展常代表治疗失败，数据显示术后 1 年，7.9% 的成年患者治疗失败。年龄 >35 岁、术前 CDVA>20/25 且术前角膜曲率高（> 58D）的患者失败风险显著增高[26,51]。

临床评估

排除患儿是否患有其他角膜疾病是非常重要的。尽可能向患儿家长或法定监护人了解病史，可能会发现一些重要线索，提示比预期更早存在的病史。如上所述，这些病史将提供患儿揉眼或畏光等习惯的信息。患儿发育障碍或者未能按时达到发育标准，提示可能有视功能障碍。患儿有唇部疱疹或任何可疑眼部疱疹性疾病病史，应做详细检查。临床上，用检影镜可见剪动光带，详细检查可以发现角膜表面和基质瘢痕、新生血管和水肿等。揉眼是 KC 的致病因素，病例报告显示持续揉眼导致一例 7 岁儿童发生进展性圆锥角膜[24]，使用睡眠眼罩阻止患儿揉眼后，病情稳定。其他类似病例报告显示，一例 7 岁女孩，有 KC 病史，因 VKC 揉眼而导致双眼角膜水肿。另一个类似的病例报告了一例 8 岁有 VKC 病史的儿童[9,25]。这些病例证明，持续的致病因素可能降低了患者所期望的 CXL 的长期效果。若患者没有改掉揉眼习惯，即使接受 CXL 治疗，角膜膨隆仍可能继续进展。

儿童角膜胶原交联术效果的持续时间

如果 KC 患儿 CXL 术后早期病情成功稳定住，那么 CXL 的效果能持续多久？成年患者单次 CXL 治疗后 KC 进展停止 5 年以上[10]。CXL 虽然在成年 KC 患者中有较好的效果，但儿童患者的长期效果却尚未确定。目前报道的儿童患者 CXL 治疗的最长随访时间为 3 年[31]，该患儿 CXL 治疗 2 年后效果下降。锡耶纳眼科横断面研究（Siena Eye Cross Study）[51] 纳入 44 只眼，首次证实成年患者长期随访疗效显著，有 34 只眼显示 10 年随访期间病情稳定。虽然成年患者长期疗效喜人，但在儿童 KC 患者中效果可控性较差。

春季角结膜炎和角膜胶原交联术

春季角结膜炎（VKC）显著影响 KC 的发展、监测和治疗。误导的角膜地形图分析以致 KC 进展发现太迟导致治疗不及时。眼表疾病不仅因炎症导致揉眼行为，还会导致局部角膜缘干细胞缺乏及上皮水肿，从而影响 KC 的监测、治疗评估及治疗后的恢复[72]。为减少对 KC 的影响，VKC 患者的诊断和治疗十分重要。Downie 报道了 1 例过敏性眼病双侧角膜水肿病例[9]。患有过敏性疾病的患者有必要做全面的眼部检查，这些患者有角膜膨隆的潜在风险，可能在眼表出现炎症时表现出来并快速进展。由于长期使用的类固醇激素对眼组织的影响，术后感染的风险增加，因此必须密切随访以确保上皮愈合期间无感染迹象。

为已患有 VKC 的患者行去上皮 CXL 治疗，需要在 CXL 治疗前后控制其 VKC 的病情。由于部分 VKC 患者存在角膜缘干细胞受损,可以适当去除锥体中央直径为 8mm 范围的角膜上皮，周边保留一个完整的角膜上皮环,基于角膜地形图的改变,锥体区域必须包含在紫外线照射区域内。为保护角巩膜缘区域不被紫外线照射,可用 PMMA 环或者类似物体来阻挡紫外线。测量角膜厚度必须考虑角膜上皮层，在使用核黄素后进行紫外线照射前须先测量角膜厚度。术后可能并不需要使用绷带型角膜接触镜,因为角膜接触镜可能会诱发感染、导致上皮愈合延迟及炎症反应。建议早期随访、使用无防腐剂滴眼液、人工泪液充分润滑眼表、抗生素和抗炎滴眼液等。VKC 的额外问题是揉眼，揉眼可能导致 CXL 治疗的早期失败。应使用抗组胺药和人工泪液的治疗方案减少揉眼动作。

儿童角膜胶原交联术的步骤

儿童 CXL 的手术步骤与成人 CXL 相似,有些环节需要更加谨慎。CXL 方案根据患儿年龄、认知和眼部检查的配合度来决定。家长或法定监护人的理解也至关重要，同时还要告知他们患儿的情况、治疗方法及影响治疗的因素。医生需要给家长一个治疗方案,如果 CXL 只是方案的一部分，则应强调这部分是治疗过程中的一个步骤。也要考虑监护人的期望值，不应将 CXL 视为提高视力的手段。如果希望提高视力,可以考虑选择 CXL 联合角膜基质环植入(通常间隔 4 周)。若不选择角膜接触镜,且框架眼镜矫正视力不佳,可以考虑上述联合手术。

CXL 是一种相对简单的手术，为患儿做充分的准备和麻醉十分重要。首选表面麻醉,但必须在门诊做适当的评估以确定患儿是否适合表面麻醉。12 岁以下患儿可能需要全身麻醉,但门诊常规的测量工具可能在手术室不适用或者精确度有偏差(例如,用来测量核黄素使用后角膜厚度的 AS-OCT),为较大患儿行局部麻醉之前应谨慎评估在手术过程中测量和使用滴眼液的可行性。害怕滴眼液点眼和过敏、恐惧医疗器械操作(包括恐惧牙科治疗)的患儿更适合全身麻醉。对于需要行双眼 CXL 的患儿，局部麻醉下一次只能交联一只眼,而全身麻醉下可行双眼交联。恢复期患儿会有明显的疼痛，因此我们建议术后给予患儿适当的措施缓解疼痛。

CXL 术前的角膜厚度分析有利于给出术前方案。角膜厚度<400μm(不包括上皮)的患儿可以使用低渗核黄素。角膜上皮厚度的评估也非常重要,因为患有 VKC 或过敏性眼部疾病的患者角膜上皮会异常增厚[79]。

术后绷带型角膜接触镜的使用存在争议。绷带型角膜接触镜虽然能减少上皮愈合期间的疼痛，但也增加了感染和发生炎症性角膜疾病的风险，导致恢复时间延长,甚至威胁视力。抗生素眼膏优于滴眼液或绷带型角膜接触镜。

建议开发术后质量评估或者患者主观结果评估来优化圆锥角膜护理服务。目前没有使疼痛最少和护理最佳的金标准。可以使用口服抗焦虑药及制订一个有力的术后疼痛控制方案，包括使用睫状肌麻痹剂和频点人工泪液。最好事先就将以上情况告知患者,尤其是可能需要多治疗的儿童。

儿童组圆锥角膜进展的标准

为患儿做可靠的角膜地形图检查具有挑战性,因此记录患儿 KC 进展证据比较困难。然而,角膜持续变薄、屈光度数改变、视力下降、矫正视力无法到达既往水平等表现都提示需要尽早行 CXL 治疗。但是不能过于相信检查结果，特别是准确性主要依赖于患儿配合度的检查。过敏性眼病的活动期可能导致角膜地形图结果不准确，原因如上所述，因此应同时记录活动性眼病，并予以更加密切的监测。

虽然各项研究都强调 CXL 治疗前圆锥角膜处于进展期，但进展并没有明确的定义，每项研究都有自己的标准。表 8.4 总结了大多数已发表的文章中用来定义圆锥角膜进展的标准。由于儿童屈光不正的变化可独立于圆锥角膜，因此角膜曲率和角膜厚度是进展的最重要指标。另一方面，18 岁以下患者圆锥角膜更容易进展，严重进展并不少见，因此，必须迅速做出治疗的决定。Soeters 等[44]发现，在儿童患者中随访 1~3 个月诊断出进展，在青年或成人患者中为 6~12 个月；Chatzis 和 Hafezi[32]建议只要患儿个体获益大于风险就应给予患儿交联治疗，不必等到进展期（例如，对侧眼患有严重疾病，有圆锥进展到Ⅲ~Ⅳ级的家族史，有角膜移植家族史等）。

角膜胶原交联术后圆锥角膜进展标准及二次交联[84]

儿童 CXL 的效果尚未确认，合适的 CXL 治疗参数调整和随访尚不完善。根据经验，所有患儿须在术后 1 天、1 周、1 个月、3 个月、6 个月、1 年以及之后每 6 个月进行随访。从术后 3 个月开始，每次随访复查角膜地形图。术后 6 个月，角膜地形图是监测进展的基线。因此，所有患儿 CXL 术后 6 个月的随访应行全面的眼科检查并进行评估，包括 UDVA、CDVA、小瞳下主觉验光和散瞳验光、眼前节检查和散瞳眼底检查、角膜前后表面地形图等。涵盖 6 个月以上连续几次随访的最大 K 值（Kmax）、平坦 K 值或陡峭 K 值增加，伴或不伴进行性角膜变薄和 CDVA 下降，应怀疑圆锥角膜膨隆进展。平坦 K 值（K1）、陡峭 K 值（K2）或 Kmax 增加>1 D，两次连续随访角膜地形图差异图变化 1D，CDVA 下降（排除其他导致视力下降的非角膜相关原因），或者任何散光量的变化均提示圆锥进展，须再次行 CXL 治疗。据观察，角膜形态改变主要发生在 CXL 术后前 6 个月内，包括屈光度数及视力的显著改变，CXL 术后角膜结构重塑和角膜参数稳定下来需要 6 个月时间，因此术后 6 个月后再判断角膜的稳定性。

角膜胶原交联术的禁忌证、风险和误区

记录清晰的病史和详细的临床检查极为重要。但由于配合欠佳，患儿的检查图像可能并不可靠，因此要避免过于信任某个单一的检查结果，如 Pentacam 图像。CXL 的禁忌证，尤其对于儿童，包括显著的活动性眼表疾病（如能控制病情则可行 CXL）、疱疹病毒性眼病（在症状上类似过敏性疾病）、深层角膜瘢痕和自身免疫性疾病。大量病例报告指出了 CXL 相关的并发症，包括微生物感染性角膜炎等[59-62]。进行 CXL 手术是存在风险的，应告知患者及家属以下风险[5,10,13,33,74]，见表 8.5。

圆锥角膜患儿的治疗与成人非常相似，主要不同是儿童早期视觉康复的重要性。必须行早期框架眼镜矫正、早诊断，发现进展并给予适当治疗。配戴角膜接触镜仍是改善功能性视力的重要手段，此外还有角膜移植。角膜基质环的使用使患者只需框架眼镜或角膜接触镜

表 8.4　不同研究中用于判断圆锥角膜进展的不同标准

研究	视力	屈光度数	角膜曲率	角膜厚度	角膜地形图	考虑进展
Caporossi 等[21]	UDVA/CDVA 下降≥1 行 Snellen 视力	Δ球镜或Δ柱镜>0.5D	ΔK_{mean}>0.5D	TCT 减少≥10μm	$\Delta SAI/SI$>0.5D	在随访 3 个月内至少满足 2 个参数变化
Caporossi 等[22]	UDVA/CDVA 下降≥1 行 Snellen 视力	Δ球镜或Δ柱镜>0.5D	ΔK_{max}>1D	TCT 减少≥10μm	$\Delta SAI/SI$>0.5D	至少满足 3 个参数变化（随访时间未知）（1 个临床体征和 2 个仪器检测结果）
Vinciguerra 等[23]		球镜或柱镜改变≥3D	两次连续随访角膜地形图的 ΔK_{mean} ≥1.5 D	3 次连续随访角膜地形图 CCT 下降≥5%		随访 3 个月内任何参数变化
Zotta 等[24]		ΔMRSE>0.75D	锥顶 ΔK_{max}>0.75D			随访 6 个月内任何参数变化
Chatzis 和 Hafezi[25]			ΔK_{max}>1D			最长随访时间为 12 个月
Bakshi 等[26]		Δ柱镜≥1.5D	ΔK_{max}≥1.5D			12 个月内随访 3 次，任何参数变化
Magli 等[27]		Δ柱镜>1D	锥顶 ΔK_{max}>1D			随访 6 个月内任何参数变化
Shetty 等[28]			ΔK_{max}>1-1.5 D, 屈光度数也发生相应改变	TCT 减少≥5%		随访 6 个月内任何参数变化
Ozgurhan 等[29]		Δ柱镜≥1D 和 ΔMRSE≥0.5D	ΔK_{max}≥1D			连续随访时间点的检查显示 3 个参数都发生变化

UDVA，裸眼远视力；CDVA，矫正远视力；SAI，表面非对称指数；SI，对称性指数；CCT，中央角膜厚度；MRSE，主觉验光等效球镜，Δ增加量。

表 8.5　CXL 相关风险

风险	注意事项
疱疹病毒性角膜炎	可没有任何感染病史。排除禁忌证后建议口服抗病毒药物
Snellen 视力表 CDVA 丢失 2 行及以上	风险为 9/1000。通常见于年龄>35 岁或者初始视力较好者
治疗失败	角膜膨隆继续进展;Kmax>58D 的患者;儿童患者治疗失败/持续进展的风险更高,可能需要二次治疗
角膜混浊	可发生于前 300μm 基质,恢复需要 1 年时间
角膜融解	过度使用表面麻醉滴眼液、使用 NSAID 及阿米巴感染均为风险因素
微生物感染性角膜炎	极少见于假单胞菌或棘阿米巴。使用广谱抗生素。没有证据显示需要预防性抗棘阿米巴或抗真菌治疗
疼痛	术后 24~72 小时疼痛剧烈,可采取适当措施减轻患者疼痛
内皮细胞凋亡	术后角膜水肿[2,3]。极少见,可发生于围术期角膜严重变薄者。应行角膜移植术
无菌性浸润/非感染性角膜炎	通常通过长期局部类固醇激素治疗[4,5]。一篇文章报道有 7.6%的患者出现该并发症。特应性眼病患者炎症更重

矫正屈光不正就能获得最佳视觉恢复。然而目前仍有 10%~25% 的圆锥角膜患者最终需要行角膜移植术,年龄越小,风险越高[12,42]。CXL 可以延缓甚至阻止这一情况吗?一些学者认为年龄<20 岁的圆锥角膜患者应行 CXL 治疗,等待进展可能使这些患者发生不必要的视力丢失。

快速交联是一个可行的方案,在儿童和成人患者上具有相近的疗效。最近一项为期 24 个月的研究证实了这一结论[80]。38 例患儿 44 只眼在 24 个月内未发现进展且视力显著提高、像差显著下降、角膜显著变平坦。为保证尽可能多的核黄素均匀地渗入角膜,可在乙醇浸泡上皮后用上皮刮刀刮除角膜上皮。有证据显示,与散点法去除上皮相比,完整去除上皮情况下核黄素渗透效果更佳[75,76]。

晚期圆锥角膜患儿不满足标准 CXL 的最低标准,应考虑低渗核黄素 CXL 治疗,尤其是进展快速可能需要早期行角膜移植术的患儿。由于越来越差的视力将会影响患儿的视觉发育关键期,在做出对患儿进行随访观察而不做任何治疗的决定时应非常谨慎。

急性角膜水肿等圆锥角膜并发症会严重影响视力,一旦发生水肿,成功行板层角膜移植术的可能性大大降低。因此,从一开始就要采取措施阻止这一并发症的发生。一些观点支持对特别薄的角膜行保留上皮 CXL(Epi-On CXL),即使效果可能较弱,但形成的交联也能够起到阻止角膜进一步变薄的作用。Maghli 等的研究显示患儿 Epi-On CXL 术后 1 年效果与 Epi-Off CXL 相当,但是没有更长时间的研究数据[49]。

核黄素点眼的持续时间也是一个争论焦点。角膜组织中足够的核黄素渗透是和紫外线发生反应产生足够深度和均匀的交联键的必要条件。不同研究中建议的核黄素给药时间不同,我们建议每 2~5 分钟点药一次,持续半小时,然后在裂隙灯钴蓝光下确认前房闪辉。如果几乎没有观察到前房闪辉，核黄素继续点眼一段时间，最多90分钟[5,13,63,73,74]。一些病例因术中角膜过薄，须停止给药10分钟，若无好转，则换用低渗溶液，极少需要中止治疗。即使是使用低渗溶液，角膜也可以变薄[85,86]。这也说明了核黄素点眼后用AS-OCT确认角膜厚度的必要性。

图8.3总结了与CXL相关的要点，展示了CXL的实施方案。Daya去上皮器的使用也在方案之中，其早期使用证据提示在成人患者中是有效的。对儿童患者而言，更需要去除上皮，以保证充足的核黄素渗透和规则的上皮愈合。方案中还提到氯霉素和氧氟沙星的应用，但由于感染概率极低，我们的操作习惯

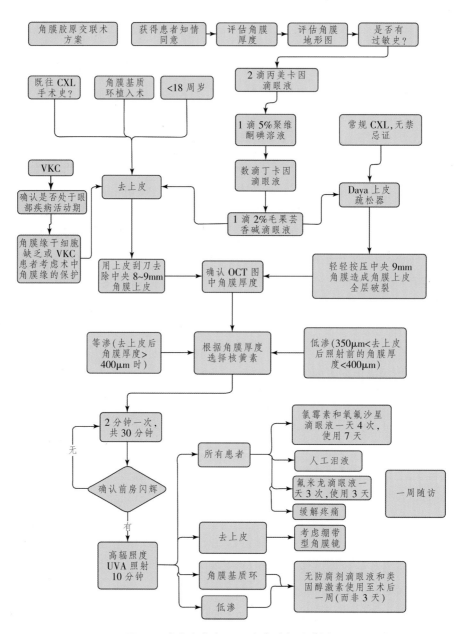

图8.3 成人和儿童CXL方案路径示意图。

是在 CXL 术前、术后(戴角膜接触镜后)应用无防腐剂氯霉素盐水进行预防感染处理。氧氟沙星或左氧氟沙星滴眼液一天 4 次,点眼一周。

圆锥角膜综合管理指南

图 8.4 展示了 CXL 在圆锥角膜患者整个视觉修复过程中的作用。行 CXL 治疗的最小年龄没有清晰的标准,同一进展期圆锥角膜眼能重复行 CXL 治疗的次数也尚未有明确的共识。

讨论

通过治疗以延缓或阻止圆锥角膜患儿 KC 进展是非常有意义的。CXL 手术如果成功,可能阻止患儿弱视的发生,改善角膜接触镜的耐受性,避免角膜移植手术,使患儿在最重要的视觉发育期获得最佳视力,接受有效的教育。

由于 Epi-Off CXL 产生的交联足够深,仍是最佳方法。破坏上皮法可能获得相似的

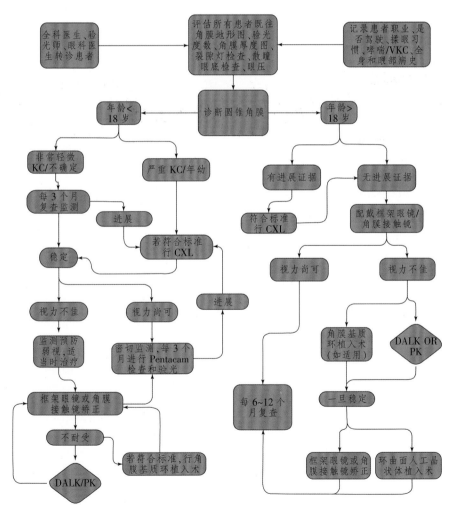

图 8.4　成人和儿童圆锥角膜患者的临床管理路径。DALK/PK,板层角膜移植和穿透性角膜移植术;DALK OR PK,板层角膜移植或穿透性角膜移植术。

临床结果，但缺乏以试验为基础的研究证据的支持(尤其对于儿童)，与去上皮法均匀一致的核黄素吸收相比，破坏上皮法中核黄素在基质中的渗透不规则。核黄素右旋糖酐溶液可能使角膜进一步变薄，因此紫外线照射前应确认角膜厚度；较薄的角膜，建议使用低渗核黄素溶液，并且在角膜厚度超过 400μm 后开始进行紫外线照射。

CXL 的远期研究结果值得期待，目前已有长达 10 年的研究数据[61]。越来越多的研究证据支持 CXL，但如前所述，仍缺乏随机对照研究的支持。虽然 10 年随访结果令人鼓舞，但 CXL 真正的远期效果仍然未知。角膜生物力学的改变在长远来看有无副作用，尤其是儿童角膜；另外，CXL 对周围组织是否有远期副作用，例如小梁网/房角和其他眼组织等，这些问题仍然没有明确的答案，但可期待将来的研究揭晓。

未来的研究将揭示其他治疗方法的优势，如快速有效且不影响角膜上皮的核黄素离子导入法等。现在已有文章显示离子导入法保留上皮 CXL 的效果，Buzzonetti 等的研究显示使用该方法治疗后患儿术后 15 个月时角膜结构稳定[44,77]。基于非辐照的 CXL 技术将会非常激动人心，它使治疗过程更加简单且减少 UVA 相关的风险。

早期诊断 KC 的技术，如上皮形态分析，有利于更早施行 CXL，在症状未出现前将 KC 控制在早期阶段[4,78]。

有学者关注到儿童时期就检测到临床前期 KC 改变体征的问题。所有带有临床前期 KC 上皮改变体征的患儿都会发展成 KC 吗？如果不是，这些患儿需要在进展为进展期 KC 前行 CXL 吗？

我们不建议缺乏 KC 进展期证据就行 CXL 治疗；但是，如果患儿 KC 处于相对晚期阶段但仍在 CXL 的适应证以内，则有充分理由为其行 CXL 治疗，不需要先经过一段时间的观察。治疗前的密切观察可以保证检测到 KC 早期的角膜图像改变，以确保这些改变不是静止的或者伪影。

结论

从目前的证据来看，CXL 在圆锥角膜治疗中起着重要作用。对儿童而言，这些证据虽然稀少，但仍存在。圆锥角膜在儿童中进展更快，就诊时病情更重。其他因素也会造成影响，如 VKC、过敏性眼部疾病和长期揉眼。这些患儿必须使用局部抗组胺药和人工泪液来控制眼部疾病。患儿还可能因为全身性/眼部相关疾病就诊。家族史、种族背景、居住地也是相关的影响因素。

早期检测和适当的处理至关重要，有助于做出亚临床 KC 的诊断。然而，诊断工具无法替代临床评估，包括使用最基础的检查方法，如检影镜。

越来越多的证据显示圆锥角膜发病机制中有炎症的因素。虽然并非经典炎症过程，但将来可能会揭示这些因素所扮演的重要角色。控制圆锥角膜患儿的任何炎症性疾病非常重要，尤其在行 CXL 等治疗之前。

总之，在发病机制和治疗上，圆锥角膜仍有一些不确定因素。CXL 在短期或远期上稳定了对视力产生显著影响的角膜膨隆。后续研究和新技术对 CXL 方法的优化使 CXL 的未来充满希望。

进一步研究：儿童角膜胶原交联术的结果

简介

圆锥角膜患者确诊时年龄<18 岁是 KC 进展的负面预后因素，这类患者最终须行角膜移植术的可能性更高[87]；与成年人相比，年轻患者 KC 进展的概率更高[51,87,88]。

核黄素–UVA 诱导的 CXL，通过活性氧介导角膜基质胶原纤维的光聚合反应，增加角膜生化抗性和生物力学硬度[89-91]，从而延缓 KC 进展，其中期或远期疗效已得到文献证明[51,92,93]。CXL 的稳定效果不仅与胶原酶抗性和共价键增加有关[20,91]，还与新合成的不同结构和分子量的胶原有关[20,91,94-96]，这些新的胶原能够增加角膜基质板层紧实度和抗性[94-96]。

Mazzotta 等[97]发现这些结构改变与 CXL 术后记录的视觉功能改善和形态改变有关；然而，术后功能恢复与术前角膜厚度或患者年龄没有相关性，具有高度可变性，这是由于角膜交联和新合成胶原的分布不可预测[95,97]。

一项使用海德堡活体共焦显微镜(Heidelberg Retinal Tomography，HRT Ⅱ，Rostock Conea Module，Heidelberg，Germany)和 Visante 光学相干断层扫描仪(Visante Optical Coherence Tomography，Visante OCT，Zeiss，Jena，Germany)的对比分析显示，标准 Epi–Off CXL 术后角膜细胞凋亡更深、更均匀，在 HRT Ⅱ 和 Visante OCT 上分别于平均 340μm 和 305μm 处可见迟发分界线[95,95]，而 Epi–On CXL 术后角膜细胞凋亡程度多变、不均匀且更表浅，HRT Ⅱ 上最大深度位于 140μm（范围 30~140μm），Visante OCT 上平均深度为 55μm（范围 10~100μm）[98]。

近期我们测量了脉冲光快速 CXL(Avedro)的交联深度，结果显示与标准 Epi–Off CXL 相比，脉冲光快速 CXL 交联深度较浅（HRT Ⅱ 和 Visante OCT 上分别为 250μm 和 241μm）（图 8.5）。

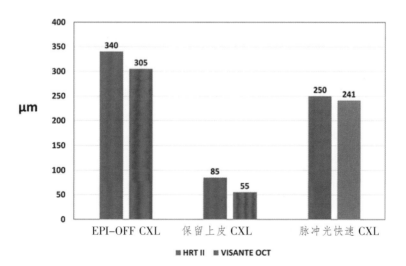

图 8.5 Epi–Off CXL、Epi–On CXL 和脉冲光快速 CXL 术后平均交联深度。

结果

Caporossi 等[36]进行了一项前瞻性非随机对照研究,即"Siena 儿童角膜胶原交联术"研究,评估了 105 例 18 岁以下圆锥角膜患儿的 152 只眼在 CXL 术后的稳定性和视觉功能。使用 Vega CBM (Caporossi-Baiocchi-Mazzotta) 交联仪 (CSO,Florence,Italy)3mW/cm² 的辐照度,所有患者均采用 Epi-Off CXL。

根据入组时角膜厚度将患儿分为两组:角膜厚度>450μm 的厚角膜组和角膜厚度<450μm 的薄角膜组。经过 36 个月的随访,厚角膜组裸眼视力和矫正视力分别提高 0.18 行和 0.16 行(Snellen 视力表),薄角膜组分别提高 0.14 行和 0.15 行。两组内视觉功能的提高均有统计学意义,但与术前角膜厚度无相关性,两组间 Snellen 视力提高行数差异无统计学意义[36]。

该研究中 4.6% 的患儿治疗后出现无统计学意义的视觉功能下降和角膜形态恶化[36],可能与这部分患儿 KC 进展率较高有关,这可能是基因和环境因素导致的[2,87]。因此,在治疗进展期 KC 患儿之前,充分告知患儿及家属少数病例的治疗可能会失败而无法阻止 KC 进展的事实十分重要[36]。

术后 3 个月的屈光结果发现,薄角膜组术后视力恢复更快,两组平均差异为 0.5 行,该组术后前 3 个月比厚角膜组角膜形态改善更明显。厚角膜组比薄角膜组最终视力更好,可能是由于入组时处于 KC 较轻的阶段[36]。

两组角膜地形图参数均有所改善,术后 36 个月随访,所有 K 值(Kmin,Kmax,Kavg)均显著下降,这与术后基质板层变得紧实、角膜变平坦有关[36,97]。

经过 36 个月的随访,两组角膜表面不规则指数(SAI)均显著下降,厚角膜组平均下降 0.72D,薄角膜组平均下降 0.69D,但两组术后规则性指数(SI)均无显著改变。

术后 36 个月角膜表面像差指数中彗差显著下降,厚角膜组从 1.63μm 下降至 1.08μm,薄角膜组从 1.74μm 下降至 1.29μm,两组间差异无统计学意义。

在该年龄组的治疗安全性方面,术后随访未出现感染、瘢痕或其他严重并发症。9.8% 患儿出现轻到中度角膜混浊,术后 4~6 周内 55% 患儿出现因短暂的角膜水肿引起的眩光,但经过局部无防腐剂类固醇激素治疗后避免了显著的视力下降[36]。Caporossi 等[99]报道了 3 组不同年龄(<18 岁;19~26 岁;>27 岁)进展期 KC 患者 Epi-Off CXL 术后的前瞻性视觉功能对照分析研究。儿童组(<18 岁)术后长期视觉功能结果稍好于其他年龄组,但与中年龄组(19~26 岁)之间的差异无统计学意义。该研究报道,由于成年组胶原"可塑性"下降,高年龄组(>27 岁)视觉功能改善较少[100,101]。所有年龄组术后彗差值均有显著下降[99]。Vinciguerra 等[33]对进展期 KC 患儿进行了一项前瞻性研究,纳入 18 岁及以下患儿 40 人,行标准 Epi-Off CXL 治疗。视觉功能结果显示术后 24 个月患儿 UDVA 和 CDVA 显著提高,平均主觉验光等效球镜(MRSE)显著下降。角膜地形图和像差结果显示术后 24 个月较术前有所改善,总彗差和球差显著下降。总之,该研究表明所有 KC 患儿经标准 Epi-Off CXL 治疗后 KC 均较术前稳定,随访期间未见角膜内皮细胞密度改变或其他危害视力的并发症[33]。

Caporossi 等[102]评估了 26 岁及以下进展

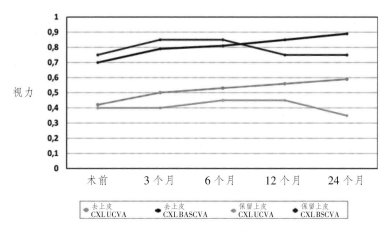

图 8.6　Epi-Off 和 Epi-On CXL 术后的 UDVA 和 CDVA。

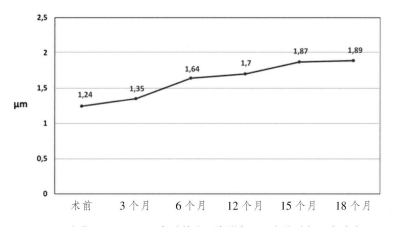

图 8.7　患儿 Epi-On CXL 术后彗差逐渐增加,18 个月时行二次治疗。

期 KC 患者行 Epi-On CXL 术后 24 个月的有效性。该研究的视觉功能结果(图 8.6)显示 KC 稳定效果欠佳,尤其在年龄<18 岁的患者中,50% 的 Epi-On CXL 患者在术后 12 个月后视觉功能和角膜地形图参数显著恶化,彗差显著增高,该部分患者须行二次标准 Epi-Off CXL(图 8.7)。根据以上结果,由于 Epi-On CXL 在该特定年龄组的进展期 KC 患者中稳定角膜结构的效果有限,因此不建议 18 岁以下或 26 岁以下最薄角膜厚度(TCT)稍>400μm 的患者接受该治疗[102]。

因此,如前所述,脉冲光快速 CXL 交联深度大于 Epi-On CXL,但小于标准 Epi-Off CXL(图 8.5),我们正随访行脉冲光快速 CXL 的患儿的长期结果,以评估其视觉功能和角膜地形图结果是否与标准 Epi-Off CXL 具有可比性。

结论

与成年患者相比,KC 在儿童患者中进展更快,因此希望达到 Epi-Off CXL 的效果[51,87,88]。"Siena 儿童角膜胶原交联术"研究显示了标准 Epi-Off CXL 在 18 岁以下进展期 KC 患儿中稳定角膜的效果,约 80%患儿视觉功能和角膜地形图结果在术后均得到显著改善[36]。

由于该年龄组人群行 Epi-On CXL 的远

期效果尚未确定，因此进展期 KC 患儿应行 Epi-Off CXL[30,46,498,102]。

根据既往研究[30,36,91-93,99]中远期随访结果的建议，TCT>400μm 的进展期圆锥角膜患儿应选择标准 Epi-Off CXL。

要点

- 儿童患者圆锥角膜进展迅速，密切监测以及进行最佳的视觉修复非常必要。
- 圆锥角膜的诊断技术日新月异，如更先进的角膜地形图和角膜断层扫描仪，以及更新的方法如角膜上皮 AS-OCT 分析等。
- CXL 在儿童患者方面的数据仍然不足。
- CXL 在阻止圆锥角膜成年患者进展时是安全有效的，但对儿童患者而言效果较弱。
- 患儿接受 CXL 术后仍应密切监测。
- 必须制订一个严谨的治疗方案，使内皮细胞和角巩膜缘干细胞的损伤等风险最小化。
- 核黄素给药后、紫外线照射前，必须测量角膜厚度。
- Epi-Off CXL 是目前推荐的治疗方案，但存在明显的术后疼痛。必须联合使用抗生素和类固醇激素使炎症和感染风险最小化。松解上皮屏障可能有效，但仍缺乏有力证据。Epi-On CXL 目前效果不佳。
- 在使用低渗核黄素的薄角膜上，快速 CXL 与标准 Epi-Off CXL 效果相当。
- 新的保留上皮技术，如离子导入法、非 UVA 的不同 CXL 法，与圆锥角膜早期诊断技术结合，患者的 KC 将有望控制在早期阶段。

致谢　感谢 Cosimo Mazzotta 博士和 Stefano Baiocchi 博士(意大利,Siena 大学,眼科学部)帮助收集数据。

（李旖旎　郑雅汝　译）

参考文献

1. Nishida T. Cornea. In: Krachmer JH, Mannis MJ, Holland EJ, editors. Cornea: fundamentals, diagnosis and management. 2nd ed. Philadelphia: Elsevier Mosby; 2005. p. 3–26.
2. Rabinowitz YS. Keratoconus. Surv Ophthalmol. 1998;42(4):297–319.
3. Galvis V, Sherwin T, Tello A, Merayo J, Barrera R, Acera A. Keratoconus: an inflammatory disorder? Eye (Lond). 2015;29(7):843–59.
4. Taneri S, Jarade E, Kanellopoulos JA, Muller D. Current concepts and future developments of corneal cross-linking. J Ophthalmol. 2015;302983:1–2.
5. Barbara A, editor. Textbook on keratoconus: new insights. New Delhi: Jaypee-Highlights Medical Publishers; 2012.
6. Zadnik K, Barr JT, Gordon MO, Edrington TB. Biomicroscopic signs and disease severity in keratoconus. Cornea. 1996;15(2):139–46.
7. Gordon-Shaag A, Millodot M, Shneor E. The epidemiology and etiology of keratoconus. Epidemiology. 2012;70:1.
8. Gokhale NS. Epidemiology of keratoconus. Indian J Ophthalmol. 2013;61(8):382–3.
9. Downie LE. The necessity for ocular assessment in atopic children: bilateral corneal hydrops in an 8 year old. Pediatrics. 2014;134(2):e596–601.
10. OBrart DP. Corneal collagen cross-linking: a review. J Optom. 2014;7(3):113–24.
11. Sorkin N, Varssano D. Corneal collagen crosslinking: a systematic review. Ophthalmologica. 2014;232(1):10–27.
12. Gomes JAP, Tan D, Rapuano CJ, Belin MW, Ambrosio R, Guell JL, et al. Global consensus on keratoconus and ectatic diseases. Cornea. 2015;34(4):359–69.

13. Sinjab MM. Keratoconus : when, why and why not. A step by step systematic approach. 1st ed. New Delhi: JP Medical Ltd.; 2012.

14. Sykakis E, Karim R, Evans JR, Bunce C, Amissah-Arthur KN, Patwary S, et al. Corneal collagen cross-linking for treating keratoconus. Cochrane Database Syst Rev. 2015;3, CD010621.

15. Millodot M, Shneor E, Albou S, Atlani E, Gordon-Shaag A. Prevalence and associated factors of keratoconus in Jerusalem: a cross-sectional study. Ophthalmic Epidemiol. 2011;18(2):91–7.

16. Knox Cartwright NE, Tyrer JR, Marshall J. Age-related differences in the elasticity of the human cornea. Invest Ophthalmol Vis Sci. 2011;52(7):4324–9.

17. Daxer A, Misof K, Grabner B, Ettl A, Fratzl P. Collagen fibrils in the human corneal stroma: structure and aging. Invest Ophthalmol Vis Sci. 1998;39(3):644–8.

18. Ortiz D, Piñero D, Shabayek MH, Arnalich-Montiel F, Alió JL. Corneal biomechanical properties in normal, post-laser in situ keratomileusis, and keratoconic eyes. J Cataract Refract Surg. 2007;33(8):1371–5.

19. Kuo IC, Broman A, Pirouzmanesh A, Melia M. Is there an association between diabetes and keratoconus? Ophthalmology. 2006;113(2):184–90.

20. Wollensak G, Spoerl E, Seiler T. Stress–strain measurements of human and porcine corneas after riboflavin-ultraviolet-a-induced cross-linking. J Cataract Refract Surg. 2003;29(9):1780–5.

21. Haney WP, Falls HF. The occurrence of congenital keratoconus posticus. Am J Ophthalmol. 1961;52:53–7.

22. Noyes HD. Traumatic keratitis caused by forceps delivery of an infant. Trans Am Ophthalmol Soc. 1895;7:454.

23. Sabti S, Tappeiner C, Frueh BE. Corneal cross-linking in a 4-year-old child with keratoconus and down syndrome. Cornea. 2015;34(9):1157–60.

24. Gunes A, Tok L, Tok O, Seyrek L. The youngest patient with bilateral keratoconus secondary to chronic persistent eye rubbing. Semin Ophthalmol. 2015;30(5–6):454–6.

25. Ioannidis AS, Speedwell L, Nischal KK. Unilateral keratoconus in a child with chronic and persistent eye rubbing. Am J Ophthalmol. 2005;139(2):356–7.

26. Wagner H, Barr JT, Zadnik K, Group CLEOKS. Collaborative longitudinal evaluation of keratoconus (CLEK) study: methods and findings to date. Cont Lens Anterior Eye. 2007;30(4):223–32.

27. Barbara R, Pikkel J, Garzozi H, Barbara A. Collagen cross-linking and keratoconus in pediatric patients. Int J Keratoconus Ectatic Corn Dis. 2012;1(1):57–60.

28. McMonnies CW. Abnormal rubbing and keratectasia. Eye Contact Lens. 2007;33(6 Pt 1): 265–71.

29. Mcmonnies CW. The evidentiary significance of case reports: eye rubbing and keratoconus. Optom Vis Sci. 2008;85(4):262–9.

30. Kankariya VP, Kymionis GD, Diakonis VF, Yoo SH. Management of pediatric keratoconus – evolving role of corneal collagen cross-linking: an update. Indian J Ophthalmol. 2013;61(8):435–40.

31. Zotta PG, Moschou KA, Diakonis VF, Kymionis GD, Almaliotis DD, Karamitsos AP, Karampatakis VE. Corneal collagen cross-linking for progressive keratoconus in pediatric patients: a feasibility study. J Refract Surg. 2012;28(11):793–9.

32. Chatzis N, Hafezi F. Progression of keratoconus and efficacy of pediatric corneal collagen cross-linking in children and adolescents. J Refract Surg. 2012;28(11):753–8.

33. Vinciguerra P, Albé E, Frueh BE, Trazza S, Epstein D. Two-year corneal cross-linking results in patients younger than 18 years with documented progressive keratoconus. Am J Ophthalmol. 2012;154(3):520–6.

34. Arora R, Gupta D, Goyal JL, Jain P. Results of corneal collagen cross-linking in pediatric patients. J Refract Surg. 2012;28(11):759–62.

35. Bakshi E, Barkana Y, Goldich Y, Avni I, Zadok D. Corneal cross-linking for progressive keratoconus in children: our experience. Int J Keratoconus Ectatic Corn Dis. 2012;1:53–6.

36. Caporossi A, Mazzotta C, Baiocchi S, Caporossi T, Denaro R, Balestrazzi A. Riboflavin-UVA-induced corneal collagen cross-linking in pediatric patients. Cornea. 2012;31(3):227–31.

37. Samaras KE, Lake DB. Corneal collagen cross linking (CXL): a review. Int Ophthalmol Clin. 2010;50(3):89–100.

38. Léoni-Mesplié S, Mortemousque B, Mesplié N, Touboul D, Praud D, Malet F, Colin J. Epidemiological aspects of keratoconus in children. J Fr Ophtalmol. 2012;35(10):776–85.

39. Spoerl E, Huhle M, Seiler T. Induction of cross-links in corneal tissue. Exp Eye Res. 1998;66(1):97–103.

40. Wollensak G, Spoerl E, Seiler T. Riboflavin/ultraviolet-a-induced collagen crosslinking for the treatment of keratoconus. Am J Ophthalmol. 2003;135(5):620–7.

41. Hettlich HJ, Lucke K, Kreiner CF. Light-induced endocapsular polymerization of injectable lens refilling materials. Ger J Ophthalmol. 1992;1(5):346–9.

42. Panda A, Gupta AK, Sharma N, Nindrakrishna S, Vajpayee R. Anatomical and functional graft survival, 10 years after epikeratoplasty in keratoconus. Indian J Ophthalmol. 2013;61(1):18.

43. Hafezi F, Randleman JB. Corneal collagen cross linking. Thorofare: Slack; 2013.

44. Soeters N, van der Valk R, Tahzib NG. Corneal cross-linking for treatment of progressive keratoconus in various age groups. J Refract Surg. 2014;30(7):454–60.

45. Hayes S, OBrart DP, Lamdin LS. An investigation into the importance of complete epithelial debridement prior to riboflavin/ultraviolet A (UVA) corneal collagen cross-linkage therapy. J Cataract Refract Surg. 2008;34:557–61.

46. Buzzonetti L, Petrocelli G. Transepithelial corneal cross-linking in pediatric patients: early results. J Refract Surg. 2012;28(11):763–7.

47. Pinelli R, Leccisotti A. Keratoconus surgery and cross-linking. New Delhi: Jaypee Bros. Medical Publishers; 2009.

48. Taneri S, Oehler S, Lytle G, Dick HB. Evaluation of epithelial integrity with various transepithelial corneal cross-linking protocols for treatment of keratoconus. J Ophthalmol. 2014;2014:614380.

49. Magli A, Forte R, Tortori A, Capasso L, Marsico G, Piozzi E. Epithelium-off corneal collagen cross-linking versus transepithelial cross-linking for pediatric keratoconus. Cornea. 2013;32(5):597–601.

50. Rechichi M, Daya S, Scorcia V, Meduri A, Scorcia G. Epithelial-disruption collagen crosslinking for keratoconus: one-year results. J Cataract Refract Surg. 2013;39(8):1171–8.

51. Caporossi A, Mazzotta C, Baiocchi S, Caporossi T. Long-term results of riboflavin ultraviolet a corneal collagen cross-linking for keratoconus in Italy: the Siena eye cross study. Am J Ophthalmol. 2010;149(4):585–93.

52. Kymionis GD, Tsoulnaras KI, Grentzelos MA, Plaka AD, Mikropoulos DG, Liakopoulos DA, et al. Corneal stroma demarcation line after standard and high-intensity collagen crosslinking determined with anterior segment optical coherence tomography. J Cataract Refract Surg. 2014;40(5):736–40.

53. Grentzelos MA, Kymionis GD. Corneal stromal demarcation line after high-intensity (accelerated) collagen crosslinking. J Cataract Refract Surg. 2015;41(1):252.

54. Barbara R, Abdelaziz L, Barua A, Garzozi H, Barbara A. Collagen corneal cross-linking and the epithelium. Int J Keratoconus Ectatic Corn Dis. 2012;1:179–84.

55. Kanellopoulos AJ. Collagen cross-linking in early keratoconus with riboflavin in a femtosecond laser-created pocket: initial clinical results. J Refract Surg. 2009;25(11):1034–7.

56. Shalchi Z, Wang X, Nanavaty MA. Safety and efficacy of epithelium removal and transepithelial corneal collagen crosslinking for keratoconus. Eye (Lond). 2015;29(1):15–29.

57. Fasciani R, Agresta A, Caristia A, Mosca L, Scupola A, Caporossi A. Methicillin-resistant Staphylococcus aureus ocular infection after corneal cross-linking for keratoconus: potential association with atopic dermatitis. Case Rep Ophthalmol Med. 2015;2015:613273.

58. Lam FC, Georgoudis P, Geourgoudis P, Nanavaty MA, Khan S, Lake D. Sterile keratitis after combined riboflavin-uva corneal collagen cross-linking for keratoconus. Eye (Lond). 2014;28(11):1297–303.

59. Pérez-Santonja JJ, Artola A, Javaloy J, Alió JL, Abad JL. Microbial keratitis after corneal collagen crosslinking. J Cataract Refract Surg. 2009;35(6):1138–40.

60. Pollhammer M, Cursiefen C. Bacterial keratitis early after corneal crosslinking with riboflavin and ultraviolet-a. J Cataract Refract Surg. 2009;35(3):588–9.

61. Raiskup F, Theuring A, Pillunat LE, Spoerl E. Corneal collagen crosslinking with riboflavin and ultraviolet-a light in progressive keratoconus: ten-year results. J Cataract Refract Surg. 2015;41(1):41–6.

62. Rana M, Lau A, Aralikatti A, Shah S. Severe microbial keratitis and associated perforation after corneal crosslinking for keratoconus. Cont Lens Anterior Eye. 2015;38(2):134–7.

63. Shetty R, Kaweri L, Pahuja N, Nagaraja H, Wadia K, Jayadev C, et al. Current review and a simplified "five-point management algorithm" for keratoconus. Indian J Ophthalmol. 2015;63(1):46–53.

64. Sharma N, Maharana P, Singh G, Titiyal JS. Pseudomonas keratitis after collagen crosslinking for keratoconus: case report and review of literature. J Cataract Refract Surg. 2010;36(3):517–20.

65. Zamora KV, Males JJ. Polymicrobial keratitis after a collagen cross-linking procedure with postoperative use of a contact lens: a case report. Cornea. 2009;28(4):474–6.

66. Richoz O, Tabibian D, Hammer A, Majo F, Nicolas M, Hafezi F. The effect of standard and

high-fluence corneal cross-linking (CXL) on cornea and limbus. Invest Ophthalmol Vis Sci. 2014;55(9):5783–7.

67. Wollensak G, Mazzotta C, Kalinski T, Sel S. Limbal and conjunctival epithelium after corneal cross-linking using riboflavin and UVA. Cornea. 2011;30(12):1448–54.

68. Randleman JB, Khandelwal SS, Hafezi F. Corneal cross-linking. Surv Ophthalmol. 2015;60(6):509–23.

69. Sangwan VS, Jain V, Vemuganti GK, Murthy SI. Vernal keratoconjunctivitis with limbal stem cell deficiency. Cornea. 2011;30(5):491–6.

70. Malhotra C, Shetty R, Kumar RS, Veluri H, Nagaraj H, Shetty KB. In vivo imaging of ribofla-vin penetration during collagen cross-linking with hand-held spectral domain optical coher-ence tomography. J Refract Surg. 2012;28(11):776–80.

71. Pahuja N, Shetty R, Jayadev C, Nuijts R, Hedge B, Arora V. Intraoperative optical coherence tomography using the RESCAN 700: preliminary results in collagen crosslinking. Biomed Res Int. 2015;2015:572698.

72. Kanellopoulos AJ. Comparison of sequential vs same-day simultaneous collagen cross-linking and topography-guided PRK for treatment of keratoconus. J Refract Surg. 2009;25:S812–8.

73. Kymionis GD, Portaliou DM, Kounis GA, Limnopoulou AN, Kontadakis GA, Grentzelos MA. Simultaneous topography-guided photorefractive keratectomy followed by corneal col-lagen cross-linking for keratoconus. Am J Ophthalmol. 2011;152:748–55.

74. Tuwairqi WS, Sinjab MM. Safety and efficacy of simultaneous corneal collagen cross-linking with topography-guided PRK in managing low-grade keratoconus: 1-year follow-up. J Refract Surg. 2012;28:341–5.

75. Kymionis GD, Kontadakis GA, Kounis GA, Portaliou DM, Karavitaki AE, Magarakis M, Yoo S, Pallikaris IG. Simultaneous topography-guided PRK followed by corneal collagen cross-linking for keratoconus. J Refract Surg. 2009;25:S807–11.

76. Cherfan D, Verter EE, Melki S, Gisel TE, Doyle FJ, Scarcelli G, et al. Collagen cross-linking using rose bengal and green light to increase corneal stiffness. Invest Ophthalmol Vis Sci. 2013;54(5):3426–33.

77. Paik DC, Wen Q, Braunstein RE, Airiani S, Trokel SL. Initial studies using aliphatic beta-nitro alcohols for therapeutic corneal cross-linking. Invest Ophthalmol Vis Sci. 2009;50(3):1098–105.

78. Rocha KM, Ramos-Esteban JC, Qian Y, Herekar S, Krueger RR. Comparative study of riboflavin-uva cross-linking and "flash-linking" using surface wave elastometry. J Refract Surg. 2008;24(7):S748–51.

79. Spadea L, Mencucci R. Transepithelial corneal collagen cross-linking in ultrathin keratoconic corneas. Clin Ophthalmol. 2012;6:1785–92.

80. Shetty R, Nagaraja H, Jayadev C, Pahuja NK, Kurian Kummelil M, Nuijts RMMA. Accelerated corneal collagen cross-linking in pediatric patients: two-year follow-up results. Biomed Res Int. 2014;2014:894095.

81. Ozgurhan EB, Kara N, Cankaya KI, Kurt T, Demirok A. Accelerated corneal cross-linking in pediatric patients with keratoconus: 24-month outcomes. J Refract Surg. 2014;30(12):843–9.

82. Buzzonetti L, Petrocelli G, Valente P, Iarossi G, Ardia R, Petroni S. Iontophoretic transepi-thelial corneal cross-linking to halt keratoconus in pediatric cases: 15-Month follow-up. Cornea. 2015;34(5):512–5.

83. Temstet C, Sandali O, Bouheraoua N, Hamiche T, Galan A, El Sanharawi M, et al. Corneal epithelial thickness mapping using fourier-domain optical coherence tomography for detec-tion of form fruste keratoconus. J Cataract Refract Surg. 2015;41(4):812–20.

84. Antoun J, Slim E, El Hashem R, Chelala E, Jabbour E, Cherfan G, Jarade E. Rate of corneal collagen crosslinking redo in private practice: risk factors and safety. J Ophthalmol. 2015; 2015:690961.

85. Kaya V, Utine CA, Yılmaz ÖF. Intraoperative corneal thickness measurements during cor-neal collagen cross-linking with hypoosmolar riboflavin solution in thin corneas. Cornea. 2012;31:486–90.

86. Wollensak G, Aurich H, Wirbelauer C, Sel S. Significance of the riboflavin film in corneal collagen crosslinking. J Cataract Refract Surg. 2010;36:114–20.

87. Reeves SW, Stinnett S, Adelman RA, et al. Risk factors for progression to penetrating kera-toplasty in patients with keratoconus. Am J Ophthalmol. 2005;140:607–11.

88. Wollensak G. Crosslinking treatment of progressive keratoconus: new hope. Curr Opin Ophthalmol. 2006;17:356–60.

89. Wollensak G, Iomdina E. Biomechanical and histological changes after corneal crosslinking

with and without epithelial debridement. J Cataract Refract Surg. 2009;35:540–6.

90. Spoerl E, Wollwnsak G, Seiler T. Increased resistance of crosslinked cornea against enzymatic digestion. Curr Eye Res. 2004;29:35–40.

91. Wollensak G, Wilsch M, Spoerl E, et al. Collagen fiber diameter in the rabbit cornea after collagen crosslinking by riboflavin/UVA. Cornea. 2004;23:503–7.

92. Witting- Silva C, Whiting M, Lamoreux E, et al. A randomized controlled trial of corneal collagen cross-linking in progressive keratoconus: preliminary results. J Refract Surg. 2008;24:720–5.

93. Raiskup-Wolf F, Hoyer A, Spoerl E, et al. Collagen crosslinking with riboflavin and ultraviolet-A light in keratoconus: long-term results. J Cataract Refract Surg. 2008;34:796–801.

94. Mazzotta C, Balestrazzi A, Traversi C, et al. Treatment of progressive keratoconus by riboflavin-UVA-induced cross-linking of corneal collagen: ultrastructural analysis by Heidelberg retinal tomography II in vivo confocal microscopy in humans. Cornea. 2007;26:390–7.

95. Mazzotta C, Traversi C, Baiocchi S, et al. Corneal healing after riboflavin ultraviolet-A collagen cross-linking determined by confocal laser scanning microscopy in vivo: early and late modifications. Am J Ophthalmol. 2008;146:527–33.

96. Wollensak G, Redl B. Gel electrophoretic analysis of corneal collagen after photodynamic cross-linking treatment. Cornea. 2008;27:353–6.

97. Mazzotta C, Caporossi T, Denaro R, et al. Morphological and functional correlations in riboflavin UV A corneal collagen cross-linking for keratoconus. Acta Ophthalmol. 2012;90:259–65.

98. Caporossi A, Mazzotta C, Baiocchi S, et al. Transepithelial corneal collagen crosslinking for keratoconus: qualitative investigation by in vivo HRT II confocal analysis. Eur J Ophthalmol. 2012;22 Suppl 7:S81–8.

99. Caporossi A, Mazzotta C, Baiocchi S, et al. Age-related long-term functional results after riboflavin UV A corneal cross-linking. J Ophthalmol. 2011.

100. Cannon DJ, Davison PF. Aging and crosslinking in mammalian collagen. Exp Aging Res. 1977;3:87–105.

101. Cannon DJ, Foster CS. Collagen crosslinking in keratoconus. Invest Ophthalmol Vis Sci. 1978;17:63–5.

102. Caporossi A, Mazzotta C, Paradiso AL, et al. Transepithelial corneal collagen crosslinking for progressive keratoconus: 24-month clinical results. J Cataract Refract Surg. 2013;39:1157–63.

第 9 章

角膜胶原交联术的前景

David Myung，Edward E.Manche，David Tabibian，Farhad Hafezi

摘 要 随着角膜胶原交联术(CXL)在世界范围内的快速发展，CXL的新进展和新应用不断涌现。总的来说，这些发展多数是为了让手术更有效、更安全、更舒适。许多研究团队正在评估使用更高辐照度的紫外线照射或使用重水等方法来进行快速CXL的安全性和有效性。有多种跨上皮药物导入方法可使核黄素透过完整的角膜上皮弥散至角膜基质内，从而避免与去除上皮相关的并发症。这些方法包括使用促渗剂、微针、基质内隧道、超声、离子导入和真空介导转运。角膜接触镜辅助的CXL已经应用于薄角膜的安全治疗。与此同时，一些研究团队已经致力于探索除圆锥角膜(KC)和其他类型的角膜膨隆以外的疾病是否也可以受益于这项技术。这些疾病包括感染性角膜炎光活化生色团角膜胶原交联术(PACK-CXL)用于治疗角膜炎和角膜水肿等。另外，CXL已经有效地应用于屈光不正的矫正，可以联合准分子激光原位角膜磨镶术(LASIK)或准分子激光屈光性角膜切削术(PRK)，如LASIK extra或LASIK-CXL，也可以不通过切口或激光切削基质而直接改变角膜曲率即屈光性角膜基质交联术(PiXL)。

关键词：PACK-CXL；角膜胶原交联术(CXL)；角膜交联；微生物性角膜炎；细菌性角膜炎；真菌性角膜炎；棘阿米巴角膜炎；光活化；溃疡；抗生素耐药

引言

随着角膜胶原交联术(CXL)在世界范围内的广泛应用和美国临床试验结果的不断积累，CXL的新发展和新应用不断涌现。总的来说，这些发展都是为了让手术更有效、更安全、更舒适。

在这一章中，我们将讨论CXL的前景。然而，当我们对目前状况不确定的时候，很难对未来进行展望。在这本书中，多位专家和经验丰富的临床医生分享了他们的知识，其中一些可能会引起读者的共鸣，也有读者可能持不同的观点。在循证医学的时代，CXL 还尚未取得一致的共识，对于一项新技术，尤其是缺乏良好的前瞻性的临床试验研究数据的新技术来说这是一个普遍现象。CXL 在 2007 年才在欧洲获得批准，至今还不到 10 年的时间。CXL 的最佳对象和时机仍处于探索阶段。

然而，我们共同期望的 CXL 如下：

• 我们期望一个有效和安全的手术方案。

• 我们期望手术方案能够更好地预测交联对角膜形态的影响。

• 我们期望一个简单易行的手术方案，手术设备简单，如果可能的话，可以在诊所开展。

• 我们想在术前就能够了解交联对屈光状态的影响。

• 我们期望有客观测量方法可以帮助量化交联对于角膜生物力学的影响。

• 我们期望能够在不去除角膜上皮的情况下实现这一切，从而提高手术安全性和患者舒适度，减少手术并发症。

• 我们期望有更明确的适应证指出何时应行 CXL。

• 我们期望有指南更明确地指出如何监测膨隆性角膜病变的进展，以及经 CXL 治疗后，如何监测手术效果。

与此同时，一些研究团队已经致力于探索除圆锥角膜（KC）和其他类型的角膜膨隆以外的疾病是否也可以受益于这项技术。

总的来说，我们目前还没有达到这些目标，但正在朝着这些目标努力。目前 CXL 已经获得了 FDA 的批准，随着 CXL 的广泛应用，我们或许会逐渐得到这些问题的答案。未来仍有诸多未知的 CXL 领域需要去探索，包括脉冲式紫外线的应用、交联过程中氧的作用、紫外线照射的方案、不同光敏剂的作用、不需要紫外线就能行 CXL 的可能性，以及许多其他的话题。我们希望能有更多精心设计和分析的临床研究提供证据，来回答这些问题。

在本章中，来自斯坦福大学的 Edward Manche 医生和 David Myung 医生，以及来自瑞士的 Farhad Hafezi 医生展望了包括 CXL 的扩展应用在内的 CXL 的前景。

快速角膜胶原交联术

研究人员一直在探索使用更短的 UVA 照射时间及更高辐照度的方法来提高 CXL 的速度和效率。目的是在较短的时间内提供相同或相似的总能量，同时又不改变标准方案（即 $3mW/cm^2$ 的 UVA 照射 30 分钟）的安全性和有效性。有一项研究结果指出，猪眼角膜条带经 $3mW/cm^2$ UVA 照射 9 分钟之后硬度的变化与标准方案处理后的相似[1]。最近，一项前瞻性随机试验纳入了 21 例患者，双眼分别接受标准 CXL 或快速 CXL（$7mW/cm^2$，15 分钟），平均随访时间为 46 个月，结果显示所有患者角膜膨隆的进展停止，视力有所改善，最大角膜曲率值（Kmax）有所降低，快速 CXL 组内皮细胞的损失较标准 CXL 组更少[2]。

有研究人员表明，辐照度增高并不一定会导致 CXL 的效果增强。例如，Richoz 等发现，CXL 后的生物力学特性高度依赖于周围环境中的氧浓度，这一发现对高辐照度的治疗方案很有意义[3]。2013 年，Mrochen 在关于快速 CXL 的综述中引用了 Wernli[4] 和 Hafezi

及其团队(III Joint International Congress Refractive On-line and SICSSO;Siena,Italy,27－29 June 2013)的研究结果并对其进行了讨论,辐照度超过 18mW/cm² 时,随着辐照度的增加,交联加固角膜的效果反而降低,30mW/cm²及以上的辐照度的交联没有加固效果。这种生物力学测量结果与使用二次谐波成像技术的胶原密度测量结果一致,揭示了 Bunsen-Roscoe 定律并不适用于较短辐照时间和较高辐照度的条件[5]。

重水(D₂O)

McCall 等已经报道了使用重水 (D₂O)来增强 CXL 效果的方法[6]。他们通过试验证明了活性氧的重要作用,揭示了即使在核黄素的浓度比经典 CXL 低得多的情况下,叠氮化钠(sodium azide)对 CXL 有抑制作用而 D₂O则有增强作用。他们还发现,在角膜基质中阻断羰基会阻断所有 CXL 进程。他们的研究结果强调了氧的重要性,并提出 D₂O 和氧气的补充在提高活体组织内核黄素的交联效果中发挥重要作用。

角膜接触镜辅助的交联

Jacob 和 Agarwal(Ocular Surgery News,10 Angust 2014)[7,8]指出,薄角膜(<400μm)患者接受经典交联方案不安全,因为交联反应可能发生在内皮或接近内皮的区域。为了解决这一问题,他们使用了一种核黄素浸泡的、紫外线可穿透的角膜接触镜,在角膜前形成核黄素膜,从而在角膜内皮水平上将紫外线辐照度降低到安全水平。他们报告,这种接触镜增加了角膜 90~110μm 的额外厚度,这使

得在紫外线照射时核黄素会在离内皮细胞较远的区域扩散。他们认为这种方法增加了角膜较薄的患者的手术安全性,并可使更多的患者可以得到治疗。

保留上皮角膜胶原交联术

经典去上皮 CXL 相关的并发症几乎都与较大范围的上皮缺损有关,发生率约 5%,包括上皮愈合延迟、角膜瘢痕、感染性角膜炎、角膜穿孔等[9]。如果能够在保留完整的角膜上皮的条件下成功地进行 CXL,那么这些并发症中的大多数都可以避免。CXL 术后患者所面临的主要临床问题是疼痛的恢复过程,以及上皮去除后视力恢复期的延长。在保留上皮 CXL 术中,核黄素通过完整的上皮进行渗透,是解决上述问题的一种方法。

角膜上皮是核黄素向基质渗透的屏障,如果核黄素无法通过上皮进入基质,保留上皮 CXL 是没有意义的。Baiocchi 等研究了角膜上皮保留和去除两种情况下基质内核黄素的浓度[10]。将核黄素滴入患者眼中,每 2 分钟1 次,分别滴 5、15、30 分钟,用高效液相色谱法(HPLC)检测核黄素的浓度。他们发现只有在去除上皮的情况下,核黄素渗透是有时间依赖性的。他们还发现只有在去除上皮的条件下,连续滴核黄素 10 分钟后 (每 2 分钟 1次),才能使 CXL 中的核黄素达到理论上安全有效的浓度(15μg/g)。因此,在没有去除上皮的情况下,需要使用一种或多种方法来让核黄素通过角膜上皮这个屏障。

促渗剂

实现核黄素穿透角膜上皮的方法之一是使用促渗剂,其中大部分是有角膜上皮毒性

的。促渗剂包括苯扎氯铵(BAC)、乙二胺四乙酸钠(EDTA)、丁卡因、丙二卡因、乙醇和抗生素庆大霉素等。有研究团队报道了一种无毒、可逆的合成非选择性离子通道形成肽（NC-1059)，并在小鸡角膜模型上测试发现，它可作为一种促进核黄素穿透上皮的方法[11]。另一个研究团队研发了一种核黄素浸泡的聚乙烯醇海绵(Merocel,Medtronic,Inc.,Minneapolis,MN,USA)，并塞入结膜囊，使其在眨眼期间对角膜上皮产生微磨损。该海绵与丙美卡因、庆大霉素和BAC联合使用后，再用CXL治疗，术后患者的视力、屈光不正度数和角膜曲率都得到了改善[12]。Caparossi等研究了将乙二胺四乙酸钠作为促渗剂的作用，通过共焦显微镜观察活体角膜的变化，发现与传统去上皮CXL相比，保留上皮CXL诱导的细胞凋亡明显减少。此外，保留上皮CXL还保留了基底细胞下及前部基质的神经纤维，并且未发现角膜内皮细胞的损伤[13]。

使用眼前节光学相干断层扫描（AS-OCT)技术的研究表明，保留上皮CXL术后的交联反应更靠近基质前部；也有一些研究者认为保留上皮和去上皮CXL可以发挥互补作用，保留上皮CXL用于首次治疗，如果失败，再用去上皮CXL进行二次治疗[14]。

超声

一些研究者还报道了超声在核黄素穿透上皮中的应用。Lamy等介绍了一种频率为880kHz的超声装置，将其放置在浸泡于核黄素溶液中的完整角膜前面，用$1W/cm^2$的辐照度连续治疗6分钟，然后在核黄素溶液中进行时长39分钟的浸泡[9]。对照组不使用任何超声预先处理，完整的角膜浸泡在核黄素溶液中45分钟。结果显示，两组间的核黄素渗透率差异有统计学意义，共焦显微镜显示超声治疗组的角膜上皮有损伤。

基质内通道

Seiler等报道了基质内通道的应用，目的是将核黄素绕过上皮注入角膜。他们在猪眼角膜上进行实验，采用飞秒激光制作基质内通道，并使用条状角膜来测量单轴应力–应变关系，比较了不同组的应力–应变关系和紫外线吸收情况。结果显示通道的制作并没有对角膜生物力学产生不利影响，而核黄素通过通道进入角膜后，再用Dresden方案的紫外线辐照度($3mW/cm^2$)照射的确能够增强角膜的生物力学性能。未经任何处理的对照组角膜紫外线透过率最高[15]。

Kanellopoulos也报道了核黄素经基质内口袋灌注联合高辐照度紫外线照射的研究，报告了10例CXL治疗早期圆锥角膜的病例，平均随访26个月。他先使用飞秒激光制作一个深度为$100\mu m$、直径7mm的基质内口袋，再将0.1mL的0.1%核黄素磷酸钠溶液注入口袋内2次，等待2分钟的浸泡后，再用$7mW/cm^2$紫外线照射角膜15分钟。患者平均UCVA从术前的20/50提高到20/40，平均CDVA仍保持在20/20，平均球镜度数降低了0.50D，平均柱镜度数降低了0.90D，最大平均K值从49.50D降低为48.10D，术后3个月随访时间内未发现角膜膨隆进展，且内皮细胞计数改变没有统计学差异。患者角膜厚度在术后早期减少，但18个月后至少恢复到术前水平。所有患者在术后1天内行动如常，无一例发生任何不良反应。Kanellopoulos还指出，由于该方法造成的上皮损伤很小，术后疼痛明显降低[16]。

离子导入法

已有多名研究者报道可以使用离子导入法实现核黄素跨上皮转运。最新的一项研究成果是由 Cassagne 等发表的[17]，研究使用带电荷的核黄素(Ricrolin+®)(1mA 电流，通电 5分钟)处理 3 组新西兰兔眼角膜。他们分别用离子导入法和经典方案中的核黄素应用方法处理第一组兔子，再用高效液相色谱法(HPLC)来测量角膜中的核黄素浓度。对于第二组兔子，他们使用非线性双光子(TP)显微镜和二次谐波成像(SHG)技术，分别在离子导入 CXL 和经典 CXL 术后即刻和 14 天后对自发荧光和角膜基质胶原变化进行分析。对于第三组兔子，他们通过测量角膜应力−应变关系与角膜抗胶原酶消化能力来评估离子导入 CXL 和经典 CXL 术后的角膜生理变化。研究结果表明，与经典去上皮法相比，离子导入法处理后的角膜核黄素浓度低 50%。角膜 TP和 SHG 技术显示，离子导入 CXL 和经典 CXL术后出现了相似的前中部基质自发荧光和胶原压紧(packing)现象。另外，离子导入 CXL和经典 CXL 术后，角膜具有相似的硬度(发生 10% 应变所需的拉伸应力) 和抗胶原酶消化能力。

Bikbova 和 Bikbov[18]也报道了应用离子导入法实现核黄素跨上皮导入。他们对 19 例进展期圆锥角膜患者(共 22 只眼)进行了手术，应用离子导入法处理的核黄素溶液 10 分钟后，再用经典方案 UVA(370nm，3mW/cm²)照射 30 分钟。治疗结果显示，平均角膜曲率从术前的 46.47D 下降至术后 1 年的 44.12D，角膜散光从 3.44D 下降至 2.95D，LogMAR UD-VA 从 0.61 提高至 0.48，平均内皮细胞密度

无明显变化(术前和术后分别为 2765 个/mm²和 2759 个/mm²)。

Mastropasqua 等[19]报道了在不适合移植的人类尸眼角膜上进行的研究，即 0.1%核黄素经三种方案(标准去上皮法、保留上皮法和离子导入法)处理后，在前部、中部和后部基质中的浓度差异。他们分别用去上皮、保留上皮、离子导入和生理盐水四种方法处理离体角膜，然后去除角膜上皮后在浅表基质 (0~150μm)、中部基质(150~300μm) 和深部基质(>300μm) 应用飞秒激光分离出 3 个直径8mm 的圆形角膜片，再用 HPLC 测量这 3 片角膜的核黄素浓度作为主要评估的结果。去上皮组、保留上皮组、离子导入组角膜基质核黄素的总浓度分别为 34.1μg/g、7.2μg/g、15.0μg/g。去上皮组浅表基质的平均核黄素浓度约为离子导入组的 2 倍 (分别为 50.5μg/g和 23.6μg/g)，约为保留上皮组的 4 倍(11.7μg/g)。三组角膜中部和深部基质切片的核黄素浓度差异同浅表基质结果相似，并且核黄素浓度都随着深度的增加而明显减少，不同组及不同深度间的差异都有统计学意义。他们的结论是，与保留上皮法相比，离子导入法角膜核黄素渗透更多更深，同时还具有避免上皮去除和缩短手术时间的优势，但仍未达到标准去上皮法的浓度[19]。

微针

已有研究详细记录了微针在跨上皮递送药物领域里的应用。Prausnitz 和 Edelhauser报道了多篇在眼部组织使用微针注射药物制剂的研究[20-22]，用于治疗感染性脉络膜视网膜疾病，以及跨角膜上皮导入核黄素。他们构建了 4 种不同的微针药物导入模型：①将呈矩阵排列的实心微针穿入皮肤，然后用药物敷

贴于治疗部位；②将药物涂覆在微针针头表面，然后将它们刺入皮肤；③将药物封装在可生物降解的聚合物做成的微针内，然后刺入皮肤；④通过空心微针空腔直接注射治疗药物。他们在已发表的一项研究中提出，用 700~800μm 长的微针垂直刺入离体猪眼角膜基质内后注射液体，并监测整个过程的压力，可以观察到液体从针头放射状扩散，压力在注射开始后 25~35 秒内达到峰值，然后下降，注射压力的峰值在 27~32psi 之间。任何注射量都能引起角膜膨胀，注入 200~300μL 可使角膜厚度增加 3~4mm。作者的结论是，小容量（<50μL）注射对角膜厚度影响较小。虽然报道中这种技术是用来导入抗菌药物的，但它同样可以应用于核黄素的导入。

真空介导转运

　　Seros Medical 公司（Palo Alto，CA）的团队开发了一种基于真空装置的系统，可以在保留上皮的条件下，将核黄素和其他小分子物质递送到角膜基质中。该系统真空室里附有一块带孔并形状弯曲、与角膜相吻合的底板，将其放置在完整角膜上，并将核黄素注满形成小储蓄池，然后将储蓄池上的空间变为真空，同时在底板上形成气体密封。负压积聚在角膜上方空间内，核黄素溶液即出乎意料地透过完整的角膜上皮，逐渐渗透到角膜基质中。荧光素染色未发现明显的上皮细胞缺损，用紫外线照射也可检测到上皮下存在核黄素。这种方法的原理是真空形成过程使得角膜基质内部也产生了负压，从而可以非特异性地将邻近液体吸入基质中，另外，真空造成的微观上皮细胞损伤也起到了一定的作用。初步研究中光谱测定法显示，在给定的压力下，真空应用时间与基质内核黄素浓度呈线性关系。

CXL 的其他应用

角膜炎的治疗

　　Farhad 与其团队在角膜炎的治疗方面发表了多篇文章[23-26]。在一项著名的前瞻性、非随机对照试验中，他们在猫和狗上用 CXL 和标准的药物强化方法治疗溶解性角膜炎，比较两种方法的加固效果和并发症发生率。研究纳入了 49 只患眼，19 只用 CXL 治疗，30 只未使用 CXL 治疗。19 只 CXL 组中的 5 只眼和 30 只对照组中的 9 只眼，因持续性融解急需 CXL 治疗稳定病情，对照组 9 只眼中的 7 只经 CXL 治疗后病情趋于稳定。治疗前，犬类 CXL 组的溃疡明显比对照组的溃疡深、大。而在随访期间，对照组溃疡不断加深程度比 CXL 组更明显。术后未发现与 CXL 相关的并发症。虽然 CXL 组的术前病情更严重，CXL 组和对照组的失败率却是相似的，对照组溃疡加深趋势更明显，所有接受 CXL 进行紧急治疗的角膜溃疡趋于稳定。作者认为 CXL 过程中产生的光活化生色团有助于治疗感染性角膜炎，并称之为 PACK-CXL。

　　在其他研究中，Makdoumi 等也应用了 CXL 来治疗感染性角膜炎[27]。6 例患者（7 只眼）接受治疗，6 只眼的症状都在 24 小时内有所改善，所有眼的角膜融解停止，上皮愈合。此外，两名患者（2 只眼）的前房积脓也在两天内消退。

　　本章将在后面详细讨论 PACK-CXL。

角膜水肿的治疗

　　Hafezi 等调整了 CXL 治疗方案，即在紫外线照射前减少角膜厚度。因为标准的治疗方案仅治疗角膜前部 270~330μm，他们在 UVA 照射前和照射时使用 70% 甘油溶液使角膜脱水和变薄。结果显示术后 1 个月时，中央角膜厚度（CCT）减少，角膜厚度空间分布（CTSP）有所改善，CDVA 有所提高，术后 3 个月随访时间内结果稳定。Ehler 和 Hjortdal 也进行了类似的研究，观察内皮失代偿引起的角膜水肿在 CXL 治疗后是否得以减轻[28]。他们在报道中指出 CXL 治疗后 CCT 明显减少，经历了数月时间。Ehlers 和 Hjortdal 对水肿的角膜进行了交联手术，可能需要再次治疗，而 Hafezi 使用 70% 甘油溶液脱水，因此在治疗前角膜就变薄。Wollensak 等最近报道了 CXL 在大泡性角膜病变患者中的应用[29]，与 Hafezi 的调整方案不同的是，他们使用了 40% 葡萄糖溶液在术前 1 天就开始角膜脱水，而不是术前 30 分钟。葡萄糖溶液和甘油溶液的脱水特性几乎相同，Hafezi 等无法明确在 CXL 术前 1 天进行角膜脱水是否优于他们的方法，他们认为 CXL 术前即刻脱水在临床上更方便可行。CXL 的另一个新应用是治疗早期 Fuchs 角膜营养不良伴视觉波动的患者，他们认为 CXL 不一定能够改变 Fuchs 角膜营养不良的预后，但它可以在最后需要行角膜移植术之前，改善患者的舒适度并稳定视力。

屈光手术

Avedro 公司开发了屈光性基质内交联术（PiXL），该手术不需要制作角膜瓣和激光切削，而是使用快速 CXL 来矫正低度近视。这种手术鲜有报道，但因其不需要制作角膜切口或激光切削就可以矫正低度近视而显得很有前景。

LASIK Xtra 或 LASIK-CXL 也是由 Avedro 公司开发的手术方案[30,31]。LASIK 手术过程中，在进行激光切削后立即对基质进行交联。他们声称，这种方法可以拓宽 LASIK 适应证，应用于高风险病例（例如，角膜地形图提示角膜膨隆可疑的患者），也可以应用于稳定 LASIK 矫正远视的效果[32,33]。Kanellopoulos 介绍了他用 LASIK-CXL 矫正远视患者的经验，在掀开 LASIK 角膜瓣后，将核黄素滴在裸露的基质床上，再通过紫外线照射来加固剩余基质床以阻止术后角膜变平坦[34]。他的研究纳入了连续 34 例远视和远视散光患者，行双眼角膜地形图引导的 LASIK。双眼随机分为两组，一只眼（CXL 组）角膜瓣下滴 1 滴 0.1% 核黄素溶液，并用 $10mW/cm^2$ UVA 照射 3 分钟，再复位角膜瓣；对侧眼（对照组）不进行基质内交联。手术设备为 WaveLight FS200 飞秒激光仪和 WaveLight EX500 准分子激光仪（Alcon Laboratories Inc）。在平均 23 个月的随访时间内，评估屈光状态、角膜曲率、角膜地形图和角膜断层成像。术前，CXL 组和对照组平均主觉验光等效球镜（MRSE）分别为+3.15D 和+3.40±1.78D，平均柱镜度数分别为 1.20D 和 1.40D，平均裸眼视力（小数）分别为 0.1±0.26 和 0.1±0.25。术后 2 年，CXL 组和对照组平均 MRSE 分别为-0.20D 和+0.20D，平均柱镜度数分别为 0.65D 和 0.76D，平均裸眼视力分别为 0.95 和 0.85。CXL 组术后远视回退+0.22±0.31D，而对照组回退更多（+0.72D），两组差异有统计学意义。Kanellopoulos 的研究发现，不论是否进行基质内交联，角膜地形图引导的 LASIK 矫正远视患者是安全和有效的，与单纯 LASIK 相比，LASIK 联合 CXL 术后远期有效性更佳、回退更少。他还指出，LASIK 矫正远视后发生的回退可能和生物力学性能随时间变化有关。

Richoz 等在一个回顾性、干预性病例报道中报告了用 CXL 治疗 PRK 或 LASIK 术后继发性角膜膨隆患者的长期随访结果[35]。共有 26 例患者(18 例男性,8 例女性)的 26 只眼(LASIK 术后 23 只眼,PRK 术后 3 只眼)纳入此研究,平均年龄 35 岁,平均随访时间 25 个月。研究评估了 CDVA、Kmax、最小曲率半径(Rmin)和 6 个角膜地形图指标。平均 CDVA 术前为 0.5(LogMAR),术后提高到 0.3(Log-MAR)。术后 19 例患者的 CDVA 提高了一行甚至更多，其余 7 例保持不变。术后平均 Kmax(50.9D)较术前(52.8D)明显降低。CXL 术后 Rmin 显著增加,而表面变异指数(ISV)(P=0.03)、垂直不对称指数(IVA)、圆锥角膜指数(KI)和中央圆锥角膜指数(CKI)均显著降低。作者得出结论,在 25 个月的随访期内,CXL 可以阻止 LASIK 和 PRK 术后继发性角膜膨隆的进展,CDVA 和 Kmax 稳定或改善。四个角膜地形图指标的改善提示角膜表面变得更加规则。

Avedro 也报道了一项关于新型微波角膜热成形手术的试验结果[36]。这是一项前瞻性的非随机临床研究,4 例患者的 6 只眼在微波角膜热成形术后接受快速 CXL 治疗。在 6 个月的随访中,研究者对屈光状态、角膜地形图、角膜像差和角膜生物力学的结果进行了分析。他们发现，术后即刻平均 K 值下降>7.0D,差异有统计学意义,UDVA 从术前的 0.92±0.52(LogMAR)增加至术后的 0.47(LogMAR),

CDVA 变化没有统计学意义。角膜高阶像差和彗差分别从术前 1.89μm 和 1.45μm 下降至 1.51μm 和 0.84μm。生物力学参数变化没有统计学意义。随访末期角膜曲率回退量有统计学意义。这种治疗方案角膜变平坦效果稳定性欠佳,仍会发生明显回退。

Cummings 等在 Willington 眼科诊所开展了 CXL 和传导性角膜成形术(CK)的联合手术[37],他们用探针加热角膜至局部温度达65℃,持续时间小于 1 秒, 目的是使角膜变平坦。CXL 可能可用于稳固 CK 的变平效应。但是这种方法的疗效尚未明确(详情请见第 4 章)。

Seros Medical(Palo Alto,CA)的团队开发了一种新型的胶原热收缩法，是使用一种冷却的蓝宝石透镜激发的连续波非接触式光纤激光,诱导角膜变平效应。动物试验初步显示该方法可以诱导角膜中央变平坦来矫正近视,诱导角膜周边变平坦来矫正远视。此外,该激光可设计为治疗不规则角膜 (如圆锥角膜、透明性边缘性角膜变性和继发性角膜膨隆),角膜形状变得更为规则后,再用交联加以稳固。该设备的主要优点之一是使用了冷却的蓝宝石透镜。冷却后的透镜可以将发热的点定位在角膜上皮和 Bowman 层下的角膜前部基质,这比其他热收缩方法更有优势,比如因保留了上皮而避免了术后疼痛、视力恢复更迅速。这种角膜胶原热收缩法的稳定性也更好。尚未发表的数据显示,Bowman 层的保留与该技术稳定性的提高相关。此外,联合后续的 CXL 也比其他的单纯胶原热收缩过程(CK、激光角膜热成形术和微波角膜热成形术)更有效。这一技术可作为微创、无痛矫治低度近视、远视及角膜膨隆的一种方法。

替代疗法

CXL 虽然疗效明确，但也有一定的局限性，包括对角膜基质细胞的毒性、较长的手术时间和角膜厚度必须>400μm 等[38,39]。然而，如前所述，越来越多的新技术不断涌现，如应用低渗核黄素溶液治疗较薄的角膜，提高辐照度来缩短辐照时间都已经得到实现[40]。

为此，Cherfan 等开发了一种替代 CXL 技术，该技术利用绿光来激活一种常见的眼表损伤诊断试剂孟加拉玫瑰红（Rose Bengal，RB）[41]。他们已经证明光活化的 RB 可以用来封闭角膜的伤口，有助于羊膜与角膜表面的结合，它还可用于许多其他组织[42-45]。他们在兔眼上评估了 RB 联合绿光的交联（RGX）效果及影响其临床应用的重要因素。他们用 0.1%RB 处理离体兔眼角膜 2 分钟来破坏上皮，并在冰冻切片上通过荧光显微镜观察 RB 在基质的弥散深度。将 RB 染色的角膜暴露于绿光下照射 3.3~9.9 分钟（能量 50~150J/cm²），记录辐照过程中吸收光谱的变化，通过单轴拉伸法测量角膜硬度，并用 Brillouin 显微镜评估角膜基质弹性模量的空间分布。在治疗 24 小时后，计算 HE 染色切片中存活的角膜基质细胞。RB 渗入角膜基质约 100μm 并且吸收了超过 90%入射的绿光。该过程（能量 150J/cm²）使角膜基质硬度增加了 3.8 倍，基质前部 120μm 的弹性模量有所增加。在 2 分钟辐照过程中部分 RB 被光漂白，但 RB 的再应用阻断了超过 70%的光传导。光谱测量提示 RGX 通过氧依赖机制启动 CXL，没有降低角膜基质细胞的活性。

RGX 在短时间内（总时间约 12 分钟）明显增加了角膜硬度，无基质细胞毒性，也可用

于厚度<400μm 的角膜。因此，作者认为 RGX 或许会成为核黄素介导 CXL 的替代方案，成为一种阻止圆锥角膜和其他膨隆性角膜病变进展的有前景的方法。

光活化生色团角膜胶原交联术（PACK-CXL）治疗进展期感染性角膜炎

紫外线的杀菌作用

1801 年，普鲁士物理学家 Johann Wilhelm Ritter 首次提到紫外线，他观察到日光下银盐变黑的现象[46]，但直到 70 年后紫外线的杀菌作用才首次引起人们的注意：Downes 和 Blunt 在 1877 年报告了阳光对试管的防腐作用，结论认为蓝色和紫色光是造成这种作用的主要原因[46]。在最初提出紫外线一个世纪之后，诺贝尔生理学和医学奖于 1903 年授予了 Niels Ryberg Finsen，表彰他使用紫外线治疗寻常性狼疮（由结核分枝杆菌引起的皮肤感染）[47]。

随后，紫外线被进一步研究，并广泛用于水、空气和环境表面的消毒[47-49]。在 20 世纪 90 年代，紫外线开始应用于医疗领域，特别是在医学输血方面，用来减少浓缩血小板中的微生物[50]。核黄素即维生素 B₂ 是我们从各种营养物质如牛奶和蔬菜中获得的必需维生素。核黄素的安全性已经经过了 30 多年的广泛研究，它是新生儿黄疸治疗的一部分，如今用于 CXL 中治疗膨隆性角膜病变[51-54]。

PACK-CXL：一个新定义

2013 年在都柏林举行的第九届国际交联大会上提出了 CXL 治疗感染性角膜炎的新术语，即光活化生色团角膜胶原交联术

(PACK-CXL)[55]，其目的是与 CXL 治疗膨隆性角膜病变的应用区分开来，以避免学术混淆。这个新术语并没有限制生色团的类型，而且已有一些报道提出使用可替代核黄素的生色团来加固圆锥角膜，因此 PACK-CXL 在之后的应用过程中可能会出现多个调整方案[41]。

PACK-CXL：一个新适应证

CXL 除了可以治疗膨隆性角膜病变外，还可以治疗角膜感染（图 9.1），为临床和基础研究开辟了一个新的医学领域，从而进一步验证和研究这项新技术的有效性和安全性。此外，由于抗生素耐药人数日益增多已是发展中国家和发达国家 20 年来关注的主要问题之一，这项新技术可能会成为抗生素的替代疗法[56]。

科学基础

PACK-CXL：基于 Dresden CXL 方案的调整

在迄今为止发表的大多数病例中，PACK-CXL 是在治疗圆锥角膜的 Dresden CXL 方案的基础上做了如下调整：首先，光束集中照射在病灶部位或照射范围包括病灶部位。在病灶位于角膜周边的情况下，医生可能需要暴露角膜缘。有文献报道了 CXL 对角膜缘的影响，均认为存在潜在的风险[57,58]。其次，医生需要手动刮除浸润处周围数毫米的角膜上皮，使病灶周围的核黄素完全渗透。通常，这一过程同时做角膜刮片用于实验室分析。第三，最近的一篇报道强调了荧光素染色后立即行 PACK-CXL 的结果，发现荧光素会与核黄素竞争对 UVA 的吸收，从而降低手术的整体抗菌效果[59]，应在术前避免使用荧光素。

分子效应

PACK-CXL 杀灭微生物的作用是通过手术过程中的多种分子机制实现的，并进一步解释了术后对角膜的影响，有利于感染治愈（表 9.1）。

我们推测 PACK-CXL 可能通过以下途径直接破坏病原体：一方面，紫外线可能直接与微生物 DNA 和 RNA 相互作用。紫外线可以穿透细胞及其细胞核，诱导核酸之间产生交联，比如在两个胸腺嘧啶之间发生交联生成二聚体[60]。这改变了基因组结构并抑制病

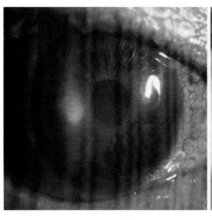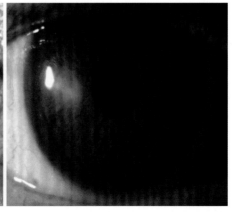

图 9.1　难治性溃疡在 PACK-CXL 治疗前（左）和治疗后 60 天（右）。角膜刮片结果仍然是细菌和真菌阴性。（Courtesy of Prof. A. Amraoui，Casablanca，Morocco）

表 9.1 PACK-CAL 的分子效应和宏观效应概述

	概述
分子效应	紫外线:通过 DNA/RNA 中核酸之间的交联造成直接损伤
	光活化核黄素:活性氧自由基(ROS)与核酸、细胞膜相互作用
宏观效应	增强耐酶性
	前房积脓暂时性增加
	减轻术后疼痛

原体复制。紫外线灭活取决于许多因素:病原体的类型（特定波长对某些类型病原体更有效）、基因组类型(DNA,RNA,单链或双链)、暴露时间和生长媒介[61]。

另一方面，光活化的核黄素还会对细胞产生直接损伤：Ⅱ 型光化学反应中产生的活性氧自由基(ROS)会与核酸和细胞膜相互作用[62-64]。Wollensak 等比较了单独使用 UVA、核黄素及联合使用两者产生的细胞毒性：与前者相比,UVA 和核黄素联合使用的细胞毒性增加了 10 倍[65]。

宏观和间接效应

PACK-CXL 的一项间接效应是术后角膜耐酶性的增强[66]。Spoerl 等在试验中测试了不同酶对两组离体猪眼角膜的作用，结果显示经 CXL 处理的角膜耐酶能力提高了 2 倍[66]。

一些临床试验报道指出，一些患者在 PACK-CXL 术后几天内，前房积脓呈现暂时性增加,但都在几天内消退[25,67]。前房积脓暂时性增加的原因是局部 Jarisch-Herxheimer 反应释放细菌内毒素或核黄素渗入前房而增强了局部免疫反应[67,68]。

在人眼角膜中，一些临床试验报道了 PACK-CXL 后出现角膜敏感性降低和疼痛阈

值提高的现象[27,67]。这是由于 CXL 术后即可观察到的角膜神经数量减少，共焦生物显微镜发现上皮下神经丛和前-中部基质神经消失,但在术后 6 个月时完全再生,角膜敏感性也恢复到术前水平[69]。

临床和基础研究证据

细菌性角膜炎

Schnitzler 等首次使用 CXL 治疗严重的非感染性溶解性角膜溃疡，手术治疗如 Chaud 穿透性角膜移植术(PKP)作为后续治疗[70]。他们选择了 4 例病因不同的进展性角膜溃疡患者:酒糟鼻、营养性溃疡、移植物融解和一种不明角膜炎。CXL 治疗时间为 30 分钟，术中使用 0.1% 核黄素溶液和辐照度为 2.5mW/cm^2 的紫外线光束(波长 370nm、直径 6~7mm)。CXL 完全阻止了 3 例患者角膜融解的进展，在没有任何紧急干预的情况下推迟了角膜移植手术的时间。第 4 例患者的角膜溶解在 CXL 术后并没有停止,CXL 术后 3 周该患者接受了 Chaud 角膜移植术。

8 年后,Iseli 等报道了第一篇 CXL 治疗感染性溶解性角膜炎的临床研究。他们治疗了 5 例耐药性进展性感染性角膜融解患者:4 例有 LASIK 手术史,1 例为角膜接触镜诱发的感染性角膜炎[71]。感染病因包括各种病原体:3 例为细菌性溃疡（分枝杆菌属),2 例为丝状真菌感染(镰刀菌和支顶孢菌属)。所有患者行 PACK-CXL,与 Dresden 方案类似,术中使用 0.1% 核黄素溶液并照射辐照度为 3mW/cm^2 的紫外线 30 分钟(波长 365nm)。只有 1 例患者出现因持续免疫反应引起的进展性融解(没有任何残留真菌感染的迹象),其余

所有患者在治疗后角膜浸润范围缩小，融解过程停止。这项研究应用 PACK-CXL 成功推迟了感染性角膜炎患者接受 Chaud 角膜移植术的时间。其他病例研究也初步证实 CXL 阻止感染性角膜炎融解进展是有效的[72-74]。Makdoumi 等用 PACK-CXL 治疗了细菌性角膜炎患者 7 例，手术阻止了角膜融解过程，并且所有眼的上皮都完全愈合[27]。有更大规模的研究应用 PACK-CXL 对细菌性角膜炎患者进行了疗效评估。Price 等在 2012 年报道了一项前瞻性的双中心病例研究，共有 40 只眼纳入该研究[75]。他们发现患者同时接受抗生素药物和 PACK-CXL 治疗的有效性非常显著。Said 等开展了一项研究，比较抗生素药物和 PACK-CXL 联合治疗与标准抗生素药物治疗（对照组）的效果[25]。他们得出以下结论：角膜浸润范围越小，上皮修复越快。但是，在病情较严重的病例中，附加 PACK-CXL 治疗缩短上皮修复的时间与对照组的差异无统计学意义。因此他们认为 PACK-CXL 可能适合治疗早期溃疡而不是严重的病例[25]。

继 PACK-CXL 治疗耐药性细菌性角膜炎取得成功后，Makdoumi 等于 2011 年发表了一项前瞻性非随机临床研究，旨在评估 PACK-CXL 单独作为早期感染性角膜炎的一线治疗方法的潜在效果[76]。他们使用 PACK-CXL（Dresden 方案）治疗了 16 例疑似细菌性角膜炎的患者，这些患者之前未接受过任何抗生素药物的治疗。所有患者的角膜感染情况在术后有所好转，炎症反应减少，上皮完全愈合。其中有 2 例患者在随访期间附加了抗生素治疗：第一例患者患有糖尿病，上皮愈合较慢。第二例患者角膜感染较深，需要加上抗生素治疗来控制炎症反应，从而有利于上皮

愈合。这个临床试验证明了在没有任何抗生素药物辅助治疗的情况下，PACK-CXL 也可以作为细菌性角膜炎的一线治疗方法。

真菌性角膜炎

早在 2008 年，Iseli 等就已经报道了使用 PACK-CXL 治疗由两种丝状真菌（支顶孢菌和镰刀菌）引起的真菌性角膜炎[71]。第一例患者的感染与 LASIK 手术相关，第二例患者与佩戴角膜接触镜相关。在接受 PACK-CXL 治疗之前，两例患者都接受了抗真菌药物治疗。PACK-CXL 手术成功推迟了这两例患者接受角膜移植术的时间，但第二例患者在治疗后 3 周病情出现进展而接受了 PKP，最终临床效果良好。有一些临床研究同样表明在标准抗真菌药物治疗基础上，PACK-CXL 没有明显提高真菌性角膜炎的疗效[67,75,77,78]。在一项涉及 41 例真菌性角膜炎的大型回顾性研究中，Vajpayee 等比较了标准抗真菌药物治疗是否联合 PACK-CXL 的效果[78]。尽管他们认为研究设计方法是一个限制因素，但两组之间任何一项术后评估指标（浸润范围、CDVA、愈合时间、并发症、血管化）的差异均无统计学意义[78]。另一方面，Li 等用 PACK-CXL 辅助治疗了 8 只感染了镰刀菌或曲霉菌的角膜炎患眼，所有眼手术效果良好[79]。Muller 等还报道了用 PACK-CXL 成功治愈了一例感染了白色念珠菌的角膜炎患者[73]。其他还有一些临床研究也报道了 PACK-CXL 联合标准抗感染药物治疗是有效的[25,80,81]。

在另一个值得注意的体外实验中，Arboleda 等测试了带有不同生色团的 PACK-CXL 对三种真菌（镰刀菌、曲霉菌和念珠菌）的作用[82]。他们证实 0.1% 核黄素联合紫外线是无法抑制这些真菌生长的。但当 RB 作为

生色团并联合 518nm 波长照射时能够抑制三种离体真菌的生长。这些结果有待在活体上进行验证，同时还应评估这种方法的安全性[82]。

Galperin 等在活体兔眼上测试了 PACK-CXL 治疗镰刀菌性角膜炎的效果。他们用腐皮镰刀菌感染 24 只新西兰白兔角膜后，将它们分成两组：一组作为对照没有接受任何治疗，另一组接受 5.4J/cm² PACK-CXL 的治疗（30min，3mw/cm²，波长 370nm）[83]。在治疗后 1 周时，PACK-CXL 组的临床严重性评分显著降低。离体病理学研究显示，与对照组相比，PACK-CXL 组镰刀菌菌丝更少，炎症有所减轻。表 9.2 列出了与真菌性角膜炎相关的各种研究。

兽用 PACK-CXL

PACK-CXL 也已成功应用于治疗动物。Hellander 等采用 PACK-CXL 辅助常规抗微生物药物的治疗方法，成功治疗了 9 匹患有因真菌和细菌引起的溶解性角膜炎的马[84]。这项研究对 Dresden 方案进行了调整。其中 8

表 9.2　PACK-CXL 治疗真菌性角膜炎的研究

作者	年限	病例数
Iseli 等[71]	2008	2
Müller 等[73]	2012	2
Panda 等[74]	2012	1
Price 等[75]	2012	7
Lie 等[79]	2013	8
Saglk 等[80]	2013	1
Sorkhabi 等[81]	2013	1
Abbouda 等[77]	2014	2
Ammermann 等[72]	2014	1
Said 等[25]	2014	8
Shetty 等[67]	2014	6
Vajpayee 等[78]	2014	20

匹马的感染有所改善，上皮愈合。而有一匹马角膜感染较深，在治疗后没有改善，之后出现眼内炎而被实施了眼球摘除术。与人类一样，PACK-CXL 方案似乎对较深的角膜感染治疗效果欠佳。Pot 等的一项前瞻性研究中共有 49 只患有溶解性角膜炎的猫和狗，他们报道 PACK-CXL 作为溶解性感染性角膜炎的辅助疗法是有效的[24]。另一项关于猫和狗的研究也得到了类似的结果[26]。在两项研究中，Famose 测试了快速 PACK-CXL 治疗猫和狗的有效性[85,86]。他调整了 Dresden 方案，先用 0.1%核黄素溶液浸泡角膜 30 分钟，然后用波长为 370nm、辐照度为 30mW/cm² 的 UVA 照射病灶 3 分钟。在这两项研究中，所有病例疗效良好，感染有所改善，上皮愈合。因此，PACK-CXL 似乎也是治疗各种动物感染性角膜炎的有效疗法。PACK-CXL 对于动物深基质感染的治疗局限性似乎与人类相同。此外，由于角膜厚度因物种而异，治疗方案参数的调整可以提高治疗的有效性[85,86]。

治疗局限和展望

PACK-CXL 是一种治疗感染性角膜炎的新技术，具有广阔的应用前景，已有研究证明它在控制角膜融解过程和早期溃疡方面是有效的[71,76]。

紫外线的使用可能会激活单纯疱疹病毒。Price 等治疗了一个培养阴性的角膜融解患者，治疗后角膜出现了树枝状病变[75]。另一个病例报告为一例没有疱疹病毒感染病史的圆锥角膜患者接受标准 CXL 治疗后出现单纯疱疹病毒性角膜炎[87]。他们得出结论，PACK-CXL 可能会激活单纯疱疹病毒，因此建议在疱疹发作期或有疱疹发作既往史的患者中避免使用紫外线照射。在决定治疗溃疡时，感染深度也是需要考虑的重要因素。这一因素似乎与真菌和阿米巴感染更为相关，因为这两种感染通常比细菌感染更深。感染深度可能是治疗失败的主要危险因素[68]。交联方案也可以根据病原体类型和角膜感染深度进行调整。在治疗顽固的感染性角膜炎时，可以考虑使用 RB 等新的生色团来替代标准 PACK-CXL 中的核黄素。快速 PACK-CXL 的研究结果也显示了良好的应用前景。我们团队最近研究了快速交联方案对几种不同病原体的影响[88]。我们发现即使根据 Bunsen-Roscoe 定律的快速 PACK-CXL 也能保持较高的杀菌效率。因此，手术参数的合理调整可以在保持杀菌作用的同时缩短治疗时间。

角膜感染在第一次术后出现进展的患者是否需要再次手术的问题需要进一步研究。有一例患者在接受再次治疗后，感染进程似乎并没有停止[75]。另一例接受两次 PACK-CXL 的角膜感染最终得以痊愈[80]。难治性感染的多种治疗方法值得商榷，并需要进一步的科学研究来验证。

全球性问题

抗生素耐药是一个全球性的健康问题。广谱抗生素的使用导致微生物耐药在全球范围内蔓延，同时也影响了眼部感染的治疗[89]。已有多例耐药微生物感染的病例被报道，其中甚至包括对最新一代抗生素耐药的病例[90-93]。此外，越来越多的患者配戴角膜接触镜，这部分患者更容易发生角膜感染，角膜接触镜相关的角膜炎问题比以往更令人担忧。最新的应用是将 PACK-CXL 操作放在手术室外，在裂隙灯显微镜下进行，使得普通眼科医生即可使用该方法，而不需要角膜专科医生[94]。PACK-CXL 可能有助于缓解全球的抗生素耐药问题。

> **要点**
>
> ● CXL 已经开始进入研究和开发的新领域，包括治疗屈光不正、感染和角膜水肿。同时，大量的研究工作致力于制订一个更快、更安全和舒适的交联方案，如快速方案、Epi-On（跨上皮）方法和角膜接触镜的使用。本章综述了 CXL 的进展以及未来的发展前景。
>
> ● PACK-CXL 作为一种引人注目的新方法，用于治疗全球失明的主要病因——角膜感染，它所适用的范围不局限于致病微生物的类型（细菌或真菌）。在抗生素耐药病例日益增加的时期，如果 PACK-CXL 临床效果得到充分证实，这种技术很有可能改变感染性角膜炎的治疗模式。

（陈世豪　张佳　译）

参考文献

1. Schumacher S, Oeftiger L, Mrochen M. Equivalence of biomechanical changes induced by rapid and standard corneal cross-linking, using riboflavin and ultraviolet radiation. Invest Ophthalmol Vis Sci. 2011;52(12):9048-52.
2. John A. Long term results of a prospective randomized bilateral eye comparison trial of higher fluence, shorter duration ultraviolet A radiation, and riboflavin collagen cross linking for progressive keratoconus. Clin Ophthalmol. 2012;6:97-101.

3. Richoz O, Hammer A, Tabibian D, Gatzioufas Z, Hafezi F. The biomechanical effect of corneal collagen cross-linking (CXL) with riboflavin and UV-A is oxygen dependent. Transl Vis Sci Technol. 2013;2(7):6.

4. Wernli J, Schumacher S, Spoerl E, Mrochen M. The efficacy of corneal cross-linking shows a sudden decrease with very high intensity UV light and short treatment time. Invest Ophthalmol Vis Sci. 2013;54(2):1176–80.

5. Mrochen M. Current status of accelerated corneal cross-linking. Indian J Ophthalmol. 2013;61(8):428–9.

6. McCall AS, Kraft S, Edelhauser HF, Kidder GW, Lundquist RR, Bradshaw HE, et al. Mechanisms of corneal tissue cross-linking in response to treatment with topical riboflavin and long-wavelength ultraviolet radiation (UVA). Invest Ophthalmol Vis Sci. 2010;51(1):129–38.

7. Wollensak G, Aurich H, Wirbelauer C, Sel S. Significance of the riboflavin film in corneal collagen crosslinking. J Cataract Refract Surg. 2010;36(1):114–20.

8. Jacob S, Kumar DA, Agarwal A, Basu S, Sinha P, Agarwal A. Contact lens-assisted collagen cross-linking (CACXL): a new technique for cross-linking thin corneas. J Refract Surg. 2014;30(6):366–72.

9. Lamy R, Chan E, Zhang H, Salgaonkar VA, Good SD, Porco TC, et al. Ultrasound-enhanced penetration of topical riboflavin into the corneal stroma. Invest Ophthalmol Vis Sci. 2013;54(8):5908–12.

10. Baiocchi S, Mazzotta C, Cerretani D, Caporossi T, Caporossi A. Corneal crosslinking: riboflavin concentration in corneal stroma exposed with and without epithelium. J Cataract Refract Surg. 2009;35(5):893–9.

11. Zhang Y, Sukthankar P, Tomich JM, Conrad GW. Effect of the synthetic NC-1059 peptide on diffusion of riboflavin across an intact corneal epithelium. Invest Ophthalmol Vis Sci. 2012;53(6):2620–9.

12. Stojanovic A, Chen X, Jin N, Zhang T, Stojanovic F, Raeder S, et al. Safety and efficacy of epithelium-on corneal collagen cross-linking using a multifactorial approach to achieve proper stromal riboflavin saturation. J Ophthalmol. 2012;2012.

13. Caporossi A, Mazzotta C, Baiocchi S, Caporossi T, Paradiso AL. Transepithelial corneal collagen crosslinking for keratoconus: qualitative investigation by in vivo HRT II confocal analysis. Eur J Ophthalmol. 2012;22 Suppl 7:S81–8.

14. Gore D, Shortt A, Allan B. New clinical pathways for keratoconus. Eye. 2012;27(3):329–39.

15. Seiler TG, Fischinger I, Senfft T, Schmidinger G, Seiler T. Intrastromal application of riboflavin for corneal crosslinking. Invest Ophthalmol Vis Sci. 2014;55(7):4261–5.

16. Kanellopoulos AJ. Collagen cross-linking in early keratoconus with riboflavin in a femtosecond laser-created pocket: initial clinical results. J Refract Surg. 2009;25(11):1034–7.

17. Cassagne M, Laurent C, Rodrigues M, Galinier A, Spoerl E, Galiacy SD, et al. Iontophoresis transcorneal delivery technique for transepithelial corneal collagen crosslinking with riboflavin in a rabbit model. Invest Ophthalmol Vis Sci. 2016;57(2):594–603.

18. Bikbova G, Bikbov M. Transepithelial corneal collagen cross-linking by iontophoresis of riboflavin. Acta Ophthalmol. 2014;92(1):e30–4.

19. Mastropasqua L, Nubile M, Calienno R, Mattei PA, Pedrotti E, Salgari N, et al. Corneal crosslinking: intrastromal riboflavin concentration in iontophoresis-assisted imbibition versus traditional and transepithelial techniques. Am J Ophthalmol. 2014;157(3):623–30. e1.

20. Jiang J, Gill HS, Ghate D, McCarey BE, Patel SR, Edelhauser HF, et al. Coated microneedles for drug delivery to the eye. Invest Ophthalmol Vis Sci. 2007;48(9):4038–43.

21. Patel SR, Edelhauser HF, Prausnitz MR. Targeted drug delivery to the eye enabled by microneedles. In: Drug product development for the back of the eye. Springer; 2011. p. 331–60.

22. Kim Y, Park J, Prausnitz MR. Microneedles for drug and vaccine delivery. Adv Drug Deliv Rev. 2012;64(14):1547–68.

23. Hafezi F. Significant visual increase following infectious keratitis after collagen cross-linking. J Refract Surg. 2012;28(8):587–8.

24. Pot SA, Gallhöfer NS, Matheis FL, Voelter-Ratson K, Hafezi F, Spiess BM. Corneal collagen cross-linking as treatment for infectious and noninfectious corneal melting in cats and dogs: results of a prospective, nonrandomized, controlled trial. Vet Ophthalmol. 2013:1–11.

25. Said DG, Elalfy MS, Gatzioufas Z, El-Zakzouk ES, Hassan MA, Saif MY, et al. Collagen cross-linking with photoactivated riboflavin (PACK-CXL) for the treatment of advanced infectious keratitis with corneal melting. Ophthalmology. 2014.

26. Spiess BM, Pot SA, Florin M, Hafezi F. Corneal collagen cross-linking (CXL) for the treat-

ment of melting keratitis in cats and dogs: a pilot study. Vet Ophthalmol. 2014;17(1):1–11.

27. Makdoumi K, Mortensen J, Crafoord S. Infectious keratitis treated with corneal crosslinking. Cornea. 2010;29(12):1353–8.

28. Ehlers N, Hjortdal J, Nielsen K, Sondergaard A. Riboflavin-UVA treatment in the management of edema and nonhealing ulcers of the cornea. J Refract Surg. 2009;25(9):S803–6.

29. Wollensak G, Aurich H, Wirbelauer C, Pham DT. Potential use of riboflavin/UVA crosslinking in bullous keratopathy. Ophthalmic Res. 2009;41(2):114–7.

30. Hafezi F, Kanellopoulos J, Wiltfang R, Seiler T. Corneal collagen crosslinking with riboflavin and ultraviolet A to treat induced keratectasia after laser in situ keratomileusis. J Cataract Refract Surg. 2007;33(12):2035–40.

31. Kanellopoulos AJ, Kahn J. Topography-guided hyperopic LASIK with and without high irradiance collagen cross-linking: initial comparative clinical findings in a contralateral eye study of 34 consecutive patients. J Refract Surg. 2012;28 Suppl 11:S837–40.

32. Kanellopoulos AJ. Laboratory evaluation of selective in situ refractive cornea collagen shrinkage with continuous wave infrared laser combined with transepithelial collagen cross-linking: a novel refractive procedure. Clin Ophthalmol. 2012;6:645–52.

33. Nguyen MK, Chuck RS. Corneal collagen cross-linking in the stabilization of PRK, LASIK, thermal keratoplasty, and orthokeratology. Curr Opin Ophthalmol. 2013;24(4):291–5.

34. Kanellopoulos AJ, Pamel GJ. Review of current indications for combined very high fluence collagen cross-linking and laser in situ keratomileusis surgery. Indian J Ophthalmol. 2013;61(8):430–2.

35. Richoz O, Mavrakanas N, Pajic B, Hafezi F. Corneal collagen cross-linking for ectasia after LASIK and photorefractive keratectomy: long-term results. Ophthalmology. 2013;120(7):1354–9.

36. Vega-Estrada A, Alio JL, Plaza Puche AB, Marshall J. Outcomes of a new microwave procedure followed by accelerated cross-linking for the treatment of keratoconus: a pilot study. J Refract Surg. 2012;28(11):787–93.

37. Cummings AB, McQuaid R, Mrochen M. Newer protocols and future in collagen crosslinking. Indian J Ophthalmol. 2013;61(8):425–7.

38. Wollensak G, Spoerl E, Wilsch M, Seiler T. Endothelial cell damage after riboflavin–ultraviolet-A treatment in the rabbit. J Cataract Refract Surg. 2003;29(9):1786–90.

39. Wollensak G, Spoerl E, Wilsch M, Seiler T. Keratocyte apoptosis after corneal collagen crosslinking using riboflavin/UVA treatment. Cornea. 2004;23(1):43–9.

40. Hafezi F, Mrochen M, Iseli HP, Seiler T. Collagen crosslinking with ultraviolet-A and hypoosmolar riboflavin solution in thin corneas. J Cataract Refract Surg. 2009;35(4):621–4.

41. Cherfan D, Verter EE, Melki S, Gisel TE, Doyle Jr FJ, Scarcelli G, et al. Collagen crosslinking using rose bengal and green light to increase corneal stiffness. Invest Ophthalmol Vis Sci. 2013;54(5):3426–33.

42. Gu C, Ni T, Verter EE, Redmond RW, Kochevar IE, Yao M. Photochemical tissue bonding: a potential strategy for treating limbal stem cell deficiency. Lasers Surg Med. 2011;43(5):433–42.

43. Tsao S, Yao M, Tsao H, Henry F, Zhao Y, Kochevar J, et al. Light-activated tissue bonding for excisional wound closure: a split-lesion clinical trial. Br J Dermatol. 2012;166(3):555–63.

44. Verter EE, Gisel TE, Yang P, Johnson AJ, Redmond RW, Kochevar IE. Light-initiated bonding of amniotic membrane to cornea. Invest Ophthalmol Vis Sci. 2011;52(13):9470–7.

45. O'Neill AC, Winograd JM, Zeballos JL, Johnson TS, Randolph MA, Bujold KE, et al. Microvascular anastomosis using a photochemical tissue bonding technique. Lasers Surg Med. 2007;39(9):716–22.

46. Bolton JR, Cotton CA. The ultraviolet disinfection handbook. Denver: American Water Works Association; 2011.

47. Roelandts R. A new light on Niels Finsen, a century after his Nobel Prize. Photodermatol Photoimmunol Photomed. 2005;21(3):115–7.

48. Qureshi Z, Yassin MH. Role of ultraviolet (UV) disinfection in infection control and environmental cleaning. Infect Disord Drug Targets. 2013;13(3):191–5.

49. Riley RL, Nardell EA. Clearing the air. The theory and application of ultraviolet air disinfection. Am Rev Respir Dis. 1989;139(5):1286–94.

50. Goodrich RP. The use of riboflavin for the inactivation of pathogens in blood products. Vox Sang. 2000;78 Suppl 2:211–5.

51. American Academy of Pediatrics Subcommittee on H. Management of hyperbilirubinemia in the newborn infant 35 or more weeks of gestation. Pediatrics. 2004;114(1):297–316.

52. Larrea L, Calabuig M, Roldan V, et al. The influence of riboflavin photochemistry on plasma coagulation factors. Transfus Apher Sci. 2009;41(3):199–204.

53. Reddy HL, Dayan AD, Cavagnaro J, Gad S, Li J, Goodrich RP. Toxicity testing of a novel riboflavin-based technology for pathogen reduction and white blood cell inactivation. Transfus Med Rev. 2008;22(2):133–53.

54. Spoerl E, Mrochen M, Sliney D, Trokel S, Seiler T. Safety of UVA-riboflavin cross-linking of the cornea. Cornea. 2007;26(4):385–9.

55. Hafezi F, Randleman JB. PACK-CXL: defining CXL for infectious keratitis. J Refract Surg. 2014;30(7):438–9.

56. Neu HC. The crisis in antibiotic resistance. Science. 1992;257(5073):1064–73.

57. Richoz O, Tabibian D, Hammer A, Majo F, Nicolas M, Hafezi F. The effect of standard and high-fluence corneal cross-linking (CXL) on cornea and limbus. Invest Ophthalmol Vis Sci. 2014;55(9):5783–7.

58. Vimalin J, Gupta N, Jambulingam M, Padmanabhan P, Madhavan HN. The effect of riboflavin-UV-A treatment on corneal limbal epithelial cells – a study on human cadaver eyes. Cornea. 2012;31(9):1052–9.

59. Richoz O, Gatzioufas Z, Francois P, Schrenzel J, Hafezi F. Impact of fluorescein on the anti-microbial efficacy of photoactivated riboflavin in corneal collagen cross-linking. J Refract Surg. 2013;29(12):842–5.

60. Kowalski W. Ultraviolet germicidal irradiation handbook: UVGI for air and surface disinfection. Heidelberg/New York: Springer; 2010.

61. Schrier A, Greebel G, Attia H, Trokel S, Smith EF. In vitro antimicrobial efficacy of riboflavin and ultraviolet light on Staphylococcus aureus, methicillin-resistant Staphylococcus aureus, and Pseudomonas aeruginosa. J Refract Surg. 2009;25(9):S799–802.

62. Goodrich RP, Edrich RA, Li J, Seghatchian J. The Mirasol PRT system for pathogen reduction of platelets and plasma: an overview of current status and future trends. Transfus Apher Sci. 2006;35(1):5–17.

63. Kumar V, Lockerbie O, Keil SD, et al. Riboflavin and UV-light based pathogen reduction: extent and consequence of DNA damage at the molecular level. Photochem Photobiol. 2004;80:15–21.

64. Raiskup F, Spoerl E. Corneal crosslinking with riboflavin and ultraviolet A. I. Principles. Ocul Surf. 2013;11(2):65–74 (1542–0124 (Print)).

65. Wollensak G, Spoerl E, Reber F, Seiler T. Keratocyte cytotoxicity of riboflavin/UVA-treatment in vitro. Eye. 2004;18(7):718–22.

66. Spoerl E, Wollensak G, Seiler T. Increased resistance of crosslinked cornea against enzymatic digestion. Curr Eye Res. 2004;29(1):35–40.

67. Shetty R, Nagaraja H, Jayadev C, Shivanna Y, Kugar T. Collagen crosslinking in the management of advanced non-resolving microbial keratitis. Br J Ophthalmol. 2014;98(8):1033–5.

68. Hurley JC. Antibiotic-induced release of endotoxin. A therapeutic paradox. Drug Saf. 1995;12(3):183–95.

69. Mazzotta C, Traversi C, Baiocchi S, et al. Corneal healing after riboflavin ultraviolet-A collagen cross-linking determined by confocal laser scanning microscopy in vivo: early and late modifications. Am J Ophthalmol. 2008;146(4):527–33.

70. Schnitzler E, Sporl E, Seiler T. Irradiation of cornea with ultraviolet light and riboflavin administration as a new treatment for erosive corneal processes, preliminary results in four patients. Klin Monbl Augenheilkd. 2000;217(3):190–3.

71. Iseli HP, Thiel MA, Hafezi F, Kampmeier J, Seiler T. Ultraviolet A/riboflavin corneal cross-linking for infectious keratitis associated with corneal melts. Cornea. 2008;27(5):590–4.

72. Ammermann C, Cursiefen C, Hermann M. Corneal cross-linking in microbial keratitis to prevent a chaud keratoplasty: a retrospective case series. Klin Monbl Augenheilkd. 2014;231(6):619–25.

73. Muller L, Thiel MA, Kipfer-Kauer AI, Kaufmann C. Corneal cross-linking as supplementary treatment option in melting keratitis: a case series. Klin Monbl Augenheilkd. 2012;229(4):411–5.

74. Panda A, Krishna SN, Kumar S. Photo-activated riboflavin therapy of refractory corneal ulcers. Cornea. 2012;31(10):1210–3.

75. Price MO, Tenkman LR, Schrier A, Fairchild KM, Trokel SL, Price Jr FW. Photoactivated riboflavin treatment of infectious keratitis using collagen cross-linking technology. J Refract Surg. 2012;28(10):706–13.

76. Makdoumi K, Mortensen J, Sorkhabi O, Malmvall BE, Crafoord S. UVA-riboflavin photochemical therapy of bacterial keratitis: a pilot study. Graefes Arch Clin Exp Ophthalmol. 2011.

77. Abbouda A, Estrada AV, Rodriguez AE, Alio JL. Anterior segment optical coherence tomog-

raphy in evaluation of severe fungal keratitis infections treated by corneal crosslinking. Eur J Ophthalmol. 2014;24(3):320–4.

78. Vajpayee RB, Shafi SN, Maharana PK, Sharma N, Jhanji V. Evaluation of corneal collagen cross-linking as an additional therapy in mycotic keratitis. Clin Experiment Ophthalmol. 2015;43(2):103–7.

79. Li Z, Jhanji V, Tao X, Yu H, Chen W, Mu G. Riboflavin/ultravoilet light-mediated crosslinking for fungal keratitis. Br J Ophthalmol. 2013;97(5):669–71.

80. Saglk A, Ucakhan OO, Kanpolat A. Ultraviolet A and riboflavin therapy as an adjunct in corneal ulcer refractory to medical treatment. Eye Contact Lens. 2013;39(6):413–5.

81. Sorkhabi R, Sedgipoor M, Mahdavifard A. Collagen cross-linking for resistant corneal ulcer. Int Ophthalmol. 2013;33(1):61–6.

82. Arboleda A, Miller D, Cabot F, et al. Assessment of rose bengal versus riboflavin photodynamic therapy for inhibition of fungal keratitis isolates. Am J Ophthalmol. 2014;158(1): 64–70.e62.

83. Galperin G, Berra M, Tau J, Boscaro G, Zarate J, Berra A. Treatment of fungal keratitis from Fusarium infection by corneal cross-linking. Cornea. 2012;31(2):176–80.

84. Hellander-Edman A, Makdoumi K, Mortensen J, Ekesten B. Corneal cross-linking in 9 horses with ulcerative keratitis. BMC Vet Res. 2013;9:128.

85. Famose F. Evaluation of accelerated collagen cross-linking for the treatment of melting keratitis in ten cats. Vet Ophthalmol. 2013.

86. Famose F. Evaluation of accelerated collagen cross-linking for the treatment of melting keratitis in eight dogs. Vet Ophthalmol. 2014;17(5):358–67.

87. Kymionis GD, Portaliou DM, Bouzoukis DI, et al. Herpetic keratitis with iritis after corneal crosslinking with riboflavin and ultraviolet A for keratoconus. J Cataract Refract Surg. 2007;33(11):1982–4.

88. Richoz O, Kling S, Hoogewoud F, et al. Antibacterial efficacy of accelerated photoactivated chromophore for keratitis-corneal cross-linking (PACK-CXL). J Refract Surg. 2014;30(12):850–4.

89. Bertino Jr JS. Impact of antibiotic resistance in the management of ocular infections: the role of current and future antibiotics. Clin Ophthalmol. 2009;3:507–21.

90. Goldstein MH, Kowalski RP, Gordon YJ. Emerging fluoroquinolone resistance in bacterial keratitis: a 5-year review. Ophthalmology. 1999;106(7):1313–8.

91. Hofling-Lima AL, de Freitas D, Sampaio JL, Leao SC, Contarini P. In vitro activity of fluoroquinolones against Mycobacterium abscessus and Mycobacterium chelonae causing infectious keratitis after LASIK in Brazil. Cornea. 2005;24(6):730–4.

92. Jhanji V, Sharma N, Satpathy G, Titiyal J. Fourth-generation fluoroquinolone-resistant bacterial keratitis. J Cataract Refract Surg. 2007;33(8):1488–9.

93. Moshirfar M, Mirzaian G, Feiz V, Kang PC. Fourth-generation fluoroquinolone-resistant bacterial keratitis after refractive surgery. J Cataract Refract Surg. 2006;32(3):515–8.

94. Ophthalmologist T. PACK-CXL for all. 2014. https://theophthalmologist.com/issues/sinister-eclipse/pack-cxl-for-all/. Accessed 11 Feb 2015.

索 引

共同交流探讨
提升专业能力

扫描本书二维码，获取以下正版专属资源

 ☆**交流社群** >>>>>>>>>>>>>
加入本书专属读者社群，交流探讨专业话题

 ☆**推荐书单** >>>>>>>>>>>>>
获取眼科专业参考书单，精进你的专业能力

📖扫码添加智能阅读向导
助你实现高效阅读

操作步骤指南

① 微信扫描左侧二维码，选取所需资源。

② 如需重复使用，可再次扫码或将其添加到微信的"📦收藏"。